‖北京针灸名家丛书‖

仁心圣手

田从豁

主　编　杨　涛

编　委　王　寅　王　蕊　金香花

　　　　赵　宏　林　海　张　维

　　　　彭冬青　凌　玉

主　审　王桂玲

中国中医药出版社

·北京·

图书在版编目（CIP）数据

仁心圣手——田从豁 / 杨涛主编 . —北京：中国中医药出版社，
2015.6 （2023.4 重印）
（北京针灸名家丛书）
ISBN 978-7-5132-1977-8

Ⅰ . ①仁⋯ Ⅱ . ①杨⋯ Ⅲ . ①针灸疗法—临床应用—经
验—中国—现代 Ⅳ . ① R246

中国版本图书馆 CIP 数据核字（2014）第 183014 号

中 国 中 医 药 出 版 社 出 版
北京经济技术开发区科创十三街 31 号院二区 8 号楼
邮政编码 100176
传真 010-64405721
三河市同力彩印有限公司印刷
各地新华书店经销
*
开本 880×1230 1/32 印张 12.5 彩插 0.5 字数 322 千字
2015 年 6 月第 1 版 2023 年 4 月第 2 次印刷
书号 ISBN 978-7-5132-1977-8
*
定价 39.00 元
网址 www.cptcm.com

如有印装质量问题请与本社出版部调换 （010-64405510）
服务热线 010-64405510
购书热线 010-89535836
微信服务号 zgzyycbs
微商城网址 https://kdt.im/LIdUGr
官方微博 http://e.weibo.com/cptcm
天猫旗舰店网址 https://zgzyycbs.tmall.com

内容简介

本书从 5 个方面介绍田从豁教授的学术思想：①医家小传：介绍了田氏的学习经历及其学术思想形成的过程，并介绍了他为针灸学术的发展，在针灸科研、教学及国际推广方面所做的诸多卓有成效的工作。②谈针论灸：记载了田氏 20 世纪 80 年代起珍藏的教学讲稿及长期医疗实践的经验总结，对于针灸理论研究和临床应用都有很高的实用价值。③针林撷英：记载了田氏对 27 部针灸古医籍的研究概要，同时选取了他对古籍中 25 种疾病针灸病案的点评，均为画龙点睛之笔，还收录了他 1953～1954 年在中南地区搜集到的针灸名家及民间的特殊经验，十分珍贵。④医案精选：记录了田氏 28 种疾病的 48 个临床医案，附病案分析，从中可窥田氏的针灸用药特点。⑤薪火传承：收集了他亲传弟子及再传弟子发表的文章或学术论文共 12 篇，反映了他的学术继承情况，是其学术思想的延续。

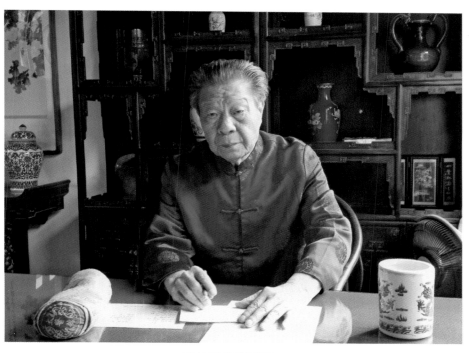

田从豁教授近照

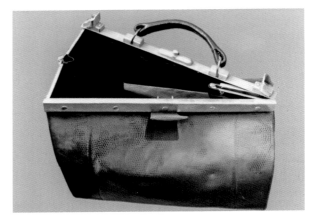

1953 年田从豁在武汉中南针灸训练班时用的出诊箱

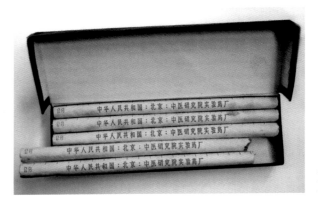

1957~1958年田从豁用的药艾条

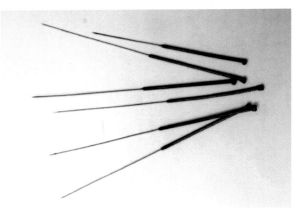

田从豁20世纪50~60年代用的金针

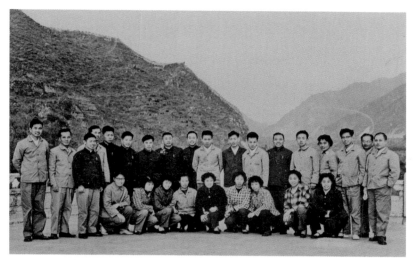

　　1965 年 11 月 2 日第二批出国医疗队临行前由湖北省卫生厅杨桂生厅长带队，全体同志在八达岭长城居庸关穆桂英点将台合影（左起站立五为田从豁）

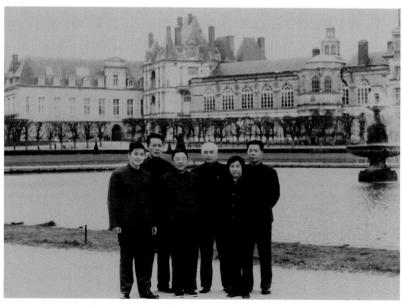

1974 年 2 月 12 日法国凡尔赛宫前（右一为田从豁）

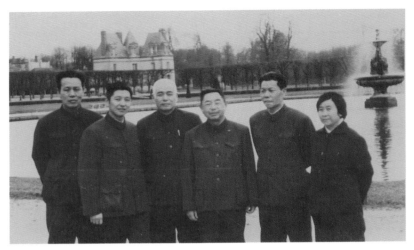

1974 年 2 月 13 日随钱信忠部长出访罗马尼亚、法国，在枫丹白露宫前合影（右二为田从豁）

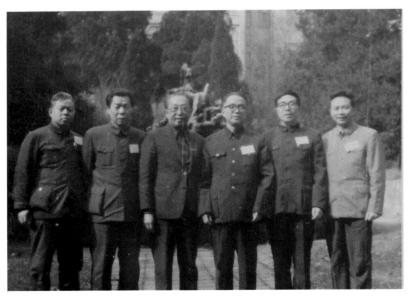

1985 年 12 月武汉东湖中国针灸学会成立大会部分代表合影（左至右为韦有根、田从豁、黄羡明、张家声、孙国杰、张医生）

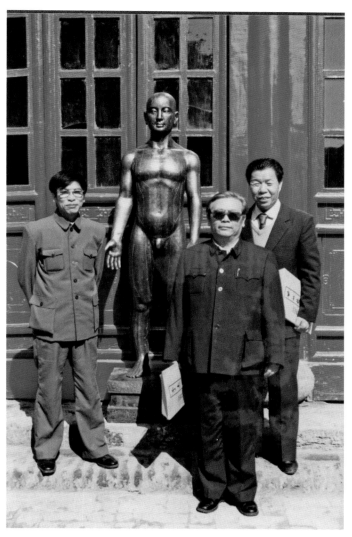

1987 年，重铸宋代针灸铜人专家顾问组在开封大相国寺门口合影（右一为田从豁）

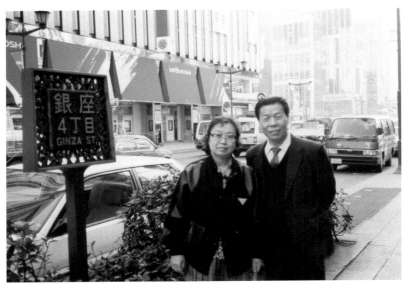

1988 年田从豁到日本北海道和东京讲学，在东京银座与夫人王淑琴合影

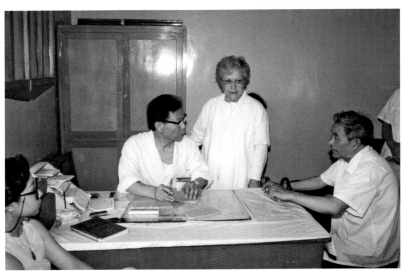

1989 年 8 月出诊时带教外宾（左一为田从豁）

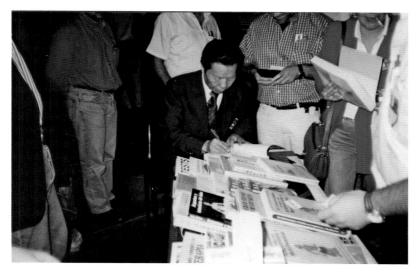

1996 年在西班牙塞尔维亚医师学会中医针灸学习班签名售书——《百病针灸治疗经验》（西文版）

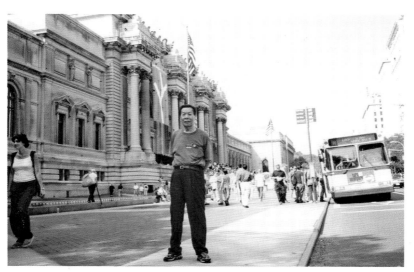

2001 年 8 月 29 日摄于纽约市大都会博物馆

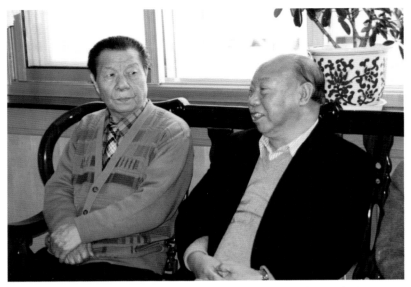

2002 年与贺普仁教授在会议室合影（左一为田从豁）

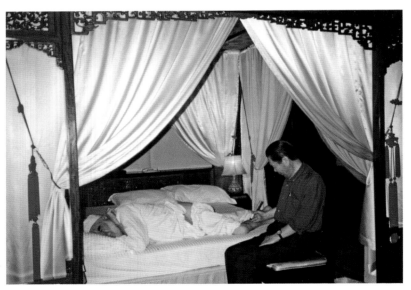

2003 年在钓鱼台 12 号楼给阿富汗副总统沙拉尼针灸治疗

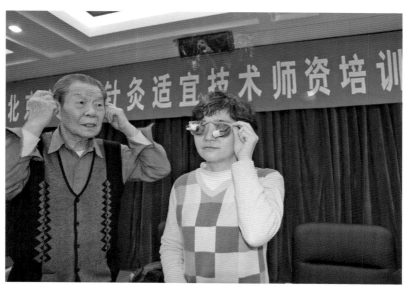

2010 年给北京市社区医生讲核桃皮眼镜灸

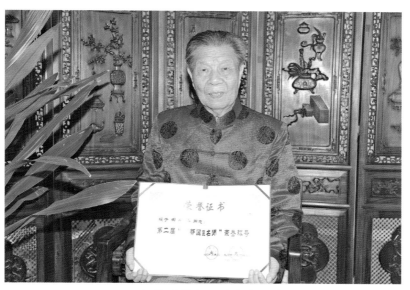

2013 年获"首都国医名师"称号

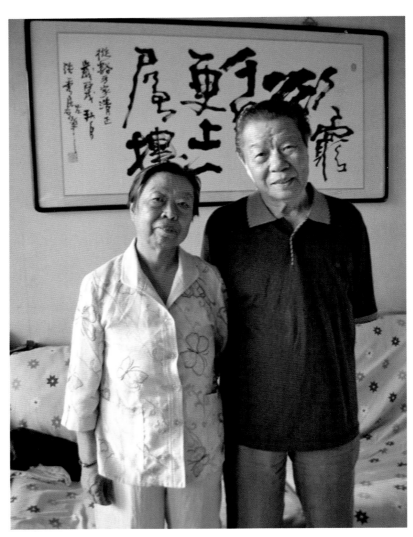

2012 年家中夫妻合影

前　言

　　针灸疗法作为祖国传统医学中重要的组成部分，有着数千年的历史，针灸疗法理论与技术的形成和发展离不开一代又一代的针灸人。黄帝与岐伯等的君臣问对，成就了以《灵枢》为代表的针灸理论体系；扁鹊著《难经》，阐发针灸经旨，丰富了针灸理论；皇甫谧删浮除复，论精聚义，撰成《甲乙经》，使针灸疗法自成体系；其后历朝历代，仙人辈出，涪翁、郭玉、葛洪、杨上善、孙思邈、窦默、徐凤、杨继洲、高武、李学川，直至民国的承淡安、黄石屏等，如璀璨群星，闪耀在针灸历史的天空。正是这些精英的薪火传承，才成就了针灸的繁盛大业。

　　北京有着 800 年的历史，特殊的历史地位和厚重的文化积淀，造就了众多针灸名家。王乐亭、胡荫培、牛泽华、高凤桐、叶心清、杨甲三、程莘农、贺普仁……这些德高望重的针灸前辈，成为了北京近现代针灸学术的代表人物，他们的学术思想和精湛技艺推动了北京地区针灸学术的发展，在北京地区针灸史上留下了浓墨重彩的一笔。他们的道德情操、学术思想和临床技艺是针灸界的宝贵财富，应当深入挖掘整理并发扬光大。

北京针灸名家学术经验继承工作委员会是在北京针灸学会领导下的一个学术研究组织，她的主要任务，就是发掘和整理北京地区针灸名家的学术思想和临床技艺，凡在北京地区针灸界有一定影响力的、德高望重的、有独特学术思想和临床技艺的针灸专家，都是我们工作的对象。我们本着客观、求实、慎重、细致的原则，力求全面展示针灸名家们的风采，展示他们的学术价值和影响力，为推动北京地区针灸学术的发展，为针灸疗法促进人民健康，提高生活质量作出自己的贡献。

这套丛书对于我们来说是工作成果的体现，对广大读者来说是走近针灸名家，向他们学习的有利工具，通过它，可以了解这些针灸名家的追求与情怀，可以感受到他们的喜怒哀乐，可以分享他们的临床所得，使自己得到受用无穷的精神食粮。这就是我们编辑这套丛书的目的。

北京针灸名家学术经验继承工作委员会

《北京针灸名家丛书》编辑委员会

2012 年 8 月

刘　序

　　田老是我的老师，也是将我带入针灸界的第一人，在《仁心圣手——田从豁》出版之际，作为学生借此机会表达对田老师的崇高敬意，也谈点对田老学术观点的认识和我跟师学习的一些体会。

　　田老 1951 年从沈阳中国医科大学毕业后，参加中国人民志愿军。在战地就使用针灸救治伤员并立志从事中医针灸事业，其后决然从一个道地的西医开始学习中医针灸。60 多年来田老淡泊名利、潜心针灸，从临床到研究、从国内到国外，孜孜不倦，精益求精，医人无数，如今已 80 多岁高龄仍坚持在临床第一线看病人、带学生，传授经验。田老对针灸的这种执着、对针灸的这种信心给我们树立了榜样。也正是这样一种执着、信心造就了田老以及以其为代表的一代中医大师们精湛的医术和显著的临床疗效，也使中医针灸数千年而不衰，如今又堂堂正正地走向了世界。

田老在几十年针灸实践中，阅读了大量古代医籍，并跟随许多名医学习，努力将中西医共融，将针药并用，将针、灸、贴敷等多种疗法有机结合，治巧药专，知常达变，使针灸对内外妇儿五官皮科等各科疾病都有很好的效果。其先后整理撰写了《针灸医学验集》《古代针灸医案释按》《中国灸法集粹》《中国贴敷治疗学》等专著，在国内外均产生了很大的影响。田老组织研发的冬病夏治消喘膏，几十年来一直是预防慢性哮喘、过敏性鼻炎、小儿易感等的良药，广为流传。

　　本书是目前跟随田老学习的弟子们跟师学习的体验和体会，集中展示了田老在近些年的一些学术观点和临床经验。书中欣喜看到田老学术后继有人，针灸人才辈出。在本书即将出版之际，为之作序并推荐。

中国中医科学院常务副院长
世界针灸学会联合会主席
中国针灸学会会长

2014 年 7 月 7 日

编写说明

田从豁教授，为中国中医科学院广安门医院针灸科主任医师、研究员、著名针灸专家、内病外治专家，第二批、第五批全国老中医药专家学术经验继承指导老师，第二届"首都国医名师"，中国中医科学院中医药专家学术经验传承博士后合作导师，中国针灸学会第五届理事会顾问，北京针灸学会穴位贴敷分会高级顾问。

田从豁教授行医 60 余载，临床上针灸、中药并施，中西医结合治疗，经验丰富，享誉海内外。虽年逾八旬，仍坚持临床出诊及教学科研，造福患者，实属凤毛麟角。为了更好地传承名老中医的学术经验，北京针灸学会北京针灸名家经验继承工作委员会组织编写《仁心圣手——田从豁》（北京针灸名家丛书）一书，在名老中医的亲自指导下，重温他们学术思想的形成过程，学习他们的学术思想，总结临床医案和回顾其弟子的学习成果，对于继承发扬祖国医学，提高针灸学术水平，促进针灸医学的发展非常必要并意义深远。田从豁教授作为国内外有深远影响的中医针灸大家，亲自参与指导本书的撰写工作。

本书内容共分五章。

第一章为医家小传，介绍了田从豁教授的学习经历及其学术思想形成的过程，并介绍了他为针灸学术的发展，在针灸科研、教学及国际推广方面所做的诸多卓有成效的工作。书中内容丰富，有很多鲜为人知的感人事迹，反映了他为针灸事业鞠躬尽瘁的一生。

第二章是谈针论灸，记载了田从豁教授从 20 世纪 80 年代起珍藏的教学讲稿及在医疗实践中经验总结的稿件，原稿均由田老提供。体现了他临床精钻医理，研针探灸，针灸并重，且治疗方法灵活多变的施治特点。诊疗中他常常依据病情变化，择法而用或多法并用，并且大力弘扬灸法及贴敷疗法。

第三章是针林撷英，记载了田从豁教授精研针灸古医籍的成果，对大部分针灸古籍作了简要的主旨介绍，以便读者选择。同时，选取了他对古籍中 25 种疾病针灸病案的点评，均为画龙点睛之笔，还收录了田老在 1953～1954 年在中南地区搜集到的针灸名家及民间的特殊经验，十分珍贵。

第四章是医案选编，为近几年来跟随田从豁教授侍诊的弟子全面整理记录的临床医案，并加以分析，充分显示近年来田从豁教授的针灸用药特点。

第五章是薪火传承，选取了田从豁教授亲传弟子及再传弟子发表的文章或学术论文，反映田从豁教授的学术继承情况，是其学术思想的延续。

本着继承创新的原则，按照田从豁教授的要求，本书力求简洁实用，突出临床特色，注重经验总结，以便于针灸医师临床学习参考。

两年的编写过程始终得到田从豁教授的指导和支持。他耐心讲述学习过程，亲自搜寻和整理各种手稿，并提出具体的要求，如医案只能用近 5 年的、内容不要与前面已出版的书重复等，从而保证了本书的真实性及严谨性，令学生们深受感动，在此向老师致谢并鞠躬。

编者

2015 年春于北京

目 录

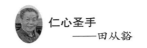

第一章
医 家 小 传

　　田从豁教授，中国中医科学院著名的针灸专家，内病外治专家，第二批、第五批全国老中医药专家学术经验继承指导老师，中国中医科学院中医药专家学术经验传承博士后合作导师，第二届"首都国医名师"，中国针灸学会第五届理事会顾问，北京针灸学会穴位贴敷分会高级顾问。从事医疗教学科研工作60余载，始终遵循35字的座右铭："治病救人，医德为先，勤求古训，博采众方；针药诸法，灵活选用，尊古而不泥古，要通常达变。"临床上针药并施，中西医结合，造福患者，蜚声针坛。曾作为主要参与人研制"冬病夏治消喘膏"，在国内外首次提出"冬病夏治"的治疗法则。

一、立志学医　小试针灸

田从豁1930年8月出生于河北省滦南县大富各庄的一个农民家庭。田家的家境并不宽裕。田父田维本早年在外经商，有些积蓄，有子女后，为子女的教育，便回家务农。田父重视教育，要求4个子女均要读书，要上大学。即使后来在经济上很困难，仍借钱支持子女接受高等教育，在当地有这种想法并付诸行动的人不多见。田母刘文德，贤惠勤劳，虽为普通农民，识字不多，但深明大义，心胸宽阔，教子有方。她生前常对子女们说："不能只看眼前，不顾以后，要长里瞧，宽里看，不性急。忍一忍，让一让，天地宽。"她这样教育子女，且身体力行。她一生与世无争，相夫教子，辛苦劳作，生活虽不甚宽裕，但相继支持四个子女外出读书，将他们培养成人。"文革"初期，田从豁的弟弟下乡时感受风寒，当时医疗条件差，又未及时就医，结果因重症肺炎而去世。田母虽然经历了中年丧子的打击，但仍以乐观的态度坚强地走下来，至百岁寿终正寝。母亲的影响力是巨大的，这无形的力量影响了田从豁的一生。

田从豁的少年时代战乱频仍，农村生活条件艰苦，缺医少药，百姓治病只有靠中医中药或土方。田从豁的外祖父曾是村中秀才，自然会教他认一些字。他还有一位亲戚是乡村郎中，为患者治病时田从豁经常在旁观看，所以他很小就知道中医药能解救病人疾苦，医生也因此受到大家的尊敬。长期的耳濡目染，使他很早就产生了对医生的钦佩和羡慕之情。10岁那年，他不幸染上了痢疾，上吐下泻，病情危重，几近丧命，经针灸、中药治疗，方获痊愈。这件事情对他的触动很大，从此他就立志要学医，以解除自己和家人的病痛。

1947年，17岁的田从豁考上了沈阳中国医科大学，学的是

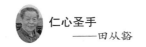

西医内科学。通过系统学习，打下了坚实的西医理论基础。上学期间，适逢中国人民解放战争的辽沈战役，他和许多同学一起参加了解放军的医疗救护工作，并立功受奖。

1951 年，田从豁大学毕业，当时抗美援朝战争激战正酣，田从豁和一些同学被分配到中国人民志愿军一分部直属医院任军医。临行前，田母给了田从豁两块银元，以备不时之需。田从豁将一块银元救济给了一位患病的穷人，将另一块银元交给一位银匠，打制成数十枚银针，并将银针带到了朝鲜战场。

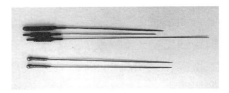

1950 ～ 1952 年在朝鲜战场用的银针（2 根）和马口铁针（3 根）

当时志愿军缺医少药，尤其是缺少临床医生，田从豁一人就要负责一个山洞中的 126 名病人的治疗工作，这些病人多数患的是内科疾病。由于药品匮乏，许多病人无药可用，在这种情况下，田从豁学过的一点中药、针灸知识有了用武之地。当时因饮食条件不好，患急性胃肠炎的人较多见，他就采来草药马齿苋煎成汤药让病人服用，还将动物骨骼焙干研粉配服，同时用针刺足三里穴，在委中穴处放血，竟收到了意想不到的效果。虽然当时未系统学习中医，对中药、针灸的运用属尝试阶段，但针灸的神奇疗效让他感受到了中国传统医术的强大魅力。

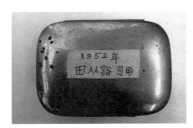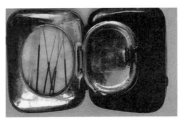

1952 年用的针灸盒

当年田从豁治疗的病例中，有两个至今记忆犹新。

一个病例是电光性眼炎。一天下午，几个战士到当地小镇执行任务，小镇上一处工地正在气焊作业。他们没见过气焊，见火花四溅，觉得新鲜，就凑近观看，晚上回来后即出现双眼红肿流泪、剧痛。田从豁仔细询问病史，诊断为电光性眼炎，于是取太阳、攒竹、风池三穴针刺，战士们的眼痛立刻缓解了。第二天晨起，几名战士竟全部治愈。

还有一个病例是破伤风。一次，一个战士患破伤风，出现角弓反张、抽搐、畏光，且发作频繁。由于当时没有破伤风抗毒素，绝大多数破伤风病人都会死亡。虽然没有特效的办法，但作为一名军医，田从豁不能眼看着战士痛苦死去而袖手旁观，于是他尝试用自己学过的针灸方法给这位战士治疗。他选择了大椎、陶道两穴，用当时较粗的针灸针（直径约 1mm，现在临床常用针具一般为 0.28mm，最粗为 0.32mm），进针 2.5 寸，留针 30 分钟，上午针刺后，这个战士白天一直未发作，这说明针刺有效，田从豁的心里有了底。到晚上 6 点多，当战士又出现角弓反张和抽搐时，田从豁又用同样的方法针刺并留针。由于当时伤员太多，他要同时照顾 120 多人，已经 3 天 3 夜没合眼的他，竟倚着山洞的石壁睡着了。等他醒来时才想起还未给这个战士起针，此时已留针 8 个小时了，当他赶去起针时，发现这个战士状态很好，留针期间一直没再抽搐，而且起针后也未再发作，破伤风竟痊愈了。通过这次意外事件，田从豁发现针刺大椎、陶道且久留针可治疗破伤风。以后他把这种方法推而广之，先后医治了 11 例患破伤风的战士，均告治愈。

由于他在朝鲜战场运用针灸、中药治愈了很多病人，并在战俘营积极主动开展医疗救治工作，表现突出，因此荣立了二等功。这段难忘的经历不仅使他经受了战争的洗礼，革命意志更加坚强，同时也与针灸结下了更深的缘分。

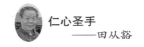

二、跟随名师　博采众长

　　在朝鲜战场期间体验了针灸神奇疗效的田从豁，下决心要深

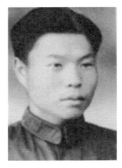

田从豁 1953 年照

入研究针灸疗法。1952 年从朝鲜战场回国后，他就主动向领导申请专门学习针灸。领导也非常支持他的想法，于是将他送到卫生部针灸疗法实验所（现中国中医科学院针灸研究所前身），先拜所长朱琏为师，后又拜副所长高凤桐为师，从此开始了系统学习中医针灸的历程。

　　田从豁的第一位老师朱琏，字景雩（1909—1978 年），安徽人，是一位具有传奇色彩的知识女性。她不仅是一位针灸大家，还是优秀共产党员。朱琏 1909 年出生于江苏省溧阳市，1929 年以优异成绩提前毕业于苏州志华产科学院，后任上海普善医院产科主任兼司药主任，曾开设"朱琏诊所"，其任务是以医务工作为掩护，开展中国共产党的工作，宣传中国共产党的主张。后任八路军 129 师卫生部副部长及野战医院院长、晋冀鲁豫边区政府卫生局局长兼边区医院院长、华北人民政府卫生部第一副部长、哈里逊医院院长，并在平山县创办华北卫生学校并兼任校长，针灸学为该校所设 4 个学科之一。新中国成立初期，朱琏历任中央防疫委员会办公室主任、卫生部卫生司副司长、针灸疗法实验所所长、中医研究院副院长、针灸研究所所长、广西南宁市委常委、副市长等职，是中央妇委委员、全国妇联执行委员、第五届全国政协委员。

　　新中国成立之前，药物缺乏，朱琏便积极推广针灸，不仅躬亲力行，还要求医院的医务人员都要掌握针灸技术。以后又在部队和地方连续举办学习班，培养了大批针灸人员，其中很多人成为医疗骨干。这些努力大大缓解了当时缺医少药的情况。新中国成立后，针灸疗法仍深受人民群众的欢迎。20世纪50年代，毛泽东主席在杭州接见朱琏后的一次宴会上，举杯祝贺针灸万岁，并对朱琏说："针灸，是祖国医学遗产中的精华的精华。""针灸不是土东西，针灸要出国，将来全世界人民都要用它治病。"

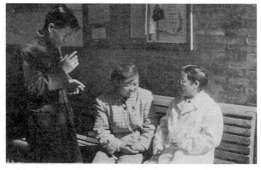

田从豁和夫人王淑琴与朱琏老师（右一）合影

1951年，朱琏在任中央卫生部针灸疗法实验所所长期间，编写了《新针灸学》一书，这是国内第一部运用现代科学观点和方法探索提高针灸医术与科学原理的学术著作，该书由朱德题词，董必武撰写序言，序言中充分肯定并高度赞扬了《新针灸学》的历史意义和社会价值。此书曾被先后译成俄文、朝鲜语等出版，在国内外有较大的影响，对针灸医学的推广和理论探索作出了重大贡献。

为什么叫"新针灸疗法"呢？这是因为在当时的历史条件下，全国医疗卫生单位的医生几乎全部为西医，全国的大部分知识分子、国家工作人员不了解针灸疗法，认为针灸是不科学的土方法。因此，为使更多的人能接受并了解针灸，朱琏提出了"新针灸疗法"的概念。"新针灸疗法"强调在继承的基础上，采用

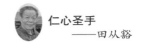

中西医结合的方法，提出针刺部位必须消毒（包括针具的消毒），废除隔衣针、口温针等陋习。对病人必须明确诊断，选择适应证等，从穴位的定位、疾病的诊断、治疗取穴方面都结合解剖、生理及病理知识，并提出用现代科学方法指导治疗。《新针灸学》的出版，引起了国内外医学界的广泛重视。

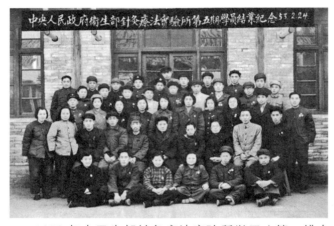

1953 年在卫生部针灸疗法实验所学习（第二排右四为朱琏，右五为傅连璋，时任卫生部副部长，第四排左二为田从豁）

　　为了加强针灸理论的研究，朱琏积极倡导成立针灸研究机构，经过努力，于 1951 年成立了卫生部针灸疗法实验所。最初的 3 年发展比较艰难，为扩大针灸的影响，朱琏提出三个方案，一是派针灸医生到地方去，办学习班，让针灸为人民服务，让广大群众拥护针灸疗法；二是为中央领导做保健治疗，得到领导的支持；三是力争得到科学界的认同。实行第三个方案的行动之一就是派田从豁去协和医院边学习边进行针灸治疗。

　　田从豁在协和医院学习期间也让西医见证了针灸的神奇。有一次，他在妇产科病房随中国现代妇产科学的奠基人、时任协和医院妇产科主任的林巧稚教授查房，有一产妇难产，24 小时未生下来，体力消耗极大。田从豁便建议用针刺的方法帮助产妇生产，得到西医师同意后，他选取产妇的合谷、三阴交穴进针，并施用手法刺激，30 分钟后，产妇顺利产下一男婴。林巧稚教授得知此事后也说"针灸能催产"。

1953 年，田从豁正式转业到地方工作，被朱琏派到武汉"中南针灸师资训练班"任针灸教员，训练班学员中有很多是当时已经成名的中医师。在任教的半年时间里，田从豁充分利用这一难得的机会与他们交朋友，和他们一起切磋探讨中医、针灸知识，交流学习体会，并认真收集整理，从中学到了许多宝贵的经验。

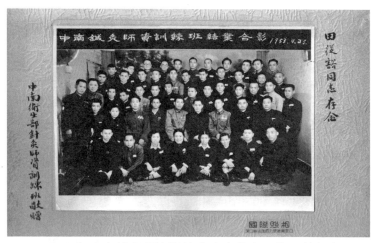

1953 年中南针灸师资训练班（坐位右三为田从豁）

训练班结束后，田从豁去了承德市，在当时的热河县县立医院工作，在那里他创建了针灸科，并任负责人，同时兼任"热河医专"的针灸教师，开展针灸教学工作，使得热河医专成为当时全国西医院校开展针灸专科医疗和教学工作的首批单位。他还自己编写针灸教材，虽然限于当时的印刷条件，这本教材是油印

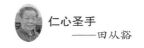
的，但它毕竟是全国第一本西医院校使用的针灸教材。他还多次在全省开办针灸学习班和中医进修班，为普及针灸做了大量工作。

1954年，田从豁来到河北省保定市开展针灸治疗精神病的研究。他与李舜伟一起研究深刺风府、哑门治疗精神病等疑难杂症，并将该疗法进行全国推广。但在推广过程中，有的地区出现刺入延髓和刺破动脉等事故，后来就不再推荐使用了。

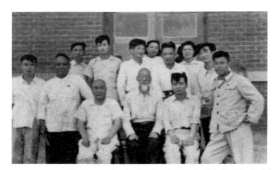

1954年去河北省保定市研究针灸治疗精
神病时受到河北省卫生厅段厅长的欢迎并留影
（前排右一站立者为田从豁）

从1952年来到中央卫生部针灸疗法实验所到1956年朱琏老师离开中医研究院到广西工作，田从豁系统跟师学习3年左右，这几年他从朱琏老师身上学到了许多宝贵经验，获益良多。朱琏老师的医德医风和奉献精神给田从豁留下了深刻的印象，这也成为他之后日常行为的风格；朱琏老师"不能偏废临床"的观点更是深深影响了他的一生，一直成为他从事针灸工作的行动准则。他认为针灸医生一定不能离开临床，如果不能为患者解除病痛就不配医生的称号。

朱琏老师去世前，田从豁为其整理《新针灸学》第三版，朱琏老师与田从豁谈到了针感的问题。朱琏老师认为，针感包括三个方面：一是气至病所，即针灸的主要作用是神经系统的调节作用，所以针灸时必须要实现"气至病所"，特别强调针刺时要寻找针感、控制感传，只有出现针感才能达到调节神经系统的作用；二是保持交流，即在针刺时要和病人保持交流，对病人进行适度的诱导，要病人集中注意力，感觉针刺时机体产生的反应，从而促进针感的产生；三是针后有舒适感，且这种感觉应该是全身心的放松和舒适，而不仅仅是局部的感觉。正如许多病人针刺后所描述的："针完后全身舒服，感觉身上的不适、沉重感、紧张感、压迫感完全消失了，十分轻松。"朱琏还强调："针灸应该是一种享受，只有做到这一点，才能真正达到针灸治疗疾病的目的。"

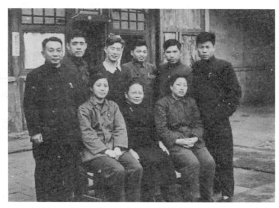

1954 年在马市大街针灸所院内与朱琏合影（前排中间为朱琏，后排右一为田从豁）

朱琏老师还经常和田从豁谈论如何做到"无痛针灸"。其要点有二，即避开痛点和捻转进针。要求：一是进针时位置的选择，先将针放在皮肤表层，问病人是否感觉到痛，若病人觉得疼痛，则移开位置，再次试探，直到病人不觉得疼痛再进针，进针若碰到毛孔则疼痛较明显，故进针时避开毛孔；二是指力，平时要多练习手指的指力，才能做到捻转进针时进针时间短而无痛，

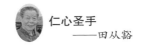

当针进到皮下后再加压至穴位要求的深度，要寻找针感，使针感向上或向下或向周围扩散。朱琏老师在担任国家保健医期间，以"无痛针灸"受到国家领导人董必武的称赞。

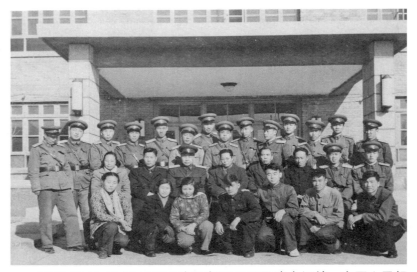

1957年11月11日于北京西郊三〇四医院大门前，中国人民解放军警备部卫生处针灸训练班结业留影（二排左二为田从豁，左四为朱琏）

朱琏老师对田从豁的影响还体现在其他方面，如她重视科研工作，早在20世纪50年代即进行针灸对疟原虫的抑制、对人体补体的影响以及对血吸虫病治疗中锑剂中毒的解除作用等实验研究；她还重视灸法，并做了改良；她以埋针治疗顽固性疼痛；注意调节神经系统的功能等，这对田从豁后来在繁忙的临床工作中仍不忘科研工作起到了示范和表率作用。另外，田从豁在临床中重视灸法，多采用头针和选取头部穴位治疗疾病，特别是治疗一些自主神经系统功能紊乱方面的疾病，都深受朱琏老师的影响。

田从豁的第二位老师高凤桐（1887—1962年），原名高云麟，北京市人，是擅长针药并用的著名老中医。早年在北京外城官医院工作多年，曾任北平国医学院教授和北平中医考试委员等职；新中国成立后历任北京市中医门诊部主任、北京市高级卫生人员考试委员会委员、北京中医学会内科委员会委员、针灸委员会主任委员、学术组顾问、中华医学总会中西医学术交流委员会委员、北京医学院顾问、中医研究院针灸研究所副所长等职；是北京市第一届人民代表大会代表、第三届中国人民政治协商会议全国委员会委员。高老不但学识渊博，学术思想也颇活跃，不拘泥，不保守，与西医团结合作非常融洽。在他半个多世纪的医学生涯中，逐渐形成了一套完整的、与实践密切结合的针药并用理论，在内科、妇科方面积累了丰富的临床经验。高老尤擅针灸，对针灸有独到的研究，他潜心研究穴性，注重手法，以中医理论为指导，以经络学说为基础，提倡辨证施治。其为针灸医学的继承和发扬

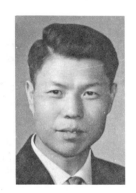

田从豁 1962 年
（32 岁）照

作出了一定的贡献。他编写的《针灸中药经验证治》、参编的《针灸学简编》二书，是他学术思想和临床经验的总结。

高老认为，中、西医学各有所长，二者应取长补短，相互结合。他认为治病的关键在于辨证，只有抓住病机，熟悉药性、穴性，才能应手奏效。他非常强调"医者医人"，即做好病人的思想工作，根据病人的心理因素、精神状态进行治疗。提倡理法方穴相结合，用穴如用药，要在中医理论的指导下，先确定病位、病性及病因，在具体治法之下选用相关穴位。高老精通中药及针灸，何时宜药，何时宜针，何时针药并用，何时先针后药，何时先药后针，临证运用十分精当，疗效显著。

高老一生勤俭朴素，医德高尚。他对病人体贴入微，关怀备

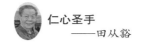

至。只针不药可效者，则不用药物，用药亦廉平精简，竭力减轻病人的经济负担。出诊不分寒暑昼夜，不避风雨冰霜，但有求诊者，立即前往，不计报酬，如此数十年如一日。晚年仍坚持由弟子搀扶出诊。

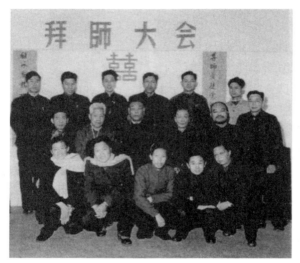

1962年研究所带徒拜师会（二排右三为高凤桐，三排左二为田从豁）

高老治学有方，诲人不倦。他热心培养学生，对学生言传身教，要求严格，毫不保留地传授经验。经常在家中为弟子讲解经典，学生受益匪浅。高老在针灸治病时取穴少，相对进针较浅，要求气至。强调练气功，针刺时气运到手，通过针体催行气至。

高老博学多才，在医事之余，兼通书法绘画，闲暇时常习字作画，以此练习指力、腕力，促针技提高。高老与田从豁师生感情颇深。跟师学习期间（1957年），高老还为田从豁作画一幅，所画山水颇有神韵，田从豁教授至今仍珍藏保存。

田从豁曾为高老总结临床经验，认为主要有以下几点：①辨证清晰，理法精通；②因人施治，重视病因、时令季节、生活环境；③针药并用，配合灵活；④用药简捷、灵巧轻平；⑤强调理法方穴，注重针刺手法；⑥力倡治病求本，常从调理脾胃入手。高老的这些经验，对田从豁一生的学术观点影响很大，田从豁通过自己的临床实践，将上述经验提炼、深化，使高老的学术思想得到很好的继承。田从豁又通过自己的言传身教，将高老的经验毫无保留地传授给自己的徒弟和学生，真正起到了桥梁和阶梯作用。

田从豁跟随高凤桐、朱琏学医 10 年期间，每天白天跟随老师出诊，晚上坚持学习中医和针灸基础知识，总结白天看到的病案，反复思考和揣摩。在此阶段，田从豁主要精读了《内经》《伤寒论》《难经》《针灸甲乙经》《肘后备急方》《诸病源候论》《外台秘要》《铜人针灸腧穴图经》《针灸资生经》《针灸大成》《针灸大全》《备急灸法》《脾胃论》《东医宝鉴》《本草纲目》《针灸集成》《神灸经纶》《张氏医通》《古今医案按》《理论骈文》《串雅内外编》《医林改错》等书。对于经典，田从豁教授强调要有所侧重，不能泛泛而读，知识面要广，但专业一定要专。通过此阶段的学习，田从豁教授打下了坚实的中医基本功。

除跟随两位名师学习外，1953~1954 年，因特殊机缘，田从豁得以走遍大江南北，遍访各地名医，博采众家之长。起因是中医研究院（现中国中医科学院前身）成立前后，计划要从全国各地吸收名老中医及疗效好、有特色的中西医人才。当时的领导考虑到田从豁既懂中医又懂西医，看问题较为客观，故派他到全国各地考察。田从豁利用这一机会，一方面为中医研究院寻找人才，同时自己也向各位名家虚心求教，博采众长。在此期间，他拜访过中南地区的杨济生、孙惠卿、米幹青、王瑞卿，华东地区的承淡安、陆瘦燕、赵尔康，西北地区的黄竹斋、高云鹏，华北地区的郑毓林、王乐亭、王易门，以及针药并用的专家叶心清、

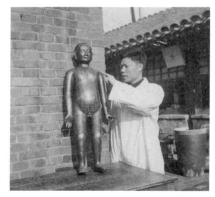

赵锡五、冉雪峰、钱伯煊，还有按摩师卢英华、丁伯玉等。其中，承淡安、陆瘦燕、叶心清、王乐亭等都是近现代著名的针灸大家，承淡安更被誉为中国针灸一代宗师。北京杨甲三、国医大师程莘农，南京邱茂良、杨长森、肖少卿，河南邵经明，浙江高镇五，山西谢锡亮等，无不师出名门。两年间，田从豁认真做笔记，细心整理各家的学术经验和针灸技术，使他的针灸理论知识和临床技术得到了极大的提高。例如，他跟随高凤桐学到了少而精的取穴方法；跟杨济生学习期间，知道了站立位针刺环跳穴治疗某些下肢疼痛疗效很好，抬上臂水平位针肩髃穴治疗肩周炎等；在郑毓林处学到了要重视针刺手法，以及烧山火和透天凉的操作等；在叶心清处学到了针刺时要重视轻刺激，用乌梅丸治疗偏头痛等；在孙惠卿处学到了梅花针疗法（后因孙惠卿治疗方法独特且经验丰富，向上级部门推荐，将其调入了中医研究院针灸研究所）。这些宝贵经验对田从豁后来的学习和工作帮助很大，直到现在还指导着他的临床工作。

三、理法同修　形神相合

在老一辈针灸工作者的言传身教下，在长期孜孜不倦的学习与大量的临床实践中，田从豁吸取各家之长，在临床中又能灵活运用，逐渐加深了对针灸学的理解与感悟，并形成了自己的学术观点和经验特长，如辨证论治，谨守病机；正治反治，灵活运用；调整阴阳，以平

1956 年马市大街针灸所院内在仿制的针灸铜人上查找腧穴

为期；调理脏腑，整体治疗；调和气血，调和营卫；扶正祛邪，疏通经络；调畅气机，中焦为枢；疑难杂证，从痰论治；重视腹部与背部腧穴的运用等。

田从豁认为学中医要有悟性，如何提高悟性呢？他认为一是要有丰富的文化底蕴，知识面要宽；二是要勤奋，多读书。除了医学书籍，有关中国文化、历史、哲学、辩证法等方面的知识都应该了解。只有自身素质提高了，具备完备的逻辑思维能力，才能在诊病时考虑周全，才能在复杂的疾病面前抓住主症，或针或药，立起沉疴。"能否将其他学科的知识灵活运用到自己的工作中去，就靠自己的悟性了。"田从豁认为每个人经过努力都会有自己独特的一些东西，在临床中、生活中要注意收集各种信息，从中受到启发，成为自己的经验。

田从豁非常重视手法，认为作为一名针灸师，手指灵活，指力好是基本功。从初学针灸到现在，田从豁每天都坚持练习三指捻动的基本功。同时要求双手都要练，针灸时有时需要双侧同时做手法。

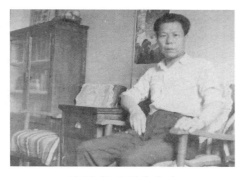

1972 年 6 月在家中

田从豁强调针灸医师要练好气功，他认为："针灸中的气功也是一种技巧，与绘画、书法类同，都是同种手工操作，手工操作就要讲技巧，重神韵。"同时，田从豁认为气功并不像有些人想象的那么玄妙，对于针灸医师来说，运用气功就是运用意念将精、气、神凝聚到手指，用医师的正气去调整患者的邪气。针灸练气就是多练针、多操作、多实践，在治疗病人的过程中，通过了解病人的体会，进一步提

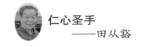
高自己的疗效，达到针灸治疗的目的。

田从豁认为，疏通经络是针灸治疗的基本作用。正常情况下，经络"内灌脏腑，外濡腠理"，维持着人体正常的生理功能，各种原因导致的经络阻滞或经络空虚，可以引起疼痛、麻木等病变，可取相应的经穴调整，包括循经取穴与局部取穴。

气血是构成人体最基本的物质，气血调和了，五脏六腑才能发挥其正常的生理功能。调和气血是中医治疗疾病的方法，也是治疗各种复杂疾病的切入点。田从豁根据自己60多年的临床经验，总结出以膈俞、肝俞、脾俞、肾俞（简称"背俞四穴"）作为调理气血的配穴组方。

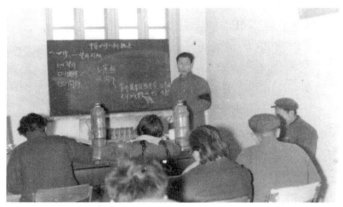

1976年参加下乡医疗队时在良乡公社给赤脚医生讲课

田从豁认为，针灸治疗无论从哪个角度论治，目的都在于恢复机体的平衡状态，即"以平为期"。而要达到平衡，就要先找到不平衡所在。因此，临床辨证很重要，辨证是治疗的基础，辨证要与辨病相结合，以辨证为主。比如，荨麻疹总的治疗原则是调和气血营卫，同时根据不同的证候表现分为风寒和风热两型（日久或兼有虚证），分选不同的治法方药和腧穴。

对于某些久治不愈，甚至难以诊断的疑难病，田从豁多强调从痰论治，"无痰不作祟"，选穴多用足阳明胃经的络穴丰隆，沟通脾胃两经，健脾胃而化痰浊。另外，对于某些辨证正确、选穴正确却疗效不佳的疾病，要考虑是不是刺激量不够的问题，如果是，就要加大刺激量，如采用双针刺法、丛针刺法、放血疗法、火针疗法等。

由于阴阳之间在生理上相互依存、相互转化，在病理上相互影响，田从豁经常强调在临床治疗中要注意两个方面：一是注意协调人体内的阴阳平衡关系，"阴阳互根"，在补阴时注意补阳，在补阳时注意补阴；二是在针灸治疗中，注意应用腧穴的特性和作用，达到"从阴引阳，从阳引阴"的目的。

在针灸技法上，田从豁不仅对毫针的运用炉火纯青，对其他针灸技法（如梅花针、芒针、火针、放血疗法、刮痧、拔罐、钩针等）也颇有研究，他保存了自20世纪50年代以来的各种特种针具和器械，并在临床中加以应用。如用钩针治疗咽炎、咽部异物感，用磁梅花针治疗局部麻木，用电热刮痧治疗小儿咳喘等。尤其是对灸法和穴位贴敷疗法研究精深，先后出版了专著《中国灸法集粹》《针灸医学验集》《中国贴敷治疗学》。

在临床中他注重理、法、方、药、穴、术的有机结合，主张当针则针，当药则药，或针药并用，以及中西医结合治疗，特别强调要以病人为本，主动与被动治疗相配合，表现在治形与治神相结合，认为针灸临床中的"治神"包括一般所讲的医德内容，"形神合治"包括医德和医技的统一，并将这一思想贯穿整个医疗实践中。他的真诚态度和高超的医术，感动了众多患者，他们中的很多人成了田从豁的朋友。

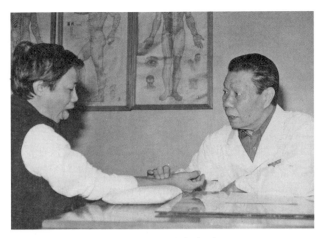

2001 年在诊室出诊

　　15 年前的一天，几位焦急的家属搀扶一位 58 岁的女性患者前来就诊。该患者一直体弱多病，两个月前查出患了肺癌，得知自己得了绝症后，她失去了活下去的勇气，情绪低落，拒绝治疗。田从豁了解这些情况后，仔细地为患者切脉诊病，认真查看各项检查结果及外院的病历记录，然后耐心地从医理上、实例上为患者分析病况，并结合患者的体质确定治则。通过他的讲解，患者感到自己的病并不是没有治愈的可能，从而坚定了治疗的愿望。之后，田从豁应用毫针、艾灸、刮痧、拔罐及中药等多种疗法为患者治疗，并教会患者及家属日常的调养及锻炼的方法，叮嘱患者切勿放弃治疗。患者依照医嘱，坚持了几年的中医治疗及日常锻炼，体力逐渐康复。再到原确诊医院复查 CT，证实癌肿已消失。该患者一家与田从豁结成了朋友，往来至今。

　　一次，一位 30 多岁的中年男子忐忑不安地来到田从豁的诊室，他患有白塞病 3 年多，经过数个疗程的激素治疗及免疫抑制剂治疗，病情时有复发，双眼视力较差，而且他了解到该病难以治疗，曾和他一起治疗该病的同病房患者均失明，因此焦虑情绪严重。他的病例资料多，全身症状多，不光是主诉多，还自己提前准备一个近期病情变化的手写稿，田从豁每次都不厌其烦的听他讲述身体各处的不适症状，并戴上老花镜认真阅读病人的手稿，之后耐心地为他讲解，帮他树立信心。治疗时也不忘告诉他已经把所有症状都考虑到了。经过半年多的针灸和汤药治疗，患者逐渐停用激素类药物，病情基本稳定。为巩固疗效，患者一直坚持针灸治疗。该患者也与田从豁成为了朋友。

四、重视灸法　弘扬贴敷

田从豁在灸法和贴敷疗法的研究上取得了令人瞩目的成就，这与朱琏老师的影响分不开。在长期的教学与临床工作中，他逐步体会到灸法的重要性，并深感针灸临床中重针轻灸的现象，因此更加积极倡导运用灸法，并对各种灸法、穴位贴敷疗法进行了深入的研究及广泛的应用。他的《灸法解热的临床治疗和实验研究》等系列论文，证明灸法能治疗热证、急证，曾在国内外刊物和国际会议上用中、英文发表，引起国内外学者的广泛重视。他结合自己多年的理论研究和临床体会，撰写了《中国灸法集粹》一书，该书获 1999 年北京科技进步奖。

在灸疗仪器的改良应用及灸材的研究方面，田从豁也做了许多工作。他经常亲自制作各种改良的灸器，并一直坚持在临床中应用。比如，治疗顽固性面瘫和耳聋耳鸣的改良苇管器灸；治疗视网膜色素变性、视神经萎缩的核桃皮眼镜灸；火柴头灸和线香灸等。他曾与武汉国灸科技开发有限公司共同研发了"中国灸"。"中国灸"将热疗、穴位疗法、药疗三者的作用结合在一起，临床上有显著的疗效。"中国灸"有 10 余种类型，如哮喘灸、冠心病灸、前列腺灸、肩周炎灸等。2001 年 9 月，"中国灸"荣获国家级星火计划项目证书，2002 年 5 月荣获武汉市科学技术成果

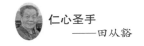

奖。田从豁还参与研发山东枸县的多功能灸疗仪、齐齐哈尔和浙江长兴的电灸疗仪，这些仪器现都已投入临床使用，为推广灸法做出了贡献。2004年4月，田从豁在《北京晚报》上连续发表两篇"专家呼吁抢救中国灸法"的文章，受到好评。

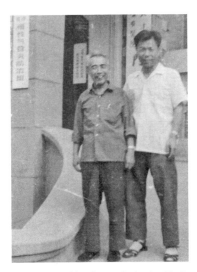

1972年在卫生部气管炎防治工作组，与魏如恕教授一起到天津市公安医院指导工作（右一为田从豁）

"冬病夏治消喘膏"是田从豁的又一项科研成果。1956年，田从豁作为主要参与人之一研制了"冬病夏治消喘膏"，该药在防治慢性气管炎和哮喘中有预防复发的远期效果，获卫生部科技成果奖。

20世纪50年代中期到60年代中期，田从豁承担过国家保健医的任务。曾用伏天穴位贴药给时任国务院副总理李先念、农垦部部长王震、中央宣传部副部长张子意、《人民日报社》社长范长江、北京军区司令员杨勇等近10位领导人治疗慢性气管炎。1969～1973年曾参加全国防治慢性气管炎卫生部学习调查组，代表中医研究院任中医组组长，多次受到周恩来总理的接见，并得到亲切教诲。

1979年，田从豁带着研究成果《冬病夏治消喘膏的临床和实验研究》在第一届全国针灸针麻国际研讨会上作学术报告，提倡开展灸法和穴位贴敷的应用研究，并在国内外首次提出"冬病夏治"这一法则。

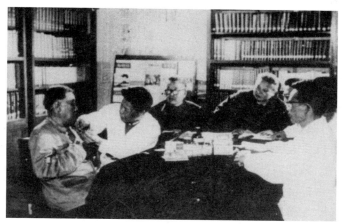

1972 年"慢性支气管炎防治"工作组到各地区验证疗效结束后，在西苑医院拍摄纪录片时留影，田从豁在给患者贴药治疗

谈起这一研究过程，田从豁依然记忆犹新。中医研究院（现中国中医科学院）成立之前，原卫生部针灸疗法实验所就开展了针灸治疗哮喘的临床研究。当时，采用针法和灸法治疗哮喘的近期疗效很好，但容易复发。为了寻找预防复发的方法，田从豁和同事通过查找古代文献，发现清代张璐著的《张氏医通》有一段记载："冷哮灸肺俞、膏肓、天突，有应有不应。夏季三伏中，用白芥子涂法，往往获效。方中白芥子一两，延胡索一两，甘遂、细辛各半两，共为细末，入麝香半钱，杵匀，姜汁调涂肺俞、膏肓、百劳等穴，涂后麻螫疼痛，均勿便去，候三炷香足，方可去之，十日后涂一次，如此三次。"参考上述记载，田从豁等人开始在临床上应用，果然获得较好的效果。由于麝香昂贵难求，当时兼任所长的朱琏同志还特批购入，并嘱咐要认真对照研究，在确保疗效的前提下，看看能否去掉麝香，以便推广应用。1958年，研究人员改进了药物用量和穴位组方。在取得较好效果的基础上，设了 100 多例的对照组进行对比观察。经过多年的反复验

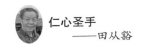
证，终于减少了药物用量，去掉了麝香，改用炙白芥子，可避免局部发泡。同时改进穴位组方，保持了较稳定的治疗效果。这一方法得到了周恩来总理的肯定，并先后接见研究人员6次。

这项成果就是现在临床普遍应用的"冬病夏治三伏贴"。具体药物和制备方法是：炙白芥子、延胡索各21g，甘遂、细辛各12g，上四药共研细末，此为一人一年用量，每年夏季三伏天使用，每次1/3药量，用生姜汁调成糊状，分别摊于直径约3cm的油纸上，贴在双侧肺俞、心俞、膈俞6个穴点上，然后用胶布固定，一般贴4～6小时取下，每隔10天贴1次，即头伏、二伏、三伏各贴1次。

田从豁认为，方中炙白芥子的火候和生姜汁的浓度是关键，所以每次药物配制好后，要求防治组人员一定要先在自己身上贴治体验，符合要求后才能大量给病人应用，以减少患者的痛苦。他解释说，这是因为贴药会产生温热刺激，加上保持时间较长，容易起泡。1969年，有的医生没有经过自己试贴，就直接大量给病人贴治，结果很多病人背部发泡很严重。但同时也发现，很多贴后起泡的病人，效果都较突出。由此使研究人员认识到，贴药起泡重者，形成无菌性化脓，符合古代的瘢痕灸法。患者虽有一定的痛苦，但对于一些久治不愈的顽固性哮喘患者（经患者同意），仍不失为一种有效的治法。

1978年，田从豁执笔撰写的《冬病夏治消喘膏治疗喘息型气管炎和支气管哮喘的临床研究》一文以"中医研究院广安门医院呼吸组"发表于《新医药学杂志》。通过观察1074例患者贴药变化，经过1～6年的随访调查显示，喘息型气管炎785例中，有效率79.9%，显效率46.6%；支气管哮喘289例中，有效率83.7%，显效率47.8%。临床实验证明：通过治疗前后泡液内巨噬细胞吞噬能力、免疫球蛋白A和免疫球蛋白G的含量、淋巴细胞转化率等检查表明，贴药后能增强机体非特异性免疫能力；

贴药后血中嗜酸性细胞明显减少，说明贴药可降低机体过敏状态；贴药后血中皮质醇有非常显著的提高，说明贴药能使丘脑－垂体－肾上腺皮质系统的功能得到改善。

他体会到，连续贴治三个夏季的比贴治一个夏季的疗效好，疗效随贴治年限的增加而提高；同时证明喘息型气管炎和支气管哮喘患者在夏季缓解期贴治疗效更好，有预防复发的远期作用；贴敷用药不宜存放过久，现用现调现贴效果更好。

该项研究曾获 1979 年卫生部科技成果奖，在北京召开的全国针灸针麻国际研讨会上，田从豁首次提出了"冬病夏治"的概念，并根据中医经典论述"春夏养阳"观点，结合临床观察和实验研究介绍了中医治未病的观点，阐述了缓解期治疗伏邪、春夏养阳可提高机体免疫功能的事实，引起了国内外学者的广泛重视。一位意大利医生罗伯特博士感叹地说："中国传统医学的思路，就是比西方医学全面。"

田从豁认为，古代有很多简便、实用、经济的医疗方法值得挖掘、继承与提高。如冬病夏治消喘膏，目前还停留在原始的调药、贴治阶段。如何在提高疗效的前提下，深入研究，改革剂型，以更进一步推广，应引起有关领导和部门的高度重视。

五、针灸并用　名扬海外

自 20 世纪 50 年代起，田从豁即以针灸专家的身份先后到罗马尼亚、波兰、阿尔及利亚、法国、瑞士、日本、泰国、意大利、西班牙、美国等十几个国家进行医疗、教学工作，是我国最早期派往国外工作的针灸专业人员之一，曾得到周总理、陆定一等国家领导人的亲自教诲。

1965 年，田从豁被聘为第一批副主任医师，任广安门医院内科副主任，同年作为第一批援外医疗专家被派到非洲的阿尔及利

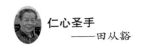
亚，在阿尔及利亚西部的马斯卡拉医院工作了两年。在当地人对针灸毫无所知的情况下，他以认真的态度、高超的技术和良好的服务，使当地人逐渐接触针灸、了解针灸、接受治疗、相信针灸、学习针灸。

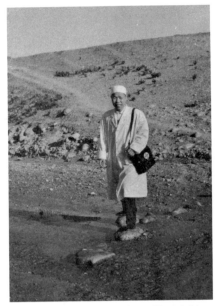
1966年田从豁在阿尔及利亚出诊

刚到那时，因当地人对针灸不了解，没有病源。开始工作时，田从豁每天到病房去了解患者的病情，只要是针灸的适应证，就和当地医生商量，动员患者接受针灸治疗。一次，他在病房里看见一位名叫巴杜尔的患者正在导尿，这个患者是个工人，患有膀胱无力症，已导尿11天，一直不能撤掉尿管，异常痛苦。田从豁就说服他进行针灸治疗，结果针灸1次就能够主动排尿了。经3次治疗，巴杜尔的排尿就恢复了正常。亲眼见到针灸的神奇疗效，全病房的6个病人都争着要求做针灸治疗。这样，凭着神奇的疗效，田从豁迅速打开了不利局面，相邻各地的人们都到中国的医疗点求治，患者迅速增加。田从豁的病人特别多，每天都在百人次以上，经常忙得没时间吃饭，但他从无怨言，没有看完病人绝不下班。

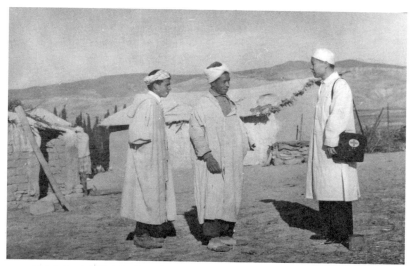

1966 年中国医疗队医生田从豁在阿尔及利亚萨哈拉地区巡诊

有一位男性患者,36 岁,急诊入院,主诉为突发腹部剧烈疼痛,以右上腹为主,绞痛,拒按,辗转反侧,呻吟不止,呕吐不断,都为胆汁样物,大汗淋漓,面色苍白。当时无手术条件,不能进行剖腹探查,遂请田从豁针灸治疗。田从豁根据患者症状,呕吐胆汁样物,结合当地生活条件差、蛔虫感染多的特点,诊断为蛔厥,属蛔虫上逆、气机阻塞不通所致,治以疏肝利胆、通调经络为主,取穴阳陵泉、支沟、中脘、合谷、行间,针刺用泻法,每穴捻转提插 1 分钟,强刺激,不留针,患者微感上腹部不适,背酸痛,第一次针治后吐出蛔虫一条,腹痛立即减轻。次日继针阳陵泉、支沟、中脘,加肝俞、胆俞。该患者共针 3 次,诸症完全消失而出院,1 年后复查未再复发。

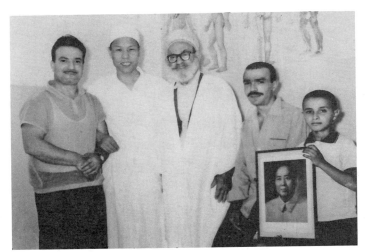

　　1967 年 8 月，一位阿拉伯老人因针灸治好了他的半身不遂，为了感谢毛主席派来的医疗队，全家老少三代要求与毛主席像及医生（田从豁）合影

　　两年中，中国援外针灸医师共治疗 20140 人次，平均每月治疗 1055 人次。治疗的病种包括 85 种比较常见的病证，其中以腰腿关节疼痛及支气管哮喘病人占多数。就诊病人区域涉及阿尔及利亚的 50 多个县，另外有法国、西班牙、摩洛哥、突尼斯、叙利亚等国的患者。田从豁在援外医疗工作总结中写道："针灸疗法作为中国医疗队的一个组成部分，不仅治疗了大量病人，在人民群众中产生了较好的影响，更重要的是，体现了毛主席提出的'百花齐放，百家争鸣'、'团结中西医'、继承和发扬祖国医学遗产、自力更生等一系列政策的正确英明和伟大。"通过这些脚踏实地的针灸医疗，使非洲及部分欧洲人民认识了针灸，接受了针灸，为针灸走出国门进行传播和推广起到了重要的作用。

　　1980 年，田从豁受胡耀邦总书记委托，到瑞士的日内瓦总医院参加一位重要人士的抢救工作，这位身患重病、生命垂危的患者就是智利著名画家、中国人民的老朋友何赛·万徒勒里先生。

20世纪50年代，万徒勒里曾作为亚太区域和平代表大会常务副秘书长常驻北京，经常往来于亚、非、拉地区，为增进各国人民相互了解、反对侵略战争、保卫世界和平做过有益的工作，在中国遇到困难的时刻，他始终不渝地维护中国人民的利益，为发展智、中两国人民的友谊作出了贡献，多次受到毛主席、周总理以及我国其他领导人的亲切接见。当时，万徒勒里先生心肺功能衰竭，合并肺部感染和泌尿系感染，高烧不退，深度昏迷。田从豁到达日内瓦时，万徒勒里已经过一个月的抢救，多位知名西医专家都曾为他诊疗。田从豁诊察病情后，先给患者服安宫牛黄丸、紫雪散，很快，患者的体温开始下降，经院方同意，停掉了所有抗生素，两天后，患者烧退。此后的10多个日日夜夜，田从豁一直守护在患者的床旁，亲自护理，间断使用针刺、艾灸、梅花针以及按摩等法治疗，还亲自给患者喂药，经过不懈的努力，患者的病情终于稳定了，自主呼吸功能开始恢复，但气管插管仍不能拔除。外国医生不相信中医这么神奇，于是让患者做深呼吸，检查肺通气功能，结果不慎划破气管处的血管，再次出现大咯血合并昏迷。在西药治疗无效的情况下，田从豁果断针灸患者的孔最穴，使病情稳定下来，情况开始好转，由原来口中不停地涌吐鲜血变为间断地少量咯血。接着田从豁用大蒜泥贴敷涌泉穴，15分钟后，患者不再咯血，1小时后取下蒜泥，直到次日早晨患者咳出两块黑色血块，此后再未咯血。之后经过调养，患者痊愈出院。这一治疗过程经由当地报纸报道，并称贴敷疗法为"中国神奇疗法"，曾一度导致当地大蒜的价格上涨。此事不仅传遍了日内瓦，而且轰动了世界医坛，引起了世界卫生组织对针灸的重视，各国大使纷纷要求尝试针灸治疗。田从豁也有求必应，乐此不疲。

由于田从豁为国际友人治病，取得了惊人的疗效，许多国际友人邀请他留在国外工作，并许以高薪，但均被田从豁拒绝了。

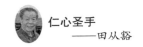

他认为他的事业在祖国，只有在自己的国家，才能更好地提高理论水平和临床技术，才能更好地服务于患者，至于眼前的名利只是暂时的，与自己的事业比起来实在是太微不足道了。

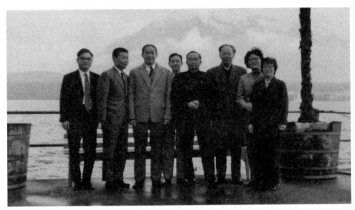

1980 年 6 月 2 日成功抢救万徒勒里后在瑞士伯尔尼郊区约 100 公里的通湖畔与何英副部长、田进司长、王法圣处长、李云川大使合影（左二为田从豁）

六、科研带教　杏林春暖

田从豁从朝鲜战场归来进入针灸研究所及针灸疗法实验所工作（广安门医院针灸科前身），至今已 60 多年，他的足迹踏遍了针灸发展的每个时期。他见证了新中国成立后针灸发展的艰苦历程，也见证了广安门医院针灸科的逐步繁荣。

1960 年在广安门医院现址处组建了针灸外科研究所，建立了有近 100 张病床的针灸病房，成立了 5 个研究室，分别对脊髓空洞症、溃疡病、哮喘、近视以及灸法和针刺手法进行临床和实验研究。时任主治医师的田从豁跟随黄竹斋、张纯亮等老一辈针灸工作者参加了中风半身不遂和哮喘病的研究工作，并负责开展新中医针灸体系下的医疗与研究工作，整理发表论文近十篇。

1973 年，因广安门医院内科医师需求增加，田从豁调入大内科，任科室副主任，并负责冬病夏治消喘膏的临床和实验研究。

1979 年，因广安门医院针灸科主任李志明突发重病，田从豁服从医院安排回到针灸科，任科室主任。

1991 年退休后，田从豁仍坚持出诊和培养针灸人才，已为广安门医院针灸科培养了多名人才，其中有陈绍武、王岱、朴炳奎、刘保延、王映辉等。田从豁教授的研究生或师带徒的徒弟还有王寅、许培昌、刘志顺、章珍珍、李其英、李以松、邵淑娟、张秀英、箱岛大昭、谭东连、林海、赵宏、杨涛、王蕊、张维等，他们目前都已成为中医事业的骨干和栋梁，在国内外为针灸事业尽自己的一份力量，成就斐然。田从豁教授现任第五批全国老中医药专家学术经验继承指导老师，中国中医科学院中医药专家学术经验传承博士后合作导师，继续为针灸事业的传承尽自己的力量。

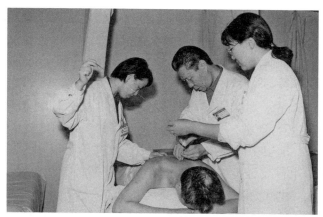

1997 年指导徒弟邵淑娟、李其英芒针针刺大椎穴

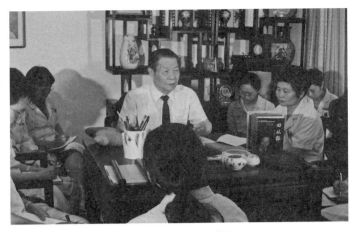

2010 年给学生授课

　　田从豁教授对于各种学会邀请讲课及研究生和进修医师讲课，每次都认真准备，从来不考虑自己的身体情况，亲自写好讲稿，每次讲课都座无虚席，对于大家的提问都热情、耐心地讲解。他的讲课深受学生和医生的欢迎。

　　田从豁自 1953 年始在国内外各种刊物上发表论文 60 余篇，在国内及国际针灸学术会议上多次宣读论文。著作有《针灸医学验集》，中国科学院院长、中国文联主席郭沫若为该书题词——"把古典医学与外来医学相结合，增加人民的健康，是社会主义建设的重要任务"。针灸前辈鲁之俊为之作序，针灸前辈朱琏的爱人陶希晋副委员长为之题跋。《中国灸法集粹》是国内较早出版的灸法专著，前卫生部部长钱信忠为之作序并给予很高的评价，该书获北京市科技进步奖。其他著作有《百病针灸治疗经验》(西文版)、《古代针灸医案释按》、当代中国名家丛书《田从豁临床经验》等，另外，还参与编著针灸、中药、科普等著作多部。田从豁为国内外培养了大量的针灸专业人才和研究生，他们分布在世界很多国家。田从豁为针灸走向世界作出了一定的贡献。

对于晚辈，田从豁给他们的寄语是："医者艺也，艺无止境，必穷神智，研针探灸，锲而不舍，精益求精，优技仁心，治病救人。"医者，艺也。具体到针灸，田从豁的理解是："针者，艺也。"艺无止境，对于一些大师的手法，可以模仿而不能等同，每个人都有自己的特点，如果认真钻研就有可能超越大师。

七、丹心向党　传播针灸

1952年，田从豁从朝鲜战场回国后，即光荣地加入了中国共产党，至今已一个甲子。60年弹指一挥间，他时时刻刻处处用党员的标准严格衡量、约束自己的言行，不断增强党的观念，加强党性修养，按照党章的规定履行党员义务，严格遵守党的纪律，执行党的决定，珍惜党员的光荣称号，积极完成党的各项任务。无论是工作还是生活中都力求率先垂范，发挥着一名共产党员应有的先锋模范作用。在与同事相处时，总是以"与人为善"的心态对待每一个人，把党组织的温暖通过自己传输给每位同事。

1953年，田从豁在河北热河省立医院创建针灸科，并在热河省医学专科学校任针灸教员，自编讲义，并积极推广针灸及中医教育，多次在河北省开办讲习及进修班，因工作努力，成绩突出，获模范共产党员称号。这是他第一次获得这个荣誉，虽然在此后的工作中，他多次荣获优秀共产党员及先进工作者等诸多荣誉，但每当谈起这次，田老的嘴角总是露出一份自豪的微笑。

"文革"期间，针灸科各项临床及科研工作均难以进行。时任针灸科副主任的田从豁尽力维持门诊及教学工作的正常运行。1972年美国总统尼克松访华后，国际上掀起中医热及针灸热，为针灸的发展带来难得的时机。1975年受世界卫生组织委托，我国先后在北京、上海、南京筹建国际针灸培训中心。田从豁教授作为北京国际针灸培训中心的副主任兼教授，亲自为培训班编写教

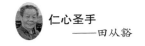

材、讲稿并授课，为后来人员编写《中国针灸学》等教材提供了大量的资料。他在坚持门诊工作的同时，参与北京国际针灸班的教学工作，接待了一批又一批的外国同行，时常忙得不可开交，但他却笑呵呵地说："有朋自远方来，不亦乐乎？"

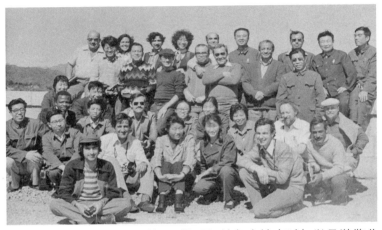

1980 年 9 月 15 日第 20 期国际针灸班结束时与学员游览北京密云水库合影（站立第一排右一为田从豁）

国际针灸班的教学目的是使外国的医生在 3 个月的时间里对中医基础理论、经络学说等有一定的了解，掌握针刺基本手法和 120 多个常用穴位的临床操作技术，并能运用中医理论进行辨证施治、处方配穴，处理世界卫生组织推广的针灸临床主治的 43 种常见病证和某些疑难病证，同时还要简要介绍耳针和针麻的有关内容。中医的阴阳五行、脏腑经络、四诊八纲辨证等理论，很难在短时间内讲透，理解就更困难了。田从豁采用边讲课边临床的方法，操作时解释原理，收到较好的教学效果。有些学员对中医半信半疑，通过学习，尤其是临床实践，看到针灸的良好效果，都坚定了学好针灸的信心和决心。许多学员在学习期间一丝不苟，勤学苦练，其中一位叫卡特里的英国学员令田从豁印象深刻。这位学员来学习时已 60 多岁，记住复杂的穴位很困难，第一阶段的考试没考好。但他并不气馁，而是更加努力。每天清晨，早早来到医院门诊，不漏下每一个病人，记录他们的治疗过程，以及应用穴位的位置及主治功效。回国的前一天，主动找老师补考，取得了较好的成绩。这些学员回国后，有的从事针灸治疗，有的著书立说，有的创办针灸学会等，为针灸的传播和发展作出了贡献。田从豁的一位学生，现任西班牙针灸协会主席的巴汉生从北京回国后，很快写成了几十万字的《中国针灸学》，并请田从豁为书作序，他高兴地说，他取得的任何成绩都包含了老师的心血。

1985 年，为了准备两年后召开的第一届世界针灸学术大会，开封中医学会决定仿造一具宋天圣针灸铜人。于是组织专家组先考证铜人的样子，再找专业人士浇铸。田从豁作为针灸专家参与

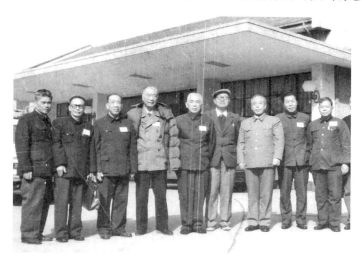

1985 年 12 月，武汉东湖中国针灸学会成立大会部分代表合影（左至右为颜幼斋、黄荣活、司徒铃、鲁之俊、赵尔康、孟昭威、胡熙明、田从豁、韦有根）

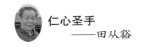

了从前期考证准备到后期验收的工作。经国内著名中医、针灸、医史、文物、雕塑等方面专家的精心努力，经过 3 年的艰苦工作，进行整理设计，论证修改，塑形定穴，铸造调试，于 1987 年重新铸造成功。1987 年 10 月 28 日，在开封大相国寺的"重铸宋代天圣针灸铜人馆"前，举行了有卫生部、河南省、开封市领导及专家出席的落成典礼仪式。

田从豁教授为针灸事业的发展做了大量建设性的工作。从 20 世纪 80 年代开始，他先后参与组建中国针灸学会，成立世界针灸学会联合会及针灸学院，并做了大量的工作，为促进针灸在国内外的发展不惜余力。在筹备成立中国针灸学会时，任大会秘书长、办公室主任，被选为中国针灸学会常务理事兼副秘书长，担任中国针灸学会第一届至第五届理事（1979～2016 年）。1988 年，参与筹建北京针灸学会，历任北京针灸学会第一届至第四届常务理事，并筹建穴位贴敷专业委员会，任穴位贴敷专业委员会第一届、第二届主任委员，第三届、第四届顾问，制定穴位贴敷疗法国家标准。在此期间，田从豁教授承担着大量的培训任务，常常奔赴全国各地进行授课，现今他仍活跃在讲台上。

退休以后，田从豁仍坚持门诊及带教工作，并积极参与国际合作及讲学，传播针灸理论及技法。他分别在 1986 年去波兰、1987 年去日本、1993 年去意大利、2002 年去美国、2003 年去罗马、2006 年去韩国等。2009 年，应出版社的要求，再版《古代针灸医案释按》，田从豁不顾近 80 岁的高龄，仍坚持亲自校稿，每日戴着老花镜，手拿放大镜，一字一句校稿到深夜。他说："这样的稿子要认真校对，古字的意义与今字不同，穴位也存在不同的叫法，要解释对，不能让读者有错误的认识。"

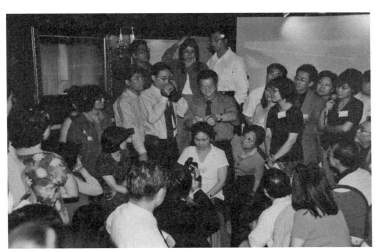

2001 年 8 月 11 日，田从豁在美国纽约法拉盛华人区希尔顿大酒店举办的"21 世纪中医药发展论坛"上给与会者讲"抑郁症的针药证治"，然后做针刺示范

半个多世纪以来，由于田从豁勤勤恳恳、兢兢业业、锲而不舍的科学精神，常常不分节假日，埋头于临床医疗、科研、教学工作，曾多次获得先进工作者、模范导师等称号。他的业绩在《中外名人辞典》《当代名老中医图集》《美国世界名人录》《华夏英杰》等 10 多种典籍上有所报道。目前他已

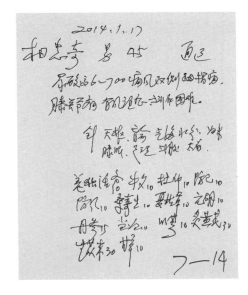

2014 年田老手稿病例

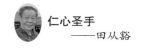

83岁高龄，仍坚持每周3个半天门诊，每次都是早上班、晚下班，病人很多，经常加号，多数为50~100人次，还经常到各医院会诊、为学会讲课、为外宾治疗等。

从医、执教60余载，田从豁始终遵循这35字的座右铭："治病救人，医德为先，勤求古训，博采众方；针药诸法，灵活选用，尊古而不泥古，要通常达变。"有人送其对联："丹心妙手神针艺传海内外，治病救人济世德被千万家。"他为针灸的发展与传播鞠躬尽瘁，为后人树立了榜样，值得我们学习。

第二章
谈 针 论 灸

　　田从豁教授的中医理论基础深厚，临床经验丰富，长期的临床实践使他于针于灸都有深刻的感悟和体会，造诣颇深。本章所录为他20世纪80年代起珍藏的教学讲稿及长期医疗实践的经验总结，对于针灸理论研究和临床应用都有很高的实用价值。

一、如何提高针灸治疗效果的思考

如何提高针灸治疗效果，发掘出针灸的最佳效应，是每位临床医生都在追寻的目标，也是医学发展的需要。针灸医师如何才能提高针灸治疗效果，我想从以下几个方面谈谈个人的看法，请同道们指正。

1. 不断提高辨证论治水平

辨证论治水平的高低，主要与两个因素有关，一是掌握科学知识的多少，二是分析综合能力的高低。

掌握科学知识，当然包括科学以外的其他科学技术和古代哲学等，我认为一位高明的医学家，他首先是博士，然后是专家，就是知识面要广、专业要深。这里所指的科学知识，主要是掌握理解中医理论体系的核心——阴阳五行、脏腑经络学说，以及由这些学说派生出的诊法、证候、病因、病机、治则、治法等理论。其次，还应尽量掌握那些有助于深化上述理论的有关现代医学科学知识。

提高分析、综合能力，是指运用上述理论知识去精心探求各种医学现象之间的联系，从中找出每个病证之间的关系，从现象到本质，抓住重点，提出主要辨证和主治方向，然后按理、法、方、术进行论治，并不断以病情变化和疗效为指标，反复分析，随时修正。要想提高分析综合能力，除具有扎实的理论基础之外，勤于实践和勤于思考是必由之路。

（1）诊察

诊察二字有侦察之含义，是对疾病进行调查了解，为辨证论治提供可靠依据的工作，应当力求准确周密而详尽，最忌草率从事、主观臆断。在我国，针灸医师忽视诊察者有之，这是提高疗效的一大障碍。

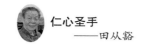
中医诊法包括很多内容，而门诊病人又必须在短期内迅速完成诊察工作，因此能否熟练地运用各种诊法知识，作出准确的判断，是提高疗效的首要条件。因此，我这里特别强调学好用好中医基本理论，如望、闻、问、切四诊都有专门论述，要反复阅读，结合临床实践，深入体会。一般书本杂志上写的都是比较有条理、界限清楚、容易区别的，但实际临床病人多数是错综复杂的，要想不漏掉可能被掩盖的现象，关键是理论知识要丰富，同时工作要细致。例如，30 年前我和一位老中医一起看了一位失语症的患者，8 岁，因发高烧后突然失语，曾在别处治疗半年不见效，我针灸 5 次也没有好转。患儿舌苔、脉象均正常，当时一般医生主要根据病史，诊为热伤津液、清窍闭阻。而这位老中医看后，主要根据望诊，面青囊缩，诊为用凉药太过，寒凝厥阴（手厥阴心包经、足厥阴肝经），再经详细问诊，当时因高烧不退，曾服用大量苦寒性中药（羚羊角、紫雪、黄连、黄柏等），再治改用灸大敦、郄门以温厥阴，针百会、廉泉以开清窍，3 次而愈。再如，1986 年我们治疗过一位"干燥综合征"患者，女性，52 岁，口舌干燥 10 年，有人认为是脾虚津液不足，有人认为是心火灼伤津液，多取心经穴、脾经穴，但久治不愈，后来我们发现患者有手心奇痒的症状，考虑是否因血虚而生内风，风动而伤津，病位在心包经和肝经，以后改用厥阴俞、肝俞、劳宫、阴陵泉、三阴交等穴，经 10 次治疗，不但口舌干燥基本治愈，手心奇痒也治好了。

（2）辨证

中医的辨证方法，虽有八纲辨证、脏腑经络辨证、气血津液辨证、六经辨证、卫气营血辨证、三焦辨证、病因辨证等多种，但总的说来，都是在阴阳五行、脏腑经络学说的指导下，运用援物比类的方法，对四诊所获得的依据进行分析和归纳，以判明疾病的病位、病性、病势、病因和病机，所以临床辨证完全可以执简驭繁，直接从这几个方面入手。

病位，是指疾病所在的部位。中医的病位的概念与西医不同，它要求作出的回答是：疾病在表还是在里？在何脏、何腑、何经、何络？在卫、气、营、血的哪一层？在上、中、下三焦的哪一层？

病性，指疾病的性质属寒还是属热？属阴还是属阳？这个问题的提出，反映了中医独特的病理观——用阴阳的偏盛偏衰来概括疾病的本质。

病势，是指正邪双方斗争的形势。要求回答的问题是：病体是处于邪气实为主要倾向的阶段，还是处于正气虚为主要倾向的阶段？抑或是正邪相持、虚实错杂？强调判明病势，是中医整体观与恒动观的突出体现，说明中医是把疾病置于"无地无物不停运动变化"的哲学观点之下来认识的。这无疑是站在科学应有的高度，把握了疾病最基本的规律。

病因，是指引起疾病发生的原因。中医把形形色色的病因分属于内因、外因、不内外因三个方面。

病机，是综合以上四个方面的内容，对疾病的发生发展及因果转化关系等作出确切的分析判断，以便制定消除疾病、恢复健康的措施。

应该指出，中医认识疾病的辨证方法，是在与疾病作斗争中，经过长期的经验积累，反复提炼升华而形成的，它指导临床的实用价值是不言而喻的。有些理论见解和学术观点，其科学价值到现在才被逐步解释（如整体观点、时间医学观点等，引起了多学科的科学家们的重视），但还有很多中医理论，至今我们还不能完全理解其中的深刻内涵，用现代已掌握的科学知识难以解释。但是，必须承认，随着科学技术的进步，现代医学有了很大的发展，对疾病的认识已进入超微阶段，在检查诊断方面创造了大量的科学仪器，总结出了有关人体病理生理的客观数据，我们也应当了解和掌握这些手段，用以发展中医的诊断学。

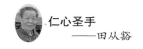

2. 精通技艺，灵活运用

（1）治法

中医认为，疾病的发生发展，是由于各种病因作用于人体而引起阴阳失调的反应，或者说整个疾病过程都是正邪双方斗争的过程。所以，调整阴阳和补虚泻实就成为中医治法的核心了，而实际上，调整阴阳也是通过补虚泻实来实现的。因此，只有补、泻两法才是中医一切治法的基础。就补虚来讲，由于体质的不同，可以分为补气、补血、补阴、补阳等；就泻实而言，由于邪气性质的不同，可分为祛风、散寒、消暑、利湿、清火、润燥、发汗、通下、解郁、化滞、涤痰、逐瘀、开窍等。如果再结合病位，则又派生出补哪些脏腑（哪的经络虚），或泻哪些脏腑（哪的经络实）等。总之，证为法根，法随证变，只有临床辨证恰当，治疗法则合理，才是取得疗效的保证。

（2）选穴配方

上述的针灸治疗法则，是通过刺激穴位来实现的，因此，如何选穴配方才能产生最好的治疗效果，已成为针灸界重视的课题之一。一般来说，能否精确恰当地选穴和巧妙地配穴组方，取决于对中医理论特别是经验理论和腧穴知识掌握的熟练程度。实践证明，只有既了解腧穴局部、临近、远隔及全身治疗作用的一般规律，又熟知每个腧穴独特的主治功效，才能做到选穴精确恰当。只有既了解经络理论的本经循行、相关脉象、所主病证、标本根结、别络所属、经筋皮部，又熟知经络之间的表里联系、同名联系、交接联系、生克联系等，才能巧妙地配穴组方。

（3）操作技术

针灸操作技术——刺激方法，只有结合了机体的反应性才有临床意义。大家知道，有机体的经穴，对于许多刺激都有双向性和多能性的反应特点。例如，同样刺激内关穴，可使心动过速者心率减慢，也可使心动过缓者心率加快；同样刺激中极穴，可使尿闭者排尿，也可使遗尿者止遗等，这就是经穴反应的双向性。又如，在病位相同、选穴合理的前提下，刺激同样的穴位，既能镇痛又能止痒，既能消肿又能解毒，既治痹证又治痿证等，这就是经穴反应的多能性。因此，只要穴位选择合适，则无论采用何种刺激方式（针刺、艾灸、电疗、磁疗、激光、超声、微波等），往往都能取得一定的效果。

但是，针刺与其他穴位刺激方法比较，毕竟有其优越之处。针刺能够比较灵活地掌握要刺部位的刺激量，通过刺激各层组织，引起机体内部更广泛的反应。因此，针刺操作本身就有一套过细的功夫，功夫深的疗效就好，功夫浅的疗效就差，这种功夫就是我们所讲的"针刺技术"。掌握针刺技术的关键在于：从不同的机体反应性及病证特点出发，决定针刺的深浅、方向、数目、刺激强度、幅度、频率、刺激时间，以及掌握驾驭针感的本领，这就是《内经》所强调的"上守神"的含义。至于针刺补泻手法的掌握和运用，则体现在针刺过程中，特别是因人、因时、因病、因穴的不同而输给病体不同的刺激量。刺激量合适与否，主要靠施术者的功夫和患者的反应，一般而言，以患者能够耐受和针感明显为度。只有这样，才能收到"泻实不伤正，扶正不留邪"的良好效果。

3. 总结经验，不断前进

要想成为一位优秀的针灸师，不仅需要针灸师博览医学典籍，学习前人之经验，掌握丰富的理论知识，更需要自己在临床实践中不断学习并积累经验。

（1）尊古不拘泥，学习他人的法则精髓并重视总结自己的实践经验。不拘古说，不泥成见，注重实践，发掘新知，也是提高针灸临床疗效的有效方法。如古代有"热证不可灸"说，我早在20世纪80年代带研究生研究观察灸法具有解热的作用，并在临床中取得了较好的效果。另外，我还在肩三针治疗肩周炎的启发

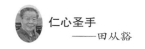

下，应用髋关节三针、膝关节四针等治疗关节炎，以及脐周四针治疗腹胀、腹水、浮肿等，收到了良好的效果。

（2）注意寻找反应点、特效穴。穴位既是针灸治疗疾病的作用部位，也是人体患病后在体表的反应部位。无论哪一种疾病，或多或少、或隐或现地在某个或某几个穴位上出现一定的变化。这些变化可能是感觉过敏，或者是组织松弛、凹陷、隆起、坚硬，呈结节条索状。它们的出现与经络腧穴理论有密切的关系，与疾病之间有某种直接的联系。因此，针灸这些穴位，常常取得更好的疗效，因而这些穴位大多数为治疗相应疾病的特效穴。可参考文献或别人经验不断积累这些知识。

（3）疑难杂症运用试探法。疾病是千变万化的，临床上有各种夹杂证。多种原因可以引起同一种症状，故有时难以判断病属何经，此时不妨运用试探法。试探针刺的穴位常用背俞穴及病变附近的反应点、郄穴和各经的起止穴。有时也用上病取下、下病取上、左病取右、右病取左的方法进行试探性治疗，往往会收到意想不到的效果。

（4）正确选用针灸中的各种治疗手段。针灸治疗手段多样，毫针刺和艾炷灸是针灸临床中最常用的治疗方法。但不同的针法就有20多种，如耳针、芒针、皮内针、三棱针、火针、水针、头皮针、皮肤针等，灸法中艾灸法和非艾灸法也有数十种，另外还有拔罐、穴位贴敷、电针、激光针、磁疗法等，都具有一定的治疗作用。对那些针灸效果不理想的病人，或者惧怕针灸的病人，可恰当地选用上述不同的方法，这属于试探法的范畴，尚不能明确各自的绝对适应证，也不能用某种方法代替另一种方法。

（5）充分利用现代医学的知识，准确选择适应证，充分发挥针灸的效应。针灸是有效的治疗手段之一，但不是万能的，更不能代替各种有效疗法。因此，也应掌握现代医学的诊断和治疗手段，这对指导病人选择治疗方法，早期治愈疾病，正确发挥针灸的作用，以及研究针灸，都是非常重要的。

"病有万变，治亦有万变"，中医针灸学初学入门比较容易，学精学深则非常困难，不下苦功夫认真钻研并在实际临床中不断积累总结，是做不到精益求精的。在疾病的不同发展阶段，面对不同体质的病人、不同的气候和地域特点，凭借一方几穴，一种手法，往往疗效不尽如人意。要做到知常达变，就需要长期坚持不懈的努力，不断思考学习与临床实践，灵活施治。

二、捻转补泻为主的针刺手法

"盛则泻之，虚则补之"，是针灸治疗的基本大法，一般认为，虚证是正气衰退不足，实证是邪气旺盛有余。治疗法则是"补其不足，泻其有余"。因此，针刺补泻手法的选择和应用，就成为针灸治病重要的关键因素之一。医者对针刺手法运用的熟练程度与治疗效果的好坏密切相关。所以，恰到好处地掌握针刺手法，是针灸医师永远学习、实践和追求的目标。

1. 针刺手法的选择

由于历代针灸学家的发掘和整理，针刺手法从进针前的爪、切、揣、循、按、揉等手法，到进针后的候气、催气以及各种单式或复式补泻手法，再加上卧针、留针、出针后的手法，可以说多种多样，名目繁多，各有所指。据本人初步统计，有50多种（见下表）。那么多的手法操作，在临床中如何选择，这就成为针灸医师面对的重要问题。其中有些手法是基本操作法，必须熟练掌握，有些是供临证时选择并相互配合使用的，也应全面了解。

众多的手法操作中，我认为捻转手法是基本的手法，从进针到行针，施用各种补泻手法，最后出针都有捻转的过程。毫针的捻转可以说是手法的基础，人人都在使用，若操作熟练，可以达到进针快而不痛，容易得气，与其他手法配合能加强感传，控制

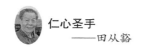

刺激量，达到理想的补泻目的，因此，捻转补泻是最常用的补泻
手法之一。

各种针刺手法统计表

手法操作 （28种）	抓（爪） 进 刮 盘	切 退 弹 搜	揣（扪） 捻 弩 滞	循 留 飞 卧	按（压） 提 颤 拔	揉（摩） 押 抖 控	搓（推） 捣 摇 挤
单式补泻 （11种）	1. 捻转补泻 4. 呼吸补泻 7. 子母补泻 10. 纳支补泻		2. 提插补泻 5. 徐疾补泻 8. 九六补泻 11. 虚实补泻		3. 迎随补泻 6. 开合补泻 9. 荣卫补泻		
复式补泻 （12种）	1. 烧山火（热补法） 3. 阳中隐阴（先补后泻） 5. 龙虎交战 7. 苍龙摆尾 9. 苍龟探穴 11. 进火补法				2. 透天凉（凉泻法） 4. 阴中隐阳（先泻后补） 6. 子午捣臼 8. 白虎摇头 10. 赤风逢源 12. 进水泻法		

2. 捻转补泻手法的操作及其适应证

捻转补泻基本操作法及其适应证

	补法	泻法	平补平泻法
一 法	得气后固定深度，针尖下压，拇指向前，食指向后，向前向下捻动，角度小，取穴较多，留针时间短或不留针	得气后固定深度，针体上提，拇指向后，食指向前，向上向后退状捻转，角度大，速度快，指力重，针感强，取穴较少，留针时间长，一般30～60分钟，有时埋针1～3天	得气后缓慢左右捻转，捻转角度在90°以内，中等强度刺激，针感明显，取穴较多，留针20～30分钟

	补法	泻法	平补平泻法
适应证	久病体弱、各种虚证、寒证、休克、虚脱、半身不遂、截瘫以及一些虚实夹杂的病证	各种痛证、中风闭证、高血压、心绞痛、哮喘、癫痫发作期等	多用于虚实夹杂的慢性病或一些诊断不明的疑难疾患
二法	得气后将针呈向心性捻动，时捻时停，反复操作30~60秒，指力轻，针感弱，有时配合向下刮针，取穴较多，留针30分钟以上，出针后左手按压针孔	得气后将针呈离心性捻动，时捻时停，反复操作30~60秒，角度大，指力重，针感较强的重刺激，或配合向上的刮针法，一般留针5~10分钟，有时刺血放血，不留针，出针时摇大针孔，不按压针孔	同上法
适应证	身体虚弱、慢性疾病恢复期、各种贫血、慢性咳喘、脾虚证以及精神神经系统功能低下的病证	急性病、实热证、各种急性炎症、精神病、狂躁症、癔症、晕厥昏迷等	同上法

3. 捻转补泻中如何掌握刺激量

有人说针刺补泻就是刺激量的运用，一般认为，重刺激、强刺激、刺激量大、时间长就是泻法，反之，轻刺激、弱刺激、刺激量小、刺激时间短就是补法。这显然不能完全概括针刺补泻手法的全部含义。但掌握和控制刺激量，对补虚泻实、调和阴阳、促进机体功能恢复也是非常重要的。那么，如何选用恰当的刺激量，就不是一个简单的问题。手法轻重、针刺深浅、取穴多少、用针粗细、长短、透刺、斜刺、留针时间，以及头针、耳针、皮肤针、火针、刺血等，都存在不同的刺激量、刺激性质和

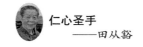

刺激强度等问题。另一方面，患者机体状态对刺激的敏感程度也不一样，有时弱的刺激，个别患者可能感觉到很强。如曾治一哮喘发作期患者，针刺孔最一穴，入针5分深患者就出现很强的酸麻感，轻轻捻转针感就放散到手，继而到胸部，哮喘吼鸣在30秒内就立刻停止了，10分钟后一切活动如常人。同样针孔最穴平喘，绝大多数病人则需要进针1~1.2寸，用捻转补泻的泻法，反复操作，且刺激量较大，甚至用电针30~60分钟，才能达到较好的平喘效果。而对那些慢性顽固性哮喘患者，他们绝大多数属于体虚邪实，这就要根据辨证选用不同的穴位，有补有泻，或在同一穴位先泻后补，或不同穴位有补有泻，或配合灸法、埋针、耳针等其他疗法，才能产生较好的治疗作用。

4. 必须掌握和注意的几个问题

（1）必须加强手技的练习

针刺治疗历来是手工操作，很讲究手法技巧，故针刺是一门艺术，它和书法绘画等艺术一样，因个人的艺术修养而差别很大。虽然写字能使人认识，但书法家与普通人写字则有天壤之别。针刺治疗也是如此，同一病种，同一穴位，用同一手法，治疗效果却因人而异。你用无效，别人用就有效，这与手法技巧有密切的关系。我主张针灸医师要善于守神、纳气，要练好气功指力，要学会运气于指，以神行气，这样既容易得气又能促使气至病所，达到调气调神的治病目的。

（2）针刺前要善用按摩法，补泻时要配合押手

《内经》曾指出，针前"必先扣而循之，切而散之，推而按之，弹而努之，爪而切之，进而取之"。这就告诉我们，在针刺前先在所取之穴位处或沿其经脉循行，进行必要的按摩，使未针之前的经气已处于流通状态，当针刺入穴位之后，则更容易得气，便于施行补泻。当施行补泻手法时，为控制感传，使其气至病所，以便达到气至而有效，气速至速效的目的，这就要靠押手

闭气或催气导气，再配合不同的针刺方向、捻转角度，往往可收到较为理想的效果。

（3）熟习经络循行，掌握穴位穴性

只有熟习经络循行，才能更好地把捻转补泻与迎随、提插等补泻手法结合起来，发挥更好的补泻作用。如手三阴经从胸走手，足三阳经从头走足，手三阳经从手走头，足三阴经从足走胸。针刺时针尖顺经络循行的方向为补法；针尖逆经络循行的方向为泻法。又如，得气后，将针反复重插轻提为补法；反复轻插重提为泻法等，都可以与捻转补泻配合应用。另外，根据穴性，在调整本经经气的时候，一般补法用合穴，泻法用井穴、荥穴，平补平泻用原穴。以肺经为例，针曲池为补，针少商、鱼际为泻，针合谷为平补平泻。

（4）认清体质与气质的个体差异，重视精神心理因素

在针刺补泻的时候，由于年龄、性别、职业和先天、后天体质的差别，气质类型的不同，对刺激量的反应会千差万别，补泻结果也不一样，这里着重谈一下人体的气质。早就有人提出中医阴阳五行与补泻的关系："古人善用针灸者，视人之五态乃治之。"说明针灸治病时，除重视机体的生理病理变化外，还重视精神心理因素的影响。如太阳型人多表现为主观傲慢、进攻冲动等阳刚之性，因此，针刺时多用泻法，少用补法；少阳型人多敏捷、轻浮易变、善交际等，针刺时应多用平补平泻法；太阴型人多疑虑保守、悲观孤独，针刺时多用补法，少用泻法；少阴型人则多沉静、柔弱、胆小谨慎，针刺时多先补后泻，补泻并施；阴阳和平型人多从容安舒，平易近人，谦虚谨慎，喜怒不形于色，针刺补泻时以病人虚实而定，精神气质影响较小。另外，还应重视病人的精神情绪、心理状态的变化，在补泻手法中和控制针刺感传、进行调气调神的意念中，要随时运用好针刺的诱导作用。

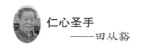
（5）重视针刺补泻的时间顺序

《灵枢》指出："阴盛阳虚，先补其阳，后泻其阴以和之。"如喘息性支气管炎患者，咳嗽痰多，怕冷，容易着凉，反复发作，多属阴盛阳虚之证，针刺时多先取背部穴（背为阳），用补法，后取胸腹部穴（腹为阴），用泻法。又如，"阴虚阳盛，先补其阴，后泻其阳以和之"，这是一种滋阴潜阳的治疗法则，针刺补泻时多先针下肢穴（下为阴），用补法，后针头部或上肢穴（上为阳），用泻法。如高血压患者，表现为头晕耳鸣、腰膝酸软等上盛下虚之证，常先针太溪、三阴交、足三里等穴，用补法，再针百会、风池、曲池等穴，用泻法，往往取得较为理想的效果。

另外，还有"虚则补其母，实则泻其子，当先补之而后泻之"的说法，这里不仅指出了补泻的母子关系，同时也提出了补泻的先后顺序。

三、针灸用穴之我见及临床常用的针灸处方

1. 针灸用穴之我见

人体有十四条主要经脉，有365个经穴，再加上经外奇穴，全身可以针灸的穴位，最少也有750多个，可以说全身体表部位都有针灸穴位，且每个穴位都有相对的特异性，都有其主治的一些病证。但综观穴位的主治病证，一穴仅治一病者极少，而一病可取多穴，因此，必须精通中医理论，熟记穴性、主治，才能在临床治疗时，做到恰当而精确的选穴组方。但每个医师在这方面都有自己的体会和经验，下面谈谈我个人的一些看法和体会。

（1）肘膝关节以下穴

肘膝关节以下的穴，是经脉的根部和本部，又是十二经五输穴（井、荥、输、经、合）所在的地方。它是脏腑病和头面部疾病远端选穴的主要区域。在临床中，一切疾病皆可依据脏腑经

络、阴阳表里、寒热虚实和五行生克关系，在肘膝以下选配穴位。（具体运用，各种文献多有记载，这里不再赘述）

（2）特定穴

特定穴包括原穴、络穴、俞穴、募穴、郄穴、下合穴、八会穴、八脉交会穴、五输穴，共涉及130个穴位，其中大部分是常用穴。我的选穴原则是：

急性病及各种痛症，多用郄穴和五输穴。

慢性病多用俞穴、募穴和交会穴。

五脏病多用原穴、络穴、俞穴和募穴。

六腑病多用下合穴和募穴。

寒热病多用五输穴。

脏、腑、气、血、筋、脉、骨、髓诸病多用八会穴。

胸背以上疾病多用八脉交会穴。

（3）头面部穴

头面部是经脉的结部和标部，是交会穴比较多的部位，全身103个交会穴，头面部就有38个，这一特点提示该部穴位的主治范围广泛。有人认为，头面部穴位主要治疗局部病痛，其实并非如此，头面部穴位能治疗全身疾病者很多，必须引起我们的重视。如百会能安神镇静、清头醒脑、升阳举陷，治脱肛、胃下垂、久泻不止等；上星治鼻衄、目赤肿痛；神庭治癫狂；通天通鼻窍疗目疾；人中治晕厥；攒竹治呃逆、腰扭伤；印堂治失眠；头维治不整脉；玉枕、脑空、风池治疗眼病；下关治足跟痛等，在临床应用中都有很好的效果。近年来比较盛行的头针、耳针、眼针等能治疗多种疾病，也说明头面部穴位是有特殊效果的。古人在这些部位很密集地定了那么多穴位，是有它的实用价值的，应当引起我们的重视。

（4）颈部穴

颈部是全身经脉到达头部的通路，这里的穴位也很重要。尤

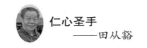

其是天突、廉泉、人迎、水突、扶突、天窗、天牖、天柱、大椎、天鼎等穴，能治疗多种病证。如天突治呃逆、咳嗽、喘息；廉泉治暴喑、舌强难言；人迎治喘息、呼吸困难、半身不遂；水突、扶突治甲状腺肿；天柱治肩背腰痛；天牖治耳聋、目眩、头痛；天窗治耳疾、牙关紧闭、颊肿；大椎治高热、癫痫、精神病等；天鼎治肩臂麻痛等，临床选用都有确实的效果。

（5）任、督脉穴

任脉、督脉居人身之前后正中，总括一身之阴阳。几乎都是常用穴，其中有几个主要穴，疗效颇佳。如大椎、陶道治癫痫、疟疾；身柱治背寒肢冷；长强治癫狂、失眠；气海、水分治腹胀痛泻；膻中、鸠尾可理气宽胸；巨阙、中脘治胃痛、心脏病；关元、神阙治阳虚脱证等。

（6）按穴名含义用穴

每个穴名都有一定的含义，有的与取穴定位有关，有的与穴位主治作用有关，临床取用时可以参考，这里不作评述。特别是那些以门、枢、泉、水、溪、池、海、关、冲、谷等命名的穴位，都是比较常用的穴位，针感较明显，疗效也较突出。

"门"字者21穴：云门、石门、关门、冲门、风门、命门、金门、京门、郄门、肓门、滑肉门、幽门、神门、哑门、殷门、梁门、液门、章门、期门、箕门、魂门。

"枢"字者4穴：中枢、天枢、五枢、悬枢。

"泉"字者6穴：天泉、曲泉、阳陵泉、阴陵泉、极泉、廉泉。

"水"字者4穴：水分、水道、水泉、水突。

"溪"字者6穴：太溪、天溪、后溪、阳溪、侠溪、解溪。

"池"字者4穴：天池、阳池、风池、曲池。

"海"字者6穴：小海、少海、气海、气海俞、血海、照海。

"关"字者8穴：上关、下关、外关、内关、膈关、膝关、膝阳关、髀关。

"冲"字者4穴：气冲、天冲、少冲、关冲。

"谷"字者8穴：合谷、阴谷、阳谷、前谷、足通谷、腹通谷、率谷、然谷。

（7）经外奇穴

它是古今医家在临床实践中积累起来的有效穴，是对经穴的补充和发展。虽然，当前经外奇穴、新穴过多过乱，有的反复验证不足。但其中有很多治疗效果独特，也必须充分掌握，以备随时选用。如太阳穴治头痛；百劳穴治咳嗽；腰奇穴治癫痫；鹤顶穴治膝冷无力；十宣穴治晕厥、热证；四缝穴治婴幼儿慢性腹泻；阑尾穴治急性单纯性阑尾炎；胆囊穴治疗胆系感染、胆结石等，临证都很有效。

另外，华佗夹脊穴与督脉和膀胱经之气相通，在局部解剖上又靠近脊髓中枢和交感神经链，治疗内脏疾患有独特之功，其主治范围可参照同水平的背俞穴，而其疗效及针刺安全性却又较背俞穴为优。如有人用夹脊穴治疗类风湿性关节炎，也取得了较好的效果。

（8）临证点穴及寻找敏感点

临证点穴就是预定针刺穴位前，一定要先用指压，它可帮助取穴准确，感传增强，能提高疗效。另外，就是寻找敏感点。揉按体察指下有结节、条索状物、空软气泡等感觉，或患者感到按压此处时较舒适或酸痛部位，即定为阿是穴，在这些部位针灸容易得气，一旦感传达到病变部位，往往立即见效。

2. 临床常用的针灸处方

（1）脐周四穴

组成：水分、阴交、肓俞。

主治：痹证日久、腹胀、腹水、浮肿等正气虚或水湿盛之证。

加减：病久体弱加足三里；肝失疏泄加阳陵泉；肾阳虚衰加

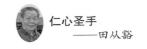

命门、肾俞；水饮凌心加心俞。

手法：水分用泻法，阴交用平补平泻法，肓俞用补法。

方义：肓俞为足少阴经与冲脉的交会穴，为肾经入肓膜之处，可补益肾阴肾阳；阴交为足少阴经与任脉的交会穴，选用该穴既可振奋元阳，驱逐阴邪，又可交通阴阳之气；水分内应小肠，因此具有泌别清浊的功能，针之取其在内疏通水道、运化水湿的作用。四穴配合应用，共奏振阳祛邪、行气消水之功。

（2）背俞四穴

组成：膈俞、肝俞、脾俞、肾俞。

主治：哮喘、荨麻疹、失眠、眩晕等气血不和、脏腑不通之证。

加减：背俞穴应用不仅此四俞，根据病情采用不同的脏腑俞穴加减。

手法：肝俞、膈俞用平补平泻法，脾俞、肾俞用补法。

方义：气的升降浮沉依赖于肝的正常疏泄，因此选肝俞以疏肝理气，与血会膈俞共奏调和气血之功。气血调和需建立在气血充盈的基础上，辅以脾俞以健运脾胃、化生气血，肾俞可加强元气的推动之力。四穴合用，共奏调和气血、温健脾肾之功。

（3）疏散外风方

组成：大椎、风池、风门。

主治：外感风寒或风热外束之证。

加减：风寒加大椎拔罐，风门、肺俞隔姜灸；风热加大椎放血拔罐，或少商、商阳放血；肺气闭郁加尺泽、列缺。

手法：大椎用平补平泻法，风池、风门用泻法。

方义：诸阳之会大椎可振奋阳气，解表通阳；风池为搜风要穴，可疏散风邪，宣畅经气；风门为足太阳经背部的腧穴，也是足太阳经与督脉的交会穴，亦能搜风散邪。三穴相配，能振奋阳气，解表祛邪。

（4）调和气血方

组成：曲池、血海、足三里、三阴交。

主治：荨麻疹、神经性皮炎、慢性湿疹、皮肤瘙痒症等气血不和、营卫失调之证。

加减：气滞血瘀加局部火针浅刺，或大椎、膈俞放血拔罐；肝气不疏加阳陵泉、期门；中焦气滞加中脘、胃俞；风邪外袭加疏散外风方；病久虚实夹杂加背俞四穴。

手法：平补平泻法。

方义：曲池、足三里分别为手足阳明经之合穴，阳明经多气多血，二穴合用以调畅气血。曲池为大肠经之合穴，肺与大肠相表里，故曲池又可调整肺卫的功能。血海属脾经，为足太阴脉气所发、气血归聚之处，与曲池合用可调和营卫，清热活血。三阴交为足三阴经的交会穴，亦可调阴血。本组穴位重在调畅气血，调和营卫。

（5）安神和中方

组成：百会、印堂、神门、中脘、足三里、三阴交。

主治：失眠、更年期综合症、抑郁焦虑等心神不宁或兼脾胃不和之证。

加减：阴阳失衡加巨阙；阳气不振加大椎；头目不清加风池。

手法：百会直刺 0.3 寸，用刮针向下的补法，或用温和灸法，余穴用平补平泻法，或依据病性虚实采用补泻之法。

方义：百会为手足三阳之会，内络于脑，与手少阴经之原穴神门相配，可宁心安神，健脑益智；印堂能清神醒脑；中脘、足三里可健脾和胃；三阴交为足三阴经的交会穴，可调节阴经之气，与督脉之百会合用，既属上下相配，又可平衡阴阳。本组穴位可养心安神，健脾和中。

（6）调理肠胃方

组成：中脘、天枢、气海。

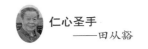

　　主治：久病脾胃虚弱，气虚不运，或中焦气滞，腹胀、便秘等。

　　加减：水湿不运加水道、阴陵泉或脐周四穴；水谷不运加足三里、下巨虚；瘀血阻滞加大椎放血拔罐；痰浊内生加丰隆。

　　手法：气虚者用补法，或用灸法；气滞者用平补平泻法。

　　方义：中脘、气海属任脉，中脘为胃之募穴，腑之会穴，可调脾胃、理中焦；天枢属足阳明胃经，为大肠之募穴，可行中焦气机；气海可补气。三穴合用，可益气健脾，以助运化。

　　（7）宽胸理气方

　　组成：膻中、中脘、足三里、三阴交。

　　主治：哮喘、咳嗽、心痛、胸闷等肺气不降或胸中气滞之证。

　　加减：痰湿蕴肺加肺俞、丰隆；心气不足加心俞、巨阙。

　　手法：中脘、足三里、三阴交用平补平泻法，膻中用补法。

　　方义：中脘、足三里可调整中焦气机；膻中位于宗气汇聚之处，为气之会穴、心包之募穴，可理全身气机，宽胸利气，降逆祛痰。三穴共调上、中二焦之气，合三阴交亦有阴阳并调之意。

　　（8）调和肝脾方

　　组成：期门、中脘、足三里、三阴交。

　　主治：胃脘痛、胁痛、吞酸、泄泻等肝旺脾虚、气机失畅之证。

　　加减：脾虚较重加章门、脾俞；肝郁较重加阳陵泉、太冲。

　　手法：平补平泻法。

　　方义：中脘、足三里可调整中焦气机，期门可行气疏肝，三穴合用，既可疏肝和胃，又可补中气而行气滞，配足三阴之会穴三阴交，可从阴引阳。四穴合用，可养肝阴，理肝阳，疏肝气，健脾胃。

　　（9）调经活血方

　　组成：关元、归来。

主治：经、带、胎、产诸疾属寒凝血滞、冲任失调之证。

加减：病久本虚加中脘、足三里；精亏加命门、志室、太溪。

手法：依据病性虚实采用补泻之法，可加用灸法。

方义：关元为任脉与足三阴经的交会穴，为元气之关，小肠之募。归来为足阳明经穴，阳明多气多血，可调和气血。《针灸甲乙经》谓归来"主女子阴中寒"，《铜人腧穴针灸图经》谓该穴"治妇人血脏积冷"，故为治疗寒凝胞宫之要穴。二穴均位于下腹部，合用可温暖胞宫，活血通经。

（10）醒脑健脑方

组成：风府、风池、大椎、百会。

主治：中风、脑炎等脑髓失养或神昏、痴呆之证。

加减：热盛神昏加十二井、人中；肝经气逆加合谷、太冲；病久加膈俞、肾俞；肾精不足加肓俞、肾俞；脾胃虚弱加中脘、足三里。

手法：实证取大椎放血拔罐，放血量 5mL 以上，余穴用泻法；虚证用补法。

方义：百会、风府均为督脉在头部的经穴，百会为手足三阳经与督脉之会，风府为督脉与阳维脉之会。风池为足少阳经与阳维脉之会，阳维脉维系一身之阳，又会于督脉，督脉入络脑。三穴合用，共奏醒神健脑之功。大椎为督脉之要穴，总督一身之阳，用补法可充髓健脑，用泻法可清泻热邪。诸穴合用，共奏醒脑健脑、清热息风之功。

四、重要腧穴的作用和针法

1. 百会

百会为三阳五会之穴（即手足三阳经与肝经、督脉相交会的穴位），故有调节阴阳、调合气血、健脑髓的功效。俗称百会为

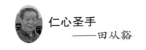

百脉交会之穴，故能通调百脉（即能治全身病）。

（1）直刺0.3寸，用刮针向下的补法，主治神经精神衰弱、失眠、心悸、巅顶头痛（即厥阴头痛）。

（2）针尖向前透刺前顶穴，用刮提泻法，主治阳明头痛、少阳头痛、偏头痛。

（3）针刺向后透刺后顶穴，用刮提泻法，主治太阳头痛（即后头痛）和厥阴头痛，配完骨穴效果较好。

（4）针尖先前再向后，即前后刺，用平补平泻法，主治眩晕。

（5）针尖向健侧斜刺1.5寸，用连续捻转加飞法1分钟（拇指向前捻6下，飞针1下），休息5分钟，手法1分钟，连做3次，治半身不遂（偏瘫）。

（6）针尖向前刺入1寸，加针人中，针尖向上刺入0.5寸，然后用电针做冲击法治疗。每次1秒内完成，连做3次，主治精神分裂症、狂躁症。

（7）针百会配曲池、足三里，用平补平泻法，主治高血压。

（8）灸百会5~10分钟，主治失眠、神经衰弱。

（9）灸百会、曲池、足三里，每穴5~10分钟，主治中风轻症，预防脑血管痉挛、脑血栓、脑出血等。

（10）蓖麻仁、五倍子等量去皮捣烂做饼，贴百会穴加灸20分钟，主治脱肛、子宫脱出。

（11）先灸百会，再灸大椎、曲池、太溪各5分钟，主治低热不退、阴虚劳热、颊红、盗汗、手足心热等症。

（12）用梅花针或中指叩击百会穴50下，有促脑清神、恢复疲劳、增强记忆力之功效。

（13）百会丛针刺，即取百会及百会旁开5分，取1寸毫针，针尖向后斜刺0.5寸，有升阳醒神、健脑止晕、清热安神之效。

2. 大椎

大椎为手足三阳经与督脉、阳维脉之交会穴，故称诸阳之会，能统调诸阳经，为全身主要补穴之一。

（1）刺入大椎 1.2 寸，用补法，加支沟（用泻法），主治寒热往来（时冷时热），以及疟疾。

（2）大椎刺血拔罐，放血量在 5mL 以上，加曲池（用泻法），主治高热（各种疾病之发热、风寒发热、感染性发热等，解热效果佳，配合服用抗生素效果更好，对抗生素耐药者也有效）。

（3）大椎刺血拔罐，加风池（用泻法），主治项部多发性毛囊炎，其他部位的病变也有效，如面部痤疮、鼻糟鼻艾。

（4）取大椎、陶道、三椎下无名穴（第 2 胸椎棘突下），用 26～28 号粗针向上斜刺 1～1.5 寸，用补法，留针 1 小时，主治癫痫、抽搐（破伤风）。

（5）大椎入针 1 寸，用补法，或灸大椎 10 分钟，每日或隔日 1 次，连续 10 次，可治一切虚证，有补气保健、长寿的作用。

（6）大椎隔蒜灸，每次 3 壮，或 5～10 分钟，主治慢性鼻炎。

（7）大椎隔姜灸，加风门、肺俞，主治过敏性鼻炎、气管炎、哮喘等。

（8）大椎瘢痕灸，夏季 7～8 月间每年只灸 1 次，连续 3 年（可换肺俞），在穴位上先涂蒜汁，连续灸 3 壮。直接灼烧成疮，每天换药，30～40 天后结痂痊愈，主治顽固性哮喘（对激素依赖型也有效）。

（9）大椎温和灸或隔姜灸 20 分钟，主治项背冷痛。

（10）大椎入针 1.2 寸，强刺激，起针后拔罐 3～5 分钟，配合灸气海俞、关元俞各 10 分钟，主治上热下寒或真热假寒。

3. 曲池

曲池为手阳明大肠经之合穴，阳明经为多气多血之经，故曲池为调气血之要穴。

（1）气血虚者用补法或灸法，多与足三里相配，能起到调手足阳明经的作用。

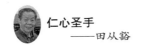
（2）面瘫和半身不遂病程较长者（半年以上），或慢性胃炎、溃疡病等脾胃虚弱者，多配用曲池补之。

（3）针曲池平补平泻，可活血祛风，主治皮肤瘙痒、过敏性皮炎、各种湿疹等皮肤病。

（4）上肢局部之各种病症。

4. 足三里

足三里为足阳明胃经之合穴（合穴者是本经之气最旺盛之处），主治胃经循行的头、面、胸、腹、下肢出现的病症，以及脾胃所引起的疾患，特别是胃失和降引起之呕吐、恶心、胃病效果最好。针刺时针感向下或向上气至病所效果更佳。如一男性病人50岁，在上海连续工作两个月后，胃气衰，不思饮食，不饮水、不吃饭，住院一个多月靠静脉输液维持。后针刺足三里，患者感觉胃部有反应后立即想饮水，后经1天2次针灸，3天后恢复正常饮食而出院。

很多试验研究证明：针刺足三里能调整胃肠蠕动功能和胃分泌功能，有人还针刺足三里配合X线钡餐透视，提高了X线对胃部疾病的诊断率。做纤维胃镜检查配合针刺足三里，可以减少患者的痛苦，还认为更有利于胃部病变的观察等。

（1）足三里与中脘配合，为合穴与募穴相配，能和胃止痛。先针中脘，使胃部有紧缩感，再针双侧足三里，使针感向上，皆用平补平泻法。主治急性胃炎、慢性胃炎、胃痉挛、胃溃疡、神经性呕吐、胃肠神经官能症等。

（2）取足三里、中脘、下脘，针法同上，主治消化不良、大便有不消化物或食后即泻者。

（3）足三里配天枢，用平补平泻法，主治腹胀气多，灸之可治腹泻。

（4）足三里配气海，主治腹痛，针之可调气行气，用平补平泻法可治气滞腹痛（无排气、胀痛、嗳气、拒按、脉涩、口干、舌苔厚腻等），灸 10～20 分钟可治虚寒腹痛。

（5）足三里配内关、下脘，用平补平泻法，主治各种呕吐。若因寒引起的呕吐，可在足三里、下脘处灸 10 分钟。

（6）足三里配气海、中极、三阴交，主治痛经。若经前或行经腹痛，可用针刺泻法，留针 30 分钟。若腹部发凉或兼有瘀血者可加灸，用灸法 10 分钟。此时加委中点刺放血效果更佳。

足三里为全身强壮穴之一，凡慢性病多伤及脾胃，故脾胃为后天之本，调理脾胃是中医扶正治本之法，正气足才能祛邪外出。一切身体虚弱，各种慢性病，如哮喘（虚则补其母）都可用足三里补法。常灸足三里，每次灸 10 分钟，以皮肤发红为度，每月灸 5 天，可增强体质，减少疾病的发生，亦可预防高血压、脑血栓等，实验证明能降低凝血机制的发生。

5. 合谷

合谷为手阳明大肠经之原穴，有疏风、开郁、清肺、止痛之功。合谷针感较强，施针者宜轻刺浅刺，卧床刺之，避免晕针。主治本经循行所过部位（手、上肢、头面、眼、鼻、口、舌）诸症，亦可治疗与其相表里的肺经病症。

（1）合谷有三种取法：①虎口，治面瘫、偏瘫。②歧骨，治呼吸道疾病。③合谷透刺劳宫，治痛症、狂躁症、抽搐。

（2）针合谷配人中（水沟），用泻法，转捻提插 1 分钟，不留针，主治面肿。

（3）针合谷配攒竹、丝竹空、太阳，用泻法，主治目赤痛。若目赤重者，可取攒竹、太阳刺出血。

（4）针合谷配下关、颊车、承浆，对下牙痛效果较好；配太阳、阿是穴，对上牙痛效果较好。

（5）针合谷配风池、太阳，用泻法，主治前头痛、风寒头痛、头沉痛。

（6）灸合谷 5 分钟，主治咽部不适、咽炎之初起、声音嘶哑。

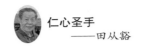
（7）针合谷配少商、商阳放血，主治咽喉肿痛、急性咽喉炎、扁桃体炎等。

（8）针合谷配列缺，主治急性气管炎、风寒型咳嗽。

（9）针合谷配上星、风池、天柱，主治头晕。

（10）针合谷配太冲，又名四关穴，皆轻刺，用平补平泻法，能调气活血，镇静安神，止痛。主治头痛失眠、心悸烦躁、神经官能症，用泻法可止痛。

6. 三阴交

三阴交为足太阴脾经之主要穴位，它是足三阴经（足太阴脾经、足厥阴肝经、足少阴肾经）之交会穴，具有补脾胃、助运化、利水湿、疏下焦、理肝肾、通气滞、调血室、理精宫、通经络、祛风湿之功，为治肠胃、生殖、泌尿、妇科疾病之主穴，凡属血分病皆可用之，有气血双补之功效，胜似理中汤、建中汤、八珍汤、肾气汤等方药。亦为下肢疾患的常用穴。

三阴交的取穴与刺法要求：内踝高点直上3寸，胫骨内缘凹陷处。一法紧靠胫骨内缘直刺0.5～1寸。另一法是胫骨内缘下5分处进针，针尖斜向胫骨后，入针1～1.2寸，这样容易气至，一般要求针感向上下放散，呈酸麻感或触电感。

（1）补三阴交、泻曲池可行气活血，为治疗血证之要法，常用于治疗月经不调、月经过多或过少、经闭、崩漏、带下等。

（2）针三阴交配神门或内关，用平补平泻法，可以滋肾阴、清心火，常用于治疗心肾不交之失眠不寐、多梦、梦遗等症。

（3）补三阴交、泻曲泉或行间，可以开郁活血、滋阴养肝，多用于治疗痛经、小腹痛、阴茎痛、睾丸痛等。

（4）补合谷、泻三阴交，可以堕胎，治疗滞产，亦可治疗风寒咳嗽。

（5）灸归来、三阴交，或用针刺提插之补法，能治子宫下垂。

（6）针三阴交，用补法，治膝内酸痛；针三阴交，用泻法，治膝内红肿。

（7）三阴交配关元，用平补平泻法，治不孕不育或痛经。针三阴交（用补法），配中极或膀胱俞（用泻法），治尿闭。

（8）针三阴交，用补法（烧山火法）或灸法（温和灸），有抗过敏、增强免疫功能的作用，为常用的保健穴之一。对于长期用激素或化疗的病人，或出现耐药性时，针刺三阴交（补法）有一定的效果。

7. 天突穴

（1）直刺天突5分深，针尖抵气管内膜处，患者欲咳未咳时出针，用捻转颤法泻之，治咽痒咳嗽。

（2）先刺入皮下，再斜刺至气管，向下入针1.5～2寸，吸气时缓慢入针，捻转向下（补法）30秒后，呼气出针，治咳喘痰多。

（3）先刺入皮下，再斜刺，沿胸骨柄向下，入针2～3寸，捻转向下0.5～1分钟，呼气出针，治神经性呕吐、呃逆。

（4）先刺入皮下，再斜刺向下，针尖沿胸骨内缘入针1.5～2寸，用捻转向上刮针法，30秒后出针，治梅核气、癔症。

8. 经验穴

（1）脐周四穴，即肓俞（双侧）、水分、阴交，治疗各种风寒湿痹证、腹水等。

（2）胸腹穴，即膻中、期门、中脘，治疗胸闷、气短、心悸、肝气不舒等症。

（3）腹部穴，即中脘、天枢、气海，治腹胀、便秘。气滞实证者针，气虚虚证者灸。

（4）针攒竹刺向睛明穴，捻转至泪下，治疗急性腰扭伤。

（5）针十七椎（第5腰椎棘突下），针尖向上斜刺入针1～1.5寸，用平补平泻法，治疗前列腺肥大、各种肿瘤等。

（6）针第2胸椎棘突下，针尖向上入针1.5～2寸，留针1小

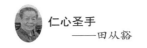

仁心圣手
——田从豁

时（与大椎、陶道共用），治疗癫痫。

（7）针舌下穴，进针1.5寸，治疗半身不遂、失语等。

（8）针太溪，针感如触电样放散，治疗瘿症、梅核气、抑郁症、神经衰弱等，对偏头痛、三叉神经痛也有效。

（9）针孔最，治过敏性哮喘发作期。

（10）针鱼际，治感染性哮喘发作期。

五、特定穴及其临床应用

特定穴是古人根据中医理论和实践经验总结出来的若干常用穴或配穴成方，并依据它的性能和治疗作用，另外给予特定名称的穴位。临床治疗时，可根据具体情况灵活选用。

1. 原穴与络穴的应用

（1）原穴和络穴的意义

原穴是脏腑中原气驻留的部位。所谓原气，就是人的生命活动的根本（本质），它起着推动脏腑经络生理活动的作用。原穴共有12个，即手足十二经各有一个原穴，它们分布在四肢肘膝关节以下的部位。络穴是联络表里经的穴位，位于表里经相连的络脉上，起着联系表里、沟通阴阳、协调经气、疏通气血的作用。络穴共有15个，除十四经各有一个络穴外，还有一个脾之大络。见下表：

原穴、络穴表

经脉	肺	大肠	胃	脾	心	小肠	膀胱	肾	心包	三焦	胆	肝	任脉	督脉	脾大络
原穴	太渊	合谷	冲阳	太白	神门	腕骨	京骨	太溪	大陵	阳池	丘墟	太冲	—	—	—
络穴	列缺	偏历	丰隆	公孙	通里	支正	飞扬	大钟	内关	外关	光明	蠡沟	鸠尾	长强	大包

66

（2）临床应用

原穴和络穴可以单独使用，也可以配合使用，称原络配穴法。

①原穴能治经络脏腑的各种病症。本经本脏有病，就可以取本经的原穴，特别是对内脏病有较好的治疗作用。如心脏疾患可以取心经的原穴神门或心包经的原穴大陵；肝脏疾患可以取肝经的原穴太冲。

②络穴能治表里两经的病症。如脾胃相表里，针脾经的络穴公孙，不仅可以治疗脾经病，还可以治疗胃经的病症。反之，针胃经的络穴丰隆，除治胃经病外，亦可治脾经的病症。

③原络配穴法，就是先取本经的原穴，然后配合表里经的络穴。如肾经病症的神经衰弱、精神不振、视力减弱、腰酸痛、下肢无力、面色灰暗等，可以先针肾经的原穴太溪，再配合与其相表里的膀胱经的络穴飞扬。

原络配穴主治病症表

本经原穴	表里经络穴	主治病症
太渊	偏历	气管炎、咽喉炎、咳嗽痰多、气短、手掌发热、肩内侧痛等
合谷	列缺	牙痛、腮腺炎、颌下淋巴腺炎、口干、咽痛、目黄、前额痛、过敏性鼻炎等
太白	丰隆	恶心、呕吐、腹痛、泄泻、痰多、四肢沉重无力、便秘、黄疸等
冲阳	公孙	神经衰弱、鼻出血、胃痛腹胀、面神经麻痹、疟疾等
神门	支正	失眠、神经衰弱、心动过速、心律不齐、心绞痛等
腕骨	通里	咽痛、口苦、下颌肿痛、肩痛、颈痛、小便赤少、尿血、心烦、口渴等

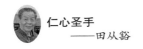

续表

本经原穴	表里经络穴	主治病症
太溪	飞扬	神经衰弱、视力减退、头晕耳鸣、腰酸腿软、小便频数等
京骨	大钟	癫痫、精神病、腰背痛、眼眶痛、鼻出血、痔血、脱肛等
阳池	内关	结膜炎、耳聋、心绞痛、便秘、尿闭、遗尿等
大陵	外关	前肢及手指痉挛、胸胁痛、心悸心烦、精神病、癫痫、疟疾等
太冲	光明	睾丸炎、疝气痛、结膜充血、呕吐、胸满胁痛、尿闭等
丘墟	蠡沟	头痛、眼区痛、甲状腺肿大、胁痛、小腹痛等

2. 俞穴与募穴的应用

（1）俞穴和募穴的意义

俞穴的意义是脏腑的经气由此转输的部位，这些穴位都在背腰部的膀胱经上，每个腧穴皆与其代表的脏腑大体相对，故以脏腑的名称而命名，如肺俞、心俞、肾俞等（见下表）。募穴的含义是脏腑经气在此集聚的部位，都位于胸腹部，亦多与内脏相对。十二经脏腑各有自己的俞穴和募穴，这些穴位都是常用穴。

（2）临床应用

俞穴在背部属阳，五脏有病多取俞穴；募穴在胸腹部属阴，六腑有病多取募穴。当脏腑功能失调、发生疾病时，多在俞穴和募穴的部位出现压痛、硬结、皮肤导电量的改变等，因而针灸俞穴、募穴有疏通脏腑经气、调整脏腑功能的作用。

①俞穴和募穴的选用：除上述五脏病多用俞穴、六腑病多用募穴外，一般情况下，外感多用俞穴，内伤多用募穴；邪气有余（实证）多取俞穴，正气不足（虚证）多取募穴；急性病多取俞穴，慢性病多取募穴。如外感风寒，咳嗽不止，起病急，病程

短、邪气盛、正气未伤，是属肺经表证、实证，就可以取肺经的俞穴——肺俞，针刺用泻法。如感冒引起急性气管炎，未能彻底治愈，或反复感染，造成呼吸道防御功能低下，形成慢性气管炎，终年咳嗽、吐痰，久治不愈，则内伤咳嗽，属肺气虚，就可以取肺脏的募穴——中府，针刺用补法或用温和灸法。

②俞募配穴法：凡属表里俱病、虚实夹杂、病情比较复杂的病证，皆可用俞募配穴法，一般是先针俞穴后针募穴。

俞募配穴主治范围列表如下：

俞募配穴主治范围表

脏腑	俞穴	募穴	主治病症
肺	肺俞	中府	呼吸系统疾病，如气管炎、哮喘、胸膜炎、肺结核等
心包	厥阴俞	膻中	心脏疾病，如心区疼痛、心悸等
心	心俞	巨阙	心脏疾患、胃部疾患，如心悸、胃痛，以及神经衰弱
胆	胆俞	日月	肝、胆疾患，如季肋部痛、黄疸等
肝	肝俞	期门	肝、胃疾患，如肝区痛、肝炎、呕吐、吞酸等
脾	脾俞	章门	肝、脾疾患，如肝脾肿大疼痛、腹胀、腹痛、消化不良等
胃	胃俞	中脘	胃部疾患，如溃疡病、胃炎、胃痛、食欲不振等
三焦	三焦俞	石门	水代谢障碍，如水肿、腹水，以及腹泻等
肾	肾俞	京门	肾脏及生殖系统疾患，如腰酸、遗精、阳痿等
大肠	大肠俞	天枢	肠疾患，如便秘、腹泻、腹痛等
小肠	小肠俞	关元	小肠、膀胱及生殖系统疾患，如肠绞痛、疝气、遗尿、尿闭、遗精等
膀胱	膀胱俞	中极	膀胱及生殖系统疾患，如遗尿、尿闭、遗精、月经失调等

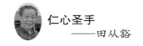

3. 五输穴的应用

（1）五输穴的意义

五输穴是手足十二经从四肢末端到膝、肘部的五类穴位，按井、荥、输（原）、经、合的顺序排列（六条阳经在输穴后还有一个原穴，六条阴经用输穴代替原穴），共66个穴位。古人认为，气血在经脉的运动现象如同流水一样，由近到远，由小到大，由浅入深。把四肢末端的穴位比作刚刚流出的泉水，称它为井穴；把指、趾关节附近的穴位比作细小的水流，称它为荥穴；把腕、踝关节附近的穴位比作能灌溉的水流，称它为输穴；把前臂或小腿附近的穴位比作畅通的水流，称它为经穴；把肘、膝关节附近的穴位比作水流的汇合，称它为合穴。十二经五输穴名列表如下：

阴经五输穴表

	井（木）	荥（火）	俞（土）	经（金）	合（水）
手太阴肺经（金）	少商	鱼际	太渊 +	经渠	尺泽 -
手厥阴心包经（火）	中冲 +	劳宫	大陵 -	间使	曲泽
手少阴心经（火）	少冲 +	少府	神门 -	灵道	少海
足太阴脾经（土）	隐白	大都 +	太白	商丘 -	阴陵泉
足厥阴肝经（木）	大敦	行间 -	太冲	中封	曲泉 +
足少阴肾经（水）	涌泉 -	然谷	太溪	复溜 +	阴谷

注：+，母穴、补法；-，子穴、泻法。

阳经五输穴表

	井（金）	荥（水）	俞（木）	经（火）	合（土）
手阳明大肠经（金）	商阳	二间 -	三间	阳溪	曲池 +
手少阳三焦经（火）	关冲	液门	中渚 +	支沟	天井 -
手太阳小肠经（火）	少泽	前谷	后溪 +	阳谷	小海 -
足阳明胃经（土）	厉兑 -	内庭	陷谷	解溪 +	足三里
足少阳胆经（木）	足窍阴	侠溪 +	足临泣	阳辅 -	阳陵泉
足太阳膀胱经（水）	至阴 +	通谷	束骨 -	昆仑	委中

注：+，母穴、补法；-，子穴、泻法。

（2）临床应用

①五输穴的主治病证：根据古书记载，井穴主治精神病、神志不清、昏迷、心悸、胸闷等；荥穴主治发热病证；输穴主治风湿、关节疼痛等；经穴主治咳嗽、喘息等寒热证；合穴主治嗳气、腹泻等胃肠病。

②五输配穴法（又称子母配穴法）：此法多用于脏腑疾患，但经络病证亦可采用。首先要判断发病的部位和脏腑属于哪一经，然后辨别疾病的虚实，按"虚则补其母，实则泻其子"的原则，选穴和施用补泻手法。运用子母配穴法，必须了解脏腑经络与五行的关系，以及五输穴与五行的关系，并熟记各经五输穴的属性。

【脏腑经络与五行的关系】

肺经与大肠经相表里属金，肾经与膀胱经相表里属水，

肝经与胆经相表里属木，心经与小肠经相表里属火，

心包经与三焦经相表里属火，脾经与胃经相表里属土。

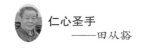

仁心圣手
——田从豁

【五输穴与五行的关系】

阴经：井（木）荥（火）输（土）经（金）合（水）

阳经：井（金）荥（水）输（木）经（火）合（土）

【五行的子母关系】

按五行相生的关系，各经均有一个母穴和一个子穴。生我者为母，我生者为子。例如，火之母为木，火之子为土。

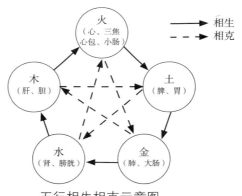

五行相生相克示意图

在临床应用时，如肺经虚证，表现为咳嗽、气短、痰液清稀、自汗怕凉、疲乏懒言、面色白、舌淡苔白、脉虚弱等，按子母配穴法，肺属金，根据"虚则补其母"的原则，就应取肺经中属土的原穴，针太渊，用补法，因为土能生金，是肺经的母穴。反之，如肺经实证，表现为咳嗽声高、气促而喘、喉鸣、痰稠量多、胁胀痛、舌赤苔黄、脉滑数等，按"实则泻其子"的原则，就应取肺经中属水的合穴，针尺泽，用泻法，因为金能生水，是肺经的子穴。

4. 郄穴和下合穴的应用

（1）郄穴

郄，是空隙的意思，古人认为，郄穴是经络气血汇聚深入的部位。全身共有 16 个郄穴，即十二经各一个，加上阴跷脉、阳跷脉、阴维脉、阳维脉各一个。具体穴名如下：

孔最（肺）	郄门（心包）	阴郄（心）	温溜（大肠）
会宗（三焦）	养老（小肠）	梁丘（胃）	外丘（胆）
金门（膀胱）	地机（脾）	中都（肝）	水泉（肾）

属于奇经的：

阳跷脉——跗阳（膀胱）

阴跷脉——交信（肾）

阳维脉——阳交（胆）

阴维脉——筑宾（肾）

郄穴在临床上多用于治疗本经所属的急性病证和痛证，如咳血取肺经的孔最穴；腹痛、肠鸣取大肠经的温溜穴；胃痛取胃经的梁丘穴；痛经取脾经的地机穴等。跗阳穴主治阳跷脉病，主症足外翻、失眠；交信穴主治阴跷脉病，主症足内翻、嗜睡；阳交穴主治阳维脉病，主症恶寒发热、头晕目眩；筑宾穴主治阴维脉病，主症胸腹痛、胃心痛。

（2）下合穴

下合穴是下肢阳经的 6 个穴位，古人认为这 6 个穴位与六腑的关系密切，是经气从足三阳经分出并注入六腑的部位，故又称六腑下合穴。

胃——足三里	大肠——上巨虚
小肠——下巨虚	胆——阳陵泉
膀胱——委中	三焦——委阳

下合穴对六腑病症有较好的治疗效果，是最常用的穴位。如尿闭可取膀胱经的下合穴委中；溃疡病可取胃经的下合穴足三里；小肠绞痛可取小肠经的下合穴下巨虚；结肠炎可取大肠经的下合穴上巨虚等。

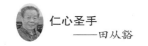
5. 八会穴的应用

（1）八会穴的意义

八会穴是指人体五脏、六腑、气（宗气）、血、筋、脉、骨、髓八者的气（功能反应）所汇聚的部位。它们是：

脏会——章门（肝）　　腑会——中脘（任）

气会——膻中（任）　　血会——膈俞（膀胱）

筋会——阳陵泉（胆）　　脉会——太渊（肺）

骨会——大杼（膀胱）　　髓会——悬钟（胆）

（2）临床应用

凡属于脏、腑、气、血、筋、脉、骨、髓八者方面的疾病，都可以选用八会穴治疗。临床上用之有效，应记住。如脾虚、食欲不振、消化吸收功能不好，就可以取脏会章门穴治疗。胃痛、吐泻等，就可以用腑会中脘穴治疗。咳嗽气喘或气短、无力等，取气会穴膻中治疗。咳血、吐血等血液方面的疾病，取血会膈俞穴治疗。痉挛、萎缩、麻痹等，取筋会阳陵泉穴治疗。脉细弱，取脉会太渊穴治疗。骨、关节疾病，取骨会大杼穴治疗。中风、偏瘫，取髓会悬钟穴治疗。

6. 八脉交会穴的应用

（1）八脉交会穴的意义

八脉交会穴是指奇经八脉（任脉、督脉、带脉、冲脉、阴跷脉、阳跷脉、阴维脉、阳维脉）与十二经交会相通的八个穴位。上肢四个、下肢四个，有调整脏腑功能、疏通经络的作用。

八脉交会穴主治表

经脉	心包	脾	小肠	膀胱	三焦	胆	肺	肾
穴位	内关	公孙	后溪	申脉	外关	足临泣	列缺	照海
通脉	阴维脉	冲脉	督脉	阳跷脉	阳维脉	带脉	任脉	阴跷脉
主治	胃、心、胸		内眦、颈项、肩背		外眦、耳后、颊		喉、胸、肺	

（2）临床应用

八脉交会穴，一般是两个穴位配合应用。如列缺配照海，能治疗咽喉、胸、肺部疾患；内关配公孙，能治疗胃、心、胸部疾患和疟疾；后溪配申脉，能治疗目内眦、颈项、肩背部和上肢的疾病；外关配足临泣，能治疗目外眦、耳后、颊部的疾患。

7. 四总穴

四总穴是从原穴、络穴、合穴中选出的，有调理脏腑、疏通经络的作用。

四总穴歌

肚腹三里留，腰背委中求，

头项寻列缺，面口合谷收。

以上共介绍了 7 种特定穴的配穴和临床应用，共涉及 161 个穴名，130 个穴位，其中大部分是常用穴。这里要求记住，并希望能在临床灵活应用的有井穴 12 个，原穴 12 个，络穴 15 个，俞穴和募穴 12 个，下合穴 6 个，八会穴和八脉交会穴各 8 个。除外重叠穴后，共计 61 个穴。

六、针灸配穴中"对穴"的临床应用

在运用针灸治疗疾病的过程中，如何确保有效和不断提高疗效，有很多关键点必须掌握，如正确诊断辨证、取穴准确、配穴精当、手法娴熟、刺激量适宜等都非常重要。其中，取穴配穴与用药处方同理，既有君臣佐使相辅相成的作用，也有相违相克的关系。怎样根据复杂变化的病情选用恰当的配穴，做到取穴少而精？古人在这方面给我们留下了丰富的遗产，对穴就是其中之一。《灵枢·五乱》曰："气乱于肺，则俯仰喘咳……取之手太阴荣足少阴俞。"这种治疗咳喘取"鱼际"配"太溪"穴的方法，就是最早的"对穴"配穴方法。以后历代针灸家根据中医理论，

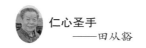

根据病因病机、穴位特性，发明了很多成双成对的有效配穴，如"原络配穴法""俞募配穴法""八脉交会配穴"等，历代针灸歌赋《标幽赋》《玉龙赋》《百症赋》《席弘赋》等也都记述了简便有效的对穴配穴法，值得我们认真学习应用和深入研究。

1985 年，吕景山编著《针灸对穴临床经验集》一书，其中收编了 223 对穴位，共分疏风解表、止咳平喘、宁心安神、平肝息风、固精止带等 23 类，可以说倍加详尽，可供参考选用。但临床实践是复杂多变的，对穴是针灸配穴中的有效方法之一。下面介绍的是我多年在治病过程中经常选用的成双成对的穴位，有时作为主穴用，有时作为配穴用，并非只此一对，不用他穴。

1. 百会、人中

百会位于巅顶，为百脉交会处，可通调百脉，治疗很多病症，有清热开窍、安神固脱、镇惊息风之功。人中在口鼻之间，可通天地之气（鼻通天气，口通地气），有祛风清热、回阳救逆之效，是急救穴之一。二穴同用，有调和诸阳、相得益彰之功能。

【应用体会】

（1）取百会，针尖向前斜刺，沿皮下进针 1 寸。取人中，向上斜刺，进针 0.3 寸。皆用泻法。主治各种惊厥、抽搐、休克、中暑等症。

（2）在临床中用此法加电针，并做电针冲击治疗（即将电针仪阳极置于百会，阴极置于人中，用连续波，将强度开关从 0 调到极点，在 1 秒钟内关闭，连续 3 次做冲击治疗，每次冲击，病人会抽动 1 次），用于治疗精神分裂或狂躁症，取得较好的效果。

2. 百会、长强

百会位于巅顶，长强位居尾椎下端，皆为督脉穴，二穴相配，上下夹击，可通调督脉而统诸阳，有回阳固脱、镇惊息风之效。

【应用体会】

（1）针百会，针尖向后透刺后顶穴，进针 1 ~ 1.5 寸，针长强，针尖向上，进针 0.5 ~ 1 寸，皆用泻法，强刺激，留针 30 ~ 60 分钟，主治癫痫。

（2）用艾条温和灸百会、长强各 10 分钟，先灸百会，主治脱肛、痔疮。

3. 人中、风府

人中位于口鼻之间，风府位居脑后，皆属督脉要穴，二穴同用，前后夹击，直达脑髓，具有很强的醒脑开窍、祛风散邪、镇静安神的作用。

【应用体会】

人中向上斜刺，进针 0.3 寸，风府对口直刺，进针 1 ~ 1.2 寸，双手同时捻针操作，皆用泻法。主治中风失语或言语不利，以及昏迷不醒的急救等，对口眼㖞斜、半身不遂等症也有较好的效果。

4. 大椎、曲池

大椎为诸阳之会，能通阳清热，疏风解表；曲池为手阳明经之合穴，属血中气穴，走而不守，能通调腑气。二穴合用，为解表清热、疏风散寒之要法。

【应用体会】

（1）针刺大椎，针尖向上，进针 1.2 寸；针曲池，进针 1 ~ 1.2 寸。皆用泻法，留针 5 ~ 10 分钟。主治风热、外感发热等症。若用温和灸大椎、曲池各 10 分钟，能使全身微汗，主治风寒外感、发热无汗等症。

（2）若外感风寒、头项强痛者，加风池透风府；热盛心烦、尿赤少者，加内关；若胁痛、呕吐，加支沟、阳陵泉；若高热谵语、便秘者，加丰隆、足三里，用泻法，留针 15 分钟；若外感发热、咳喘气逆，则加合谷、鱼际；若潮热盗汗、颊红等阴虚内

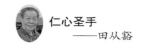

热之证，可针大椎、曲池，先补后泻，或用温和灸 5 ~ 10 分钟，往往获得较好的效果。

（3）大椎刺血拔罐，出血 5mL 以上，取曲池针刺，用泻法，留针 5 分钟。主治各种炎症引起的发热，并对长期使用抗生素引起的耐药性或菌群紊乱有较好的调节作用。

5. 曲池、合谷

二穴皆为手阳明经穴，曲池走而不守，合谷升而不散，二穴配合，为清理上焦、清热散风之妙法，故对头面、耳、目、口、鼻、咽喉诸症，皆有清散邪秽、消除病因、改善症状之功效。

【应用体会】

（1）曲池进针 1.2 寸，合谷进针 1 寸，皆用泻法，主治风寒感冒。若治疗头面五官诸疾，则应配合局部或附近取穴，即可获得较好的效果。

（2）常用于治疗上肢麻痹、疼痛、拘挛等局部病症，也可用于治疗全身风疹、荨麻疹等症。

6. 合谷、复溜

合谷属阳，能清轻走表，有疏风解表、清热镇痛之功；复溜属阴，能滋肾回阳，启闭开窍，扶正祛邪。二穴合用，一阴一阳，一补一泻，发汗解表，止汗固脱，可获得较好的效果。

【应用体会】

（1）针合谷气至后用补法操作，留针 20 ~ 30 分钟，复溜气至后用强刺激的泻法，留针 10 ~ 15 分钟，可以宣通肺气，通调水道，主治伤寒外感、发热外感、身痛无汗等症，可达到发汗解热的效果。

（2）若大汗淋漓或频频汗出不止，身体极度衰弱，有虚脱之象者，则针合谷，进针 0.5 ~ 1 寸，用强刺激泻法，留针 10 分钟，每 3 分钟行针 1 次；针复溜，进针 1.2 寸，气至后用补法，留针 15 分钟。二穴配合可扶正祛邪，往往能立即止汗，有回阳固脱之效。

7. 合谷、足三里

合谷为大肠经之原穴属火，足三里为胃经之合穴属土，有五行相生之妙用。合谷主气，以升散为主；足三里重浊下行，以降浊为主。二穴为手足阳明经穴，相互配合，有同名经相接之意，一升一降，升清降浊，可调理胃肠功能，有相得益彰之效。

【应用体会】

（1）合谷进针 1 寸，足三里进针 1.5 寸，皆用平补平泻法。主治食欲不振、消化不良、脘腹胀满、大便先硬后溏、胃肠功能紊乱等症。

（2）急、慢性胃肠炎，选用此二穴，配合天枢、气海，针灸并用，也有较好的效果。

8. 合谷、三阴交

合谷通气活络，行气开窍，理气为主；三阴交补脾，调理肝肾，理血为主。二穴配合，一气一血，气血双调，行气活血，有调经催产之功效。

【应用体会】

（1）合谷进针 1 寸（用泻法），三阴交进针 1.2 寸（用补法），催产作用非常明显，主治滞产。二穴用温和灸各 10 分钟，对习惯性流产有安胎之效。

（2）合谷、三阴交针灸并用，或补或泻，辨证施治，主治月经不调、闭经、痛经等症。

9. 合谷、太冲（又名四关穴）

合谷主气，轻清升散；太冲主血，重浊下行。二穴相合，一阴一阳，一气一血，一升一降，相互制约，相互依赖，相互促进，行气活血，调整全身气机，调理整体功能。合谷、太冲二穴，皆位于手足歧骨之间（即第 1、2 掌骨和第 1、2 跖骨之间），所谓虎口要冲之处，故名四关穴，有开关节、疏肝理气、通经络、破郁结之效。

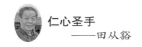
【应用体会】

（1）针合谷、太冲，针尖皆向上针 1 ~ 1.2 寸，用强刺激泻法或加电针，断续波，以患者能耐受为度，留针 30 分钟。主治顽固性神经痛，以及行痹、痛痹等。

（2）可用于治疗头晕目眩、肝阳上亢的高血压病。

（3）配丰隆、阳陵泉，皆用泻法，能涤痰泻火，主治癫狂、惊厥、中风闭证等。

10. 肩髃、曲池

肩髃以散经络之邪为主，曲池以泻脏腑之邪为主，二穴位于大关节，同属于大肠经要穴，除能疏通经络、调和气血、利关节、宣痹止痛外，还能调理肺气、祛风止痒，常用于各种邪客经络、气血阻滞证。

【应用体会】

（1）针肩髃，针尖向下，进针 2 ~ 2.5 寸，针曲池，进针 1.2 寸，气至后用泻法或平补平泻法。主治上肢诸症及半身不遂等症。

（2）本组对穴有疏肝理气、涤痰导饮之功，故常用于治疗肝气不舒、思虑郁结、胸痛、心痛、经闭、便血等症。

11. 曲池、阳陵泉

曲池位于肘内，阳陵泉位于膝下，同为大关节要穴，曲池行气血、通经络，阳陵泉舒筋通利关节，二穴均有宣通下降之功能，相互配合，曲池清肺走表，阳陵泉泻肝胆平里，凡少阳郁结、胸胁作痛、热结胃肠等症，皆可借二穴清利疏泄而获效。

【应用体会】

（1）针曲池、阳陵泉，均可进针 1 ~ 1.5 寸，得气后施平补平泻法，留针 20 ~ 30 分钟。主治诸关节肿痛、屈伸不利等，如类风湿性关节炎。

（2）凡肝胆疾患、胸胁作痛、腹胀、便秘等症以及半身不遂，必须配合此二穴，才能提高疗效。

12. 曲池、三阴交

曲池性游走通导，擅清热搜风；三阴交性属滋补，以守为主，是肝、脾、肾三经之会，为治血之要穴。二穴合用，一阴一阳，一走一守，一动一静，故能搜血中之风，清血中之热，是行血祛瘀之要法。

【应用体会】

（1）针曲池，进针 1～1.5 寸，用泻法，针三阴交，进针 1.5 寸，用补法，留针 20～30 分钟。主治月经不调、月经过多、经闭和子宫功能性出血等症。

（2）曲池、三阴交针灸并用，可消炎止痛，故多用于治疗疮疡肿毒，也可治疗腰痛、风湿性关节炎等。

13. 足三里、三阴交

足三里升阳益胃，三阴交滋阴健脾，二穴配合，表里互用，胃纳脾运，阴阳互配，相互制约，相互促进，健脾和胃，益气生血，为调理后天的治本之法。

【应用体会】

（1）针足三里，进针 1.5 寸，用补法，留针 20～30 分钟，或温和灸 10 分钟；针三阴交，进针 1～1.2 寸，用补法，留针 20～30 分钟，或用温和灸 10 分钟。主治痿证和痹证，有祛风除湿、舒筋止痛、行血止痛之功能。

（2）本组对穴治疗范围非常广泛，多用于脾胃虚寒、食欲不振、气血不足、久病体虚者，有补中益气、扶正固本之效。

14. 阳陵泉、足三里

阳陵泉为胆经的合穴，有疏泄肝胆、清利湿热、舒筋止痛之效；足三里可健脾和胃，有理气、行气、利水、化痰、调和气血之功。阳陵泉之泻，足三里之补，二穴配合，一补一泻，相互为用，在疏泄肝胆方面有较好的效果。

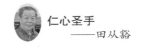

【应用体会】

针阳陵泉、足三里，各进针 1～2 寸，阳陵泉用泻法，足三里用补法，留针 20～30 分钟，主治急、慢性肝炎，对消除症状、恢复肝功能都有较好的作用，对胆系感染、胆囊疾患也有效。

15. 中脘、足三里

中脘为胃之募穴，有调和胃气、理中焦、化湿滞之功效；足三里能调理脾胃，有消积导滞、利水、降气化痰等功效，为强身健体之要穴。中脘以升清为主，足三里以降浊为用，二穴配伍，一升一降，相互为用，是调理中焦、健脾和胃之要法。

【应用体会】

（1）针中脘、足三里，皆可进针 1～1.5 寸，用平补平泻法或补法或泻法，留针 20～30 分钟，亦可针上加灸，或针后再加温和灸 10 分钟。主治胃痉挛、急慢性胃炎、胃溃疡、消化不良等胃肠疾病，以止胃痛效果最好。

（2）可作为培土生金之用，治疗慢性气管炎、哮喘等虚证，亦可作为补中益气、扶正祛邪、强身健体之用。

16. 丰隆、阳陵泉

丰隆为足阳明胃经之络穴，能沟通脾、胃二经，有和胃降浊、化湿涤痰、清神志之效。阳陵泉可和解少阳，清利湿热，有沉降之功能。二穴合用，为针灸通便之要法，有承气汤治法之意。

【应用体会】

（1）针丰隆需深刺，进针 2～2.5 寸，用强刺激泻法。针阳陵泉，针尖斜向前下方，透刺足三里处，进针 2 寸，亦用泻法。皆留针 20～30 分钟。主治腹胀、大便秘结之实证。

（2）本组对穴的针法，也常用于治疗痰迷心窍之精神病、狂躁症等。

17. 天牖、四渎

天牖又名天听，可开窍益聪，清热泻火，清肿止痛；四渎可通经活络，开窍启闭，有恢复听力之功能。

【应用体会】

（1）针天牖，进针 0.5 ~ 1 寸，针四渎，进针 1 ~ 1.5 寸，皆用强刺激泻法，留针 20 ~ 30 分钟。主治暴发性耳聋。

（2）若属肝胆火旺的耳鸣耳聋，则多用听宫、翳风，效果也很好，此法治疗面瘫也有效。

18. 少商、商阳、合谷

少商为手太阴井穴，属阴；商阳为手阳明井穴，属阳。二穴互为表里，能协调阴阳，皆有疏通经脉气血凝滞、清泻脏腑郁热的功能。二穴配合，能散邪清热，表里双解，醒神开窍，开关启闭，故为治喉科与儿科诸热证之主穴。若配合手阳明大肠经之原穴合谷，其通经活络、清泻肺热、通气开窍的作用尤佳。

【应用体会】

（1）少商、商阳用三棱针点刺出血（出血量不少于 5 滴），合谷针刺用泻法，连续操作 1 ~ 3 分钟，不留针。主治急性扁桃体炎、急性咽喉炎、腮腺炎等，对外感高热也有较好的解热作用。

（2）小儿外感时邪、发热咳嗽、呕吐、腹泻等症，在病之初用此法，轻者往往获效，重者也有缓解症状的辅助治疗作用。

19. 孔最、合谷

孔最是肺经的郄穴，擅治急症；合谷为大肠经之原穴，能调全身元气。孔最清肺热，走而不守；合谷调气血，升而能散。二穴配伍，协调为用，调和表里，宣肺平喘，效果尤佳。

【应用体会】

（1）针孔最，进针 1 ~ 1.5 寸，针合谷，进针 0.5 ~ 1 寸，皆用泻法，留针 30 分钟，或加电针。主治哮喘发作期，对寒哮、

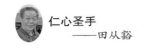

过敏性哮喘有立即平喘的作用。

（2）本组对穴对咳血、衄血（加上星）、便血（加承山）也有效。

20. 乳根、三阴交

乳根属胃经的腧穴，有宣通乳络、活血化瘀、消肿止痛之功；三阴交属脾经，主运化水谷精微，能益气生血。二穴配合，一近一远，表里为用，能通调脾胃，行气活血，疏通经络，促进乳汁分泌。

【应用体会】

针乳根，向上斜刺进针 0.5～1 寸，针三阴交，进针 1～1.5 寸，皆用补法，留针 20～30 分钟。主治产后乳汁分泌不足，属脾虚体弱者，多用灸法，并加气之会穴膻中，且多针灸并用，温和灸 10～15 分钟。患者自灸亦可。若因肝郁气滞或心火过盛而突然乳汁减少者，则加用少泽穴清心火、散郁热，向内斜刺进针 1～1.2 寸，用泻法，留针 15 分钟。

21. 气海、天枢

气海为气血之会，呼吸之根，藏精之所，生气之海，属下焦之要穴，有补肾气、益下元、祛寒湿、和营卫、理经带、纳气平喘之功；天枢为大肠之募穴，有分离水谷、扶土化湿、止泻通便之效。二穴合用，取气海振下焦之阳，配天枢调肠胃之气，温阳行气，消胀除满，散寒止痛而生效。

【应用体会】

（1）气海进针 1～1.5 寸，天枢进针 1.2 寸，皆用平补平泻法或补法，亦可用艾条温和灸 10～15 分钟。主治虚寒性月经不调、崩漏、带下、遗精、阴缩等症。

（2）本组对穴在临床中治疗泌尿系感染反复发作者，也有较好的效果。

22. 环跳、阳陵泉

环跳为足少阳经与足太阳经的交会穴，位居髋关节外，有通经活络、祛风除湿、止痛、强腰健膝之功；阳陵泉位于膝下，有和解少阳、祛风散湿、舒筋活络之效。二穴皆为胆经的腧穴，上下配合，接通经气，可调和气血，祛风除湿，舒筋利节，缓急止痛。

【应用体会】

（1）环跳进针 3～4 寸，阳陵泉进针 1.5 寸，皆要有明确的针感放散至足，用泻法，留针 30 分钟，亦可针上加灸，或针后温和灸 10 分钟。主治坐骨神经痛，以及下肢痿痹、半身不遂等症。

（2）本组对穴治疗妇科盆腔疾患引起的腰痛，或腰部畏寒喜暖、风湿劳损等也有较好的效果。

以上所介绍的只是我经常用的部分有效对穴，其他特殊治疗作用的腧穴、特定穴，如五输穴、原穴、络穴、郄穴、募穴、俞穴、八会穴、八脉交会穴、下合穴等，都有独特的治疗作用，皆属临床常用穴，有的也和对穴配合应用，这里就不再赘述了。

七、关节病取穴规律

人体运动系统由骨骼、关节及肌肉组成，而关节是人体运动的枢纽，《素问·宝命全形论》记载："天有阴阳，人有十二节，知十二节之理者，圣智不能欺也。"可见，从《内经》时期始，关节的重要性即得到强调，因此，防治关节及其周围组织病变的发生、发展，保存关节的正常生理功能，是医学领域中的研究课题之一。

现代医学所涉及的关节疾病种类繁多，如关节损伤的康复、内分泌紊乱所致的关节病、免疫系统紊乱所致的关节病等，面对如此众多的关节疾患，现代医学也缺乏有效的治疗手段，且存在

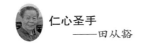
副作用大等缺陷。

中医针灸治疗关节疾患积累了丰富的临床经验，古今大量的文献中常可见到治疗关节疾患的记载。在针灸门诊的常见病中，各种关节疾病占 30% ~ 40%，采用针灸治疗具有疗效肯定、副作用小等优势。针灸临床治疗中，理、法、方、穴、术是几大要素，而腧穴是其主要内涵。如何在众多的处方用穴中总结出一套行之有效的处方用穴规律，找出最佳的治疗方穴呢？现根据古今文献，结合个人的体会整理如下：

1. 辨证取穴

辨证施治是中医学的核心思想，是中医学区别于现代医学及其他传统医学的重要特色，是中医学所独有的。证，是致病因素在不同的环境、气候下，作用于不同的机体，或同一个机体的不同状态下所表现出的病理情况，体现了中医学"天人相应"的整体观，这种整体观念对关节疾病的临床治疗亦有积极的指导意义。现代医学认为，某些关节疾病（如风湿、类风湿、骨关节结核、增生性关节炎、痛风、红斑狼疮等）的发生与遗传及机体的免疫状态有关，而调整机体的免疫等功能状态正是中医针灸治疗关节疾病的优势。由此，辨证取穴在关节疾病治疗中的重要地位显而易见。关节疾病的临床表现多为关节部位的肿胀、疼痛、屈伸不利等症状，多属于中医痹证的范畴。有人再将此法分为脏腑辨证、病因辨证等，具体到临床应用时，应充分利用四诊八纲，根据病因病机来判定。如贺普仁老中医治疗膝痛，将其分为风重型、寒重型、湿重型三种证型进行辨证取穴治疗。从关节病的角度出发，周身整体关节疾病采用此类取穴方法较多。

2. 辨经取穴

《内经》云："经脉通利，肢节得安。经脉者，所以行气血而营阴阳，濡筋骨，利关节者也。"经络辨证取穴，即辨清证属何经，然后在所辨经脉上选穴，从前面的古、今文献统计可看出，这种方法在关节病的远端取穴中运用较多。

（1）本经取穴

本经取穴是以经络学说为指导，根据疾病的症状，在其所属或发生联系的经脉上选取穴位的方法。《灵枢·厥病》曰："厥头痛，项先痛，腰背为应，先取天柱，后取足太阳。"如祁晓华治疗肩周炎，根据肩部疼痛部位，结合经络循行路线，手太阴经取太渊，手阳明经取三间，手少阳经取中渚，手太阳经取后溪。疼痛诊及两经以上取两经穴，合并颈椎病加夹脊穴。一般用泻法，年老体弱者用平补平泻法。留针40分钟，10分钟行针1次，每日1次，5次为1个疗程。

（2）表里经取穴

《灵枢·五邪》曰："邪在肾，则病骨痛、阴痹……取之涌泉、昆仑。"病在肾，见骨痛、阴痹，可取本经腧穴涌泉，配用相表里经穴昆仑，以加强协同作用。

（3）同名经取穴

同名经配穴法是指手足经脉名称相同的经穴相配，其依据是同名经均可交会灌注。《灵枢·厥病》云："厥头痛，贞贞头重而痛，泻头上五行，行五，先取手少阴，后取足少阴。"这就是同名经最早的配穴使用记载。再如，近代针灸治疗肩周炎，取足阳明胃经的条口穴治疗属手阳明大肠经病变的肩痛，也是同名经的配穴使用。

（4）一经连用和数经并用取穴

一经连用，即在同一经连续取穴，如取肩髃、曲池、合谷治疗证属手阳明经病变的肩痛。数经并用法，是在同一部位采用数经的穴位治疗，如同时取阳池、大陵等穴治疗腕关节痛。

3. 辨病取穴

辨病取穴在针灸临床上亦非常重要，因为中医临床辨证一致的疾病有很多，有时可以是风湿性关节炎或类风湿性关节炎，也

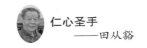
可以是结核性关节炎或痛风。疾病的现代病本不同，取穴也相应各有所异，忽视对关节疾病的现代医学诊断，其结果只能是以偏概全。对于关节疾病的辨病，据初步查阅最早在《素问·痹论》即提出："痹在于骨则重；在于脉则血凝不流；在于筋则屈伸不利。"至汉代张仲景提出"辨病脉证治"，并观察到同样是关节疾病，有的出现关节变形，有的却无改变，对那些有关节变形者提出"历节病"的病名，并对其作如下描述："诸肢节疼痛，身体尪羸，脚肿如脱。"自此，后世又相继提出"鹤膝风""鼓槌风"等病名。随着现代科学技术的不断发展，对关节疾病的分类更为详尽，借助现代医学的显微技术、影像技术及实验室等检测手段，了解到关节疾病的症状虽有相似之处，但其病因、病理改变、机体状况及预后各不相同。结合具体疾病的现代医学的病因病机及其临床特征选用穴位施治，会取得更好的疗效。如临床治疗类风湿性关节炎，因其属于免疫系统疾患，故临床选穴时应考虑选用现代研究可明显改善病人免疫系统的穴位，如足三里、关元等。再如，针灸治疗坐骨神经痛，往往采用刺激坐骨神经的方法。此种辨病取穴方法随着现代医学知识在中医界的普及得到越来越广泛的应用，这也是中医现代化的一种体现。

4. 辨经筋取穴

《内经》云："经筋连筋属节。"节为筋之会，从中医经筋病的角度，依"经筋为病，各有所动"的原则，按经筋病对关节及其周围病变进行辨证施治。人体的关节由关节囊、韧带等系结，关节的屈伸功能主要是依靠跨关节的肌腱伸缩实现，肌肉能够产生伸缩作用，依赖于肌腱的两头附着点作为支柱。因此，关节周围必有肌筋的附着点。肌肉的收缩，其产生的牵引力（引力、应力）的应力点，位于肌肉的两端附着点。因此，附着点的受力最大，受损伤的的几率最多。我国古人对于这点致病因素早已有认识。如《灵枢·官针》曰："关刺者，直刺左右尽筋上，以取筋痹。"所谓的"尽筋上",即筋之起止点,故对于关节筋痹,取筋之起止点治疗。这也是阿是穴的一种运用。如黄敬伟取肱肌、桡侧腕长伸肌的起止点针刺治疗网球肘,王雨运用十二经筋理论治疗踝关节扭伤等,这种取穴法对治疗关节疾病中的肌腱韧带损伤(即伤筋)有着独特的疗效。

5. 因时取穴

因时取穴是中医学的一大特色,针刺治疗更是注意时间因素。《内经》中有很多强调因时针刺的内容,临床也有很多方面的运用,取得了较好的疗效。其中部分奥秘已被现代科学所揭示,证实了其科学性。现代实验表明:动物的天然免疫功能在上午逐渐升高,午时达到高峰,下午逐渐降低,子时与卯时最低。针对按时推算穴位的复杂性,有人设计了计算机软件,并取得了良好的效果。此种取穴方法对于某些呈现因时而作的关节疾病,运用因时取穴的方法效果较好。如路湘峰运用脏腑配时辨证取穴(即根据十二时辰配属十二脏腑及人体气血每两小时流注一经五输穴的理论,辨明发病时辰属何脏腑,取该经的原穴或合穴治疗)治疗颈肩痛取得了良好的效果。任仕容治疗一组 60 例痹证患者,采用徐凤的《子午流注逐日按时定穴歌》中的治疗方法,将因时取穴组与辨证取穴组进行比较。均用平补平泻法,留针 30分钟,每日 1 次,10 次为 1 个疗程。结果:两组分别痊愈 45 例、19 例,好转 12 例、13 例,无效 3 例、8 例,总有效率为 95%、80%。两组比较有显著性差异($P < 0.05$)。因时取穴法往往用于治疗发作与时间有密切关系的关节疾病。

6. 关节周围阿是取穴

阿是取穴源自《内经》的"以痛为输"。《灵枢·经筋》曰:"足太阳之筋……治在燔针劫刺,以知为数,以痛为输。"阿是之处,大多为病理变化、功能障碍和病变直接反应部位,如果人体经脉不通,气血运行不畅,则可呈现疼痛反应,并能找到压痛

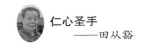

点，在这些压痛部位上针灸，可疏通经络，行气活血，治愈疾病，故《备急千金要方》曰："有阿是之法，言人有病痛，即令捏其上，若里当其处，不问孔穴，即得便成痛处，即云阿是穴，灸刺皆验。"阿是取穴，在治疗关节疼痛性疾病时，尤为方便实用，具体而言又分为以下几种：

（1）压痛点

《素问·缪刺》云："疾按之应手如痛，刺之。"如赵渝华治疗一顽固性手指疼痛患者，女，67岁。40年前冬季产后3日，以冷水洗物后即感右手中指疼痛。此后，遇寒则发。近10余年来疼痛逐渐加重。冬季要用厚布将中指包裹，否则疼痛难忍。多方治疗无效。诊为寒凝血滞，治疗以艾条温和灸疼痛局部，灸20分钟后患者局部发热发红，有舒适感。5日后疼痛消失。随访1年未发。

（2）减痛点

《灵枢·五邪》云："邪在肺，则病皮肤痛……以手疾按之，快然，乃刺之。"即按压疼痛反而减轻的部位。

（3）反应性痛点

指某些疾病在体表某些部位上呈现的压痛过敏点。反应性痛点与压痛点的区别在于，前者痛点远离病变部位，但与疾病有关，而后者痛点处于病变局部或周围。如踝关节扭伤，往往能在同侧腕关节找到相应的痛点，针刺此穴即能起到一定的治疗效果。

（4）运动性痛点

指人体活动时才呈现出的痛点或疼痛加剧之处。人体处于自然状态下，不活动不表现出疼痛或较之运动时为轻。

（5）特征性痛点

指病理情况下，肢体处于特定姿态时在特定部位呈现出的痛点，为某些疾病所特有，往往也是诊断疾病的依据，针刺此处常有较好的效果。

（6）心应性痛点

患者感觉疼痛，但检查疼痛点局部无任何病理变化，也没有任何特征，心理暗示能诱发或缓解疼痛，针刺痛点往往可立即止痛。

（7）中心痛点

当关节疼痛部位范围较大，一时又难于找出明显的痛点时，可将疼痛区域的中心点作为取穴点进行治疗。

阿是取穴在关节疾病中的运用广泛，几乎可运用于所有的关节疾病，但在某些急性疼痛的运用中存在争议。

7. 对应关节取穴

对应取穴法属于《内经》中"左病取右，右病取左"的巨刺、缪刺法范畴。由于经络内连脏腑，外络肢节，遍布全身，本法可以调整机体左右气血的偏盛偏衰，疏通经络气血的瘀滞，使营卫调和，气血畅通，疾病缓解。尉迟静等对其原理进行了研究：对患有慢性病的 8 例经络敏感人进行针刺治疗，10 日为 1 个疗程。结果表明：①针刺手三阴经、手三阳经的井穴所激发的经络感传左右互传，同名井穴的两侧经络都有其内在的联系，呈两侧对称。②针刺头面部、胸腹部与腰背部的不同穴位，所引出的刺激感传均能横贯头面与躯干而传至对侧相应穴位。③针刺上肢阳经穴位的经络与微经络感传自脊髓后角入髓，而后折向另侧后角浅出，循对侧相应路线返回对侧相应穴位；针刺上肢阴经穴位路线则相反。④入髓各支，均有分支别出循脊髓上行，越延脑交叉时，不进入延脑网状结构抑制区，唯自额叶下行的微经络感传经延脑后椎体交叉时，才进入延脑网状结构抑制区。康泰隆等亦对对应取穴进行了研究，结果表明：同侧肌群上穴位刺激得气时，不但有明显的肌电位变化，而且对侧相同的肌群上亦有相同的变化。对于关节疾患，这种取穴方法尤为适用，常于病变部位找出明显痛点，再从相对应的其他关节部位取穴。

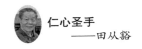
（1）上下相应

①手足腕踝关节相应：临床中经常使用此法，如丘墟治疗腕关节痛，大陵治疗足跟痛。②肘膝关节相应：《肘后歌》曰："鹤膝肿劳难移步，尺泽能舒筋骨痛，更有一穴曲池妙，根寻源流可调停。"③肩髋关节相应：《类经图翼》载居髎治疗"肩引胸臂挛急不得平"；《铜人腧穴针灸图经》载肩井治疗"仆伤腰髋痛"；《胜玉歌》亦说"髀疼要针肩井穴"；有报道称，肩痛时可在髋部找压痛点，髋痛可在肩部找压痛点。

（2）上下左右交叉对应

本法为左右对应与上下对应的集合。指上（下）肢左（右）侧关节穴位有治疗右（左）侧下（上）肢相应部位病痛的作用。《针灸聚英·杂病十一穴歌》载："肘膝痛时针曲池，进针一寸是相宜，左病针右右针左，依此三分泻气奇。"王登旗采用此法治疗腕踝关节软组织扭伤取得了良好的效果。治法：腕关节桡侧附近扭伤，取对侧踝关节内侧附近腧穴；踝关节外侧附近扭伤，取对侧腕关节尺侧附近腧穴；掌指关节周围扭伤，取对侧跖趾关节周围腧穴。只取1穴治疗。山东中医药大学附属医院刘佩云采用此法治疗关节扭伤38例，亦取得较好的效果。笔者曾用针刺对侧曲池穴治疗一膝关节骨质增生所致的膝关节疼痛患者，亦取得良好的止痛效果。

8. 辨关节部位取穴

即根据病变累及的关节不同而相应选取不同的穴位，从古今文献的整理亦可看出，关节疾病的取穴以关节周围取穴居主导地位。治疗类风湿性关节炎，病变累及下颌关节取下关、听宫、翳风；指关节取八邪、四缝；腕关节选用阳池、大陵、阳溪、腕骨；肘关节取天井、曲泽；肩关节取肩髃、肩贞；脊椎关节取相应的夹脊穴、命门；腰骶关节取十七椎、白环俞；骶髂关节取小肠俞、膀胱俞；髋关节取环跳；膝关节取膝眼、鹤顶、阳陵泉、阴陵泉；踝关节取昆仑、解溪、丘墟、太溪；跖趾关节取八风、公孙、束骨、阳辅、商丘等。高立山教授于《针灸心悟》中论述治疗关节痹证时，也是在辨证施治的基础上，根据病变累及的关节不同而选取不同的穴位。天津市中医医院所著的《针灸配穴》一书，更是依据关节疼痛部位确定了详细的选穴。颈部：天柱、列缺、风池、大椎、合谷。下颌部：下关、合谷、翳风、颊车。胸椎部：背俞压痛点、委中、夹脊、大椎、脊中。腰椎部：肾俞、腰阳关、委中、大肠俞、人中、大椎、十七椎。腰骶部：腰阳关、十七椎。骶椎部：腰阳关、八髎、秩边。骶髂部：关元俞、小肠俞、秩边。髋部：秩边、环跳、风市。膝部：犊鼻、阳陵泉、鹤顶、内外膝眼、足三里。踝部：解溪、太溪透昆仑、丘墟透照海。跟部：大陵、太溪透昆仑、仆参。趾部：八风、解溪、足临泣、太冲。肩部：肩贞、肩髃、肩髎、肩内陵透肩外陵、肩井、阳陵泉、条口透承山。肘部：曲池、尺泽、外关、曲池透少海、肘髎、阿是穴。腕部：阳池、阳溪、腕骨、中泉、合谷。手指部：八邪、合谷、后溪透合谷。

辨关节部位取穴的应用亦较为广泛，因受累关节的不同而变化。

9. 依神经节段支配取穴

依神经节段支配取穴，即根据疾病所属神经节段而选取隶属该神经节段的穴位进行治疗，是将古老的针灸学与现代神经学说相结合而产生的一种取穴方法。这种方法古人即已应用，如用华佗夹脊穴治疗脊柱病变。近几十年来，按神经节段取穴在针灸临床上不断尝试，并取得了良好的效果。如武汉医学院和上海第二医学院主编的《外科学》（高等医学院校试用教材），首次将针刺麻醉列入麻醉学章中的一节。该教材论述的10种针麻手术中，第一组穴位就是按神经节段选穴。王佩等查阅古代及现代针灸文献所记载穴位主治病症的部位特征之后，发现从古至今在针灸治

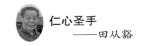

疗中按神经节段取穴的规律，这一选穴方法也被运用于关节病变中。如石国章采用针刺神经节的方法取穴治疗一肩痛女性患者，其主诉右肩痛，关节活动受限，右拇指、食指麻痛1年，天冷尤剧，先依辨证取穴，针肩髃、曲池、合谷，2次不效，改刺颈5、颈6椎间旁开5分处，刺中神经节，针感传导至拇指、食指，不留针，3次而治愈。

依神经节段取穴的方法多用于神经系统病变所致的关节疾病。

10. 依据中医理论取穴

（1）五输穴理论

五输穴出自《灵枢·九针十二原》《灵枢·本输》《灵枢·根结》等篇。《标幽赋》记载："体重节痛而输居。"殷克敬等认为，五输穴主治功效是以证候的出现为使用标准，无论是阴经还是阳经，只要出现体重节痛就取输穴进行治疗。这一点在前文的文献整理中亦可看出。现代报道，如王忠良等运用输穴治疗肩周炎取得了良好的效果。

（2）八会穴理论

八会穴是指人体脏、腑、气、血、筋、脉、骨、髓等精气聚合处的八个腧穴。骨会大杼常被用来治疗关节疾病。《针灸聚英》记载："大杼……主膝痛不可屈伸。"其他八会穴有时亦可用治关节疾病。如王健君等运用八会穴中的髓会绝骨为主治疗脊髓疾患，取得了良好的效果。

（3）奇经八脉理论

如方宗畴按奇经取穴治疗痹证患者，女，39岁。左肩胛部冷痛5年，疼痛牵及后头顶部和左肩，每于后半夜因酸楚难忍而影响睡眠。经查诊断为风湿性关节炎，中医属痹证。针灸取天宗等穴。二诊查左肩、肩胛区压痛多处均与阳维脉交会穴相吻合，故取穴加金门（阳维脉起点穴）。5诊后肩胛冷痛基本消失。

（4）四关穴理论

如王虹等运用四关穴理论治疗一右肩关节痛患者，针刺主取四关穴，配肩三针等穴，针刺 3 次，临床症状消失。

（5）根结理论

"根结"一词最早见于《灵枢·根结》，经脉"根"于四肢末端井穴，而结于头面、胸腹的一定部位。至元代著名针灸家窦汉卿继承发挥了根结取穴这一方法，在《针经指南》首载"针经标幽赋"中称："更穷四根三结，依标本而刺无不全。"即四肢为根，头、胸、腹为结，说明根结取穴是一种非常有效的取穴方法。陈桂兰运用根结取穴治疗疼痛（包括关节疼痛）取得了良好的效果。其方法是：取疼痛患侧的根结穴，察其疼痛的部位属于哪条经脉，即取该经脉的"根结"穴。例如，疼痛部位在足阳明胃经循行处，即取头维、厉兑。

中医理论众多，本文仅采摘几点加以论述，具体到临床应具体分析而加以运用，其中有些内容尚待进一步研究。

11. 依中国传统哲学理论取穴

（1）八卦九宫理论

如管遵惠运用脊椎九宫穴治疗脊椎病变。取穴方法：沿脊柱自上而下压诊，以压痛点最显著的病变椎节棘突间定为中宫；沿督脉在中宫上下棘突间各定 1 穴，分别称为乾宫、坤宫；距乾宫、中宫、坤宫旁开 0.5～0.8 寸，依次取巽、兑、坎、离、艮、震 6 宫穴。先针刺中宫，次针乾宫、坤宫，再针刺巽、兑、坎、离、艮、震穴。

（2）五行理论

如郝圣英运用五行配五输的方法治疗一例坐骨神经痛患者，取足临泣（泻）、商阳（补），配秩边，3 次治疗后，临床症状消失。

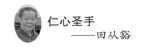

12. 经验取穴

中医学是一门实践医学，汇集了大量的临床实践经验，许多并无明确的理论可言，针灸取穴亦是如此。所谓"医家各有玄机术，专病常靠专穴医"，这一现象尤多见于古代针灸文献中，即有是症而用是穴。如《通玄指要歌》记载："大抵脚腕痛，昆仑解愈。"《针灸聚英》记载："诸节皆痛治阳辅。"如刘保延选用经验特效穴（冲阳穴）治疗网球肘。如张舒雁继承其师赵本善老中医的经验，以行间、阳陵泉、三阴交三穴为主治疗腰腿关节病变。本人常使用关节三针（关节头一针、关节颈左右对称两针）治疗关节疾病，往往取得较好的效果。

13. 其他取穴方法

（1）夹脊取穴法

此法主要用于脊椎关节病变。常选用夹脊穴，用长针沿皮下透刺，或用芒针针刺，治疗强直性脊柱炎和部分类风湿患者。如夏某，患强直性脊柱炎已4年，背肌强直，俯仰等活动受限。经长针透刺夹脊穴，每次针后患者立即感到背部肌肉能完全放松，活动范围增大如常人，每周针1～2次，半年后诸症消失。X光及CT检查亦有明显改善。

（2）井络取穴法

先用粗针刺患侧病灶经的井穴，针后出血，再刺对侧同经的络穴，得气后留针半小时。如叶思全用此法治疗一右手腕部挫伤患者，用三棱针刺右侧少商出血，复针左侧列缺，行针期间嘱其活动右腕，留针半小时，次日复针1次而痊愈。

（3）原络取穴法

原络配穴法又称主客配穴法。《灵枢·九针十二原》曰："五脏有六腑，六腑有十二原，十二原出于四关，四关主治五脏，五脏有疾，当取之十二原。"十五络穴对于十二经脉的阴经与阳经有很好的联系作用。取原络相配能通达内外，贯彻上下，对四

仁心圣手
——田从豁

肢及体表关节疾病有治疗作用。如头项关节病变,可用太溪配飞扬。王钊等治疗漏肩风,取患侧太渊(手太阴之原穴)、列缺(手太阴之络穴)、合谷(手阳明之原穴)、偏历(手阳明之络穴)。行捻转手法,得气后疼痛减轻,每次 20 ~ 30 分钟。留针期间嘱患者活动手臂,可取得良好的效果。

(4)前后配穴法

此法即是在人体各部的前面和后面配穴治疗。如风府、承浆配伍治疗颈椎病变。俞募配伍即属此配穴法之一。

(5)脐周穴位治疗关节病变

取脐周四穴,即肓俞(双)、水分、阴交,配合关节三针,治疗各类关节疾病。张世雄等治疗风湿性关节炎患者 74 例,病程 1 ~ 15 周。取天枢、阴交、水分,一律采用毫针,以平调法提插捻转。要求天枢穴针感放散到阴器,水分穴针感放散到胃脘和脐下,留针 15 分钟。每日或隔日针灸 1 次,6 次为 1 个疗程,最多治疗 3 个疗程。

14. 多种方法结合取穴

多因素导致的疾病目前在临床上越来越多,这一类疾病采用单一的方法往往疗效欠佳,在取穴上也是如此。因而,临床上常将多种方法结合取穴治疗关节疾病,其中以辨病与辨证治疗较为常见,如张勤等采用辨证与辨病结合的方法治疗 118 例腰椎间盘突出症,疗效较好。

以上归纳整理出针灸治疗关节疾病的取穴治疗方法十多种,以便同道们广开思路,减少查阅文献的时间。其中,最常用的还是关节局部的周围穴位与远端循经辨证取穴,另外则是根据病因、病种、病情、体质、全身机能状态等加强整体治疗。至于其他方法大都是经验总结,并有一定的针对性,可供参考选用,还有一些方穴尚待进一步研究探讨。

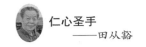
八、呼吸系统疾病针灸治疗概述

针灸治疗呼吸系统病症，见于文献报道的有：上呼吸道感染、急慢性气管炎、哮喘、支气管肺炎、大叶性肺炎、胸膜炎、肺结核、各种咳血等。

十二经脉皆通过胸背部，所以呼吸系统疾病涉及的经脉最多，最主要的有四条经脉：①肺经（本经）；②大肠经（表里经）；③膀胱经（膀胱经主周身之表，肺主皮毛之表）；④肾经（肺金为母，肾水为子，为母子关系）。至于督脉、任脉，为阳经与阴经之总，当然亦属常用经脉。

凡新病具有表证者，应着重取阳经穴，包括督脉上段、手阳明大肠经和足太阳膀胱经穴，如上星、百会、风府、大椎、商阳、合谷、曲池、大杼、风门、肺俞等。

若病程不久，没有表证，身体还不虚弱者，应该阴经与阳经并取，包括肺经与大肠经，以及与肺有关的腧穴，如太渊、列缺、尺泽、中府、合谷、曲池、肺俞等。也可取有关的任脉穴与督脉穴，如天突、膻中、大椎等。

凡久病体虚，出现口干、喘促、咳血、盗汗、午后潮热等症状者，应着重取阴经穴，包括任脉、手太阴肺经与足少阴肾经的穴位，如膻中、气海、鱼际、太渊、中府、涌泉、然谷、照海、太溪、复溜等。如兼有食欲不振、消化障碍、消瘦无力等，还应培补脾胃，取足阳明胃经穴及强壮穴，如足三里、膏肓、大椎等。

下面仅就呼吸系统几种常见病症的辨证施治简介如下：

1. 咳嗽

咳嗽是一种症状。中医分为外感咳嗽与内伤咳嗽两大类。外感咳嗽又称新咳，主要指急性气管炎、上呼吸道感染，也包括肺炎、胸膜炎等病的初期；内伤咳嗽又称久咳，主要指慢性气管炎，也包括其他肺部疾病引起的慢性咳嗽。

外感咳嗽

【病因】

多因感受风、寒、燥、热之邪，侵犯肺脏，致使肺气不宣所致。外感咳嗽是肺本身的病症，多属实证。

【辨证施治】

（1）风寒咳嗽

辨证要点：①必有外感，平素不咳。②有表证，如头痛鼻塞、全身酸痛、恶寒、发热、无汗、苔薄白、脉浮紧。③咳嗽多剧烈，咳声闭而不畅（咳声重浊），痰白稀而易咳出。④证属风寒外束，肺气不宣。

治法：解表散寒，宣肺止咳。

针灸：取手太阴肺经穴和手阳明大肠经穴为主，配合胸背部穴位。取列缺、合谷、风门、肺俞、天突等。针刺用泻法。亦可配合温和灸或隔姜灸大椎、大杼、风门、肺俞等穴。

穴释：列缺为肺经的络穴，合谷为大肠经的原穴，此为原络配穴法，可宣肺解表而止咳。风门可解表散风寒，肺俞能宣肺而止咳，天突顺气而止咳。大椎、大杼、风门、肺俞用灸法，可以温阳散寒，有解表宣肺的功能。

辨证加减：①若病初起，表证重者：针灸取风池、外关、尺泽、合谷，针刺用泻法，不留针或少留针（在3分钟以内）。②外寒内热：主要表现为恶寒鼻塞，口渴咽痛，咳嗽，痰黏稠，或有发热，喘促，苔白腻或黄，脉浮数。证属风寒外袭，肺热内郁。治宜散寒清热。针灸取风池、大椎、大杼。针刺用泻法。或加少商（肺）点刺放血。③风寒兼湿：主要表现为咳嗽痰多，胸腹满闷，苔白腻，脉滑。证属风寒兼湿，气机不畅。治宜疏风散寒，燥湿化痰。针灸取风门、肺俞、合谷、丰隆。针刺风门、肺

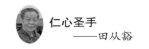
俞用泻法，不留针；合谷、丰隆用平补平泻法，留针15分钟。重者可配合灸法。

（2）风热咳嗽

辨证要点：①必有外感，素无咳嗽史。②有表证，如头痛发热、恶风有汗、口渴咽痛、苔薄黄、脉浮数。③咳嗽剧烈，多干咳，咳声清脆，吐少量黄黏痰。④证属风热犯肺，肺失肃降。

治法：清热疏风，宣肺止咳。

针灸：取手太阴肺经穴和手阳明大肠经穴为主，配合胸背部穴位。取太渊、尺泽、风池、大椎、大杼、肺俞、天突等。针刺用泻法，留针5分钟。

穴释：太渊、尺泽可清泻肺热而止咳；风池、大椎能祛风热而解表；肺俞为肺气转输之所，针之可疏导肺气；天突能顺气而止咳。

辨证加减：①表证明显：如头痛身热、流涕、脉浮、咳轻。证属风热袭表，肺气不宣。治宜宣肺解表。针灸取风池、大椎、外关，或加风门、肺俞。针刺用泻法，可留针。②风热兼湿：主要表现为咳嗽痰多、胸闷、苔黄腻、脉滑数等。证属风热兼湿，治宜宣肺化湿。针灸取大椎、外关、合谷、丰隆。针刺用泻法或平补平泻法，留针15分钟。③风热夹暑：主要表现为咳嗽、胸闷、心烦口渴、小便赤少、舌质红、苔薄黄、脉数。证属风热夹暑，治宜疏风解暑。针灸取大椎、风门、鱼际、合谷、曲池等。针刺用泻法，不留针或留针5分钟以内。

（3）燥热咳嗽

辨证要点：①病程短，有外感史。②有鼻燥咽干、发热怕凉、苔薄黄、脉数等表证。③咽痒，干咳无痰，或吐黏丝，痰难咳出，咳嗽剧烈，多有胸痛。④证属燥热伤肺，肺气不宣。

治法：清肺润燥。

针灸：取手太阴肺经穴与手阳明大肠经穴为主，配合肺之俞募穴。取曲池、太渊、肺俞、中府、天突等。针刺用泻法，留针10分钟以内。

穴释：曲池为大肠经的合穴，属土，能生金润燥；太渊为肺经的原穴，可以调肺气、清肺热；肺俞与中府为俞募配穴法，能调肺气，宣肺而润燥；天突能顺气止咳，为治咽痒的常用穴。

辨证加减：外感咳嗽，治而不愈或愈而复发，先有咽痒，继而咳嗽，咳痰不爽者，治宜散风润燥，利气化痰。针灸取太渊、曲池、天突、肺俞、三阴交等。针刺用平补平泻法，留针15分钟。

【补充参考】

①针灸治疗急性气管炎有较好的效果，有的单针天突穴，每日1～2次，有效率为90%以上。根据各地经验，针尺泽配天突止咳效果较好，灸肺俞、丰隆祛痰效果较好。②用梅花针刺激颌下气管旁以及背部夹脊穴处，用中重度刺激。或在风门、肺俞穴处拔火罐，也都收到了较好的治疗效果。

内伤咳嗽

【病因】

①多因肺气虚、脾阳虚或肾阳虚所致。②肺燥阴虚者较为少见。③外感咳嗽久治不愈，可致内伤咳嗽。④慢性气管炎属于内伤咳嗽的范畴，但内伤咳嗽还包括其他肺部疾患引起的慢性咳嗽。

【辨证施治】

（1）肺气虚

辨证要点：①咳嗽无力，咳声低微，痰多清稀，甚则喘促气短。②体倦懒言，自汗，面色㿠白，舌质淡，脉细弱。

治法：补肺益气。

针灸：取手太阴肺经穴为主，配合肺的俞募穴。针灸用补法，留针15～30分钟。取穴太渊、中府、肺俞、膻中、足三里。

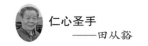
穴释：太渊是肺经原气留驻之处，肺俞、中府是俞募配穴法，三穴皆有调补肺气的作用。膻中为气之会穴，是补气的要穴。足三里是胃经的合穴，可补脾胃之气，能培土而生金。

（2）痰湿阻肺（脾阳不振）

辨证要点：①咳嗽痰多，容易咳出，或有痰鸣，遇冷诸症加重。②食欲不振，胸腹胀满，苔白厚腻、脉滑。

治法：宣肺健脾，燥湿化痰。

针灸：取手太阴肺经穴和足阳明胃经穴为主。针刺用平补平泻法，多配合灸法。取穴太渊、肺俞、膏肓、脾俞、足三里、丰隆。

穴释：太渊、肺俞可以宣肺化痰而止咳，膏肓为强壮穴，可以调补肺气，是治疗慢性咳嗽的常用穴。脾俞、足三里可以健脾燥湿，配合丰隆穴能加强燥湿化痰的作用。

（3）脾胃阴虚（阴虚肺燥）

辨证要点：①干咳无痰或少痰，动则气促；或痰中带血，甚至咳血。②腰酸腿软，潮热盗汗，颧红，舌红少苔，脉细数。

治法：滋补肺肾。

针灸：取手太阴肺经穴和足少阴肾经穴为主。针灸用补法或平补平泻法。取穴肺俞、中府、膏肓、肾俞、太溪、三阴交。咳血加孔最、膈俞等。

穴释：肺俞、中府、膏肓皆可调补肺气，润肺化痰。肾俞为肾气转输之处，太溪为肾经原气留驻之所，皆可补肾。三阴交可滋补三阴。上穴配合应用，有养阴清肺之功效。孔最可清肺热而通络，膈俞为血之会穴，能活血化瘀，引血归经而治咳血。

【补充参考】

①慢性气管炎急性发作期，多合并感冒或支气管感染，此时以控制感染为主，针刺用泻法，可取少商、鱼际、尺泽，亦可在风门、肺俞穴针刺后拔火罐。若经针灸治疗1～2天后，临床症

状未减轻，肺部透视炎症未见好转，白细胞仍增多者，应及时配合使用抗生素。但也有用各种抗生素效果不佳，配合针灸后很快见效者。②慢性迁延期患者，若咳嗽痰多，呈白色泡沫状，多属寒证，针刺肺俞、中府、脾俞、足三里、丰隆等，留针15～30分钟，亦可配合灸法。③若咳嗽痰黄或黏稠，多属热证，针刺太渊、尺泽、合谷、列缺、太溪、照海等，针刺不留针。若合并支气管扩张，经常咳大量黄黏痰，有时痰中带血或咳血者，效果较差。④临床缓解期症状轻微或无症状，一般患者不来就医。但此期加强治疗，有预防复发的作用。常用的方法是：在肺俞、心俞、膈俞、膻中等处用灸法（如温和灸、隔姜灸、瘢痕灸等），以及穴位处贴药、皮下埋针等。

2. 哮喘

本证主要分为虚、实两类，实喘多为过敏性哮喘、感染性哮喘，常见于儿童和青壮年。虚喘多为哮喘或喘息性支气管炎、肺气肿等，老年人较为多见。

【病因】

实喘多因外感风寒或痰热扰肺所致。虚喘多因肺气虚弱或肾虚不能纳气所致。

【辨证论治】

（1）实喘

①风寒束肺，肺气不宣

辨证要点：喘咳痰稀，呼吸困难，多兼有发热恶寒、无汗等表证，苔白，脉浮。

治法：疏风散寒，平喘利肺。

针灸：取肺经、督脉和膀胱经穴为主。针刺用泻法，可配合灸法。取穴合谷、列缺、风门、肺俞、大椎等。

穴释：合谷、列缺可散肺经之风寒，利肺气而平喘。肺俞调肺气、治喘咳。风门、大椎能散风解表，有解热作用，对感冒或

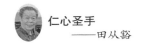

感染引起的哮喘常用之。

②痰热阻肺，肺气上逆

辨证要点：呼吸急促，喘作声高气粗，兼有胸闷，痰黏稠，多呈黄色，苔黄厚，脉滑数有力。

治法：清热化痰，降逆止喘。

针灸：取肺经、胃经、膀胱经穴为主。针刺用泻法，不用灸法。取穴鱼际、尺泽、丰隆、天突、定喘等。

穴释：鱼际、尺泽可清肺热而止喘咳，天突配丰隆能顺气化痰，定喘是止喘的经验穴，临床施用颇有效果。

（2）虚喘

①肺虚

辨证要点：呼吸急促，言语无力，动则汗出，苔薄白，脉虚弱。

治法：补肺平喘。

针灸：取肺经和胃经穴为主，配合任脉穴。针刺用补法，多用灸法。取穴太渊、肺俞、膏肓、膻中、中脘、足三里等。

穴释：太渊是肺经原气驻留之处，肺俞是肺气转输之所，两穴都有调补肺气的作用。膏肓是强壮穴，治身体虚弱，灸之补肺最佳。膻中是气之会穴，补肺气最常用。中脘、足三里可培中健脾，补益中气。

②肾虚

辨证要点：动则喘促，气短明显，形寒肢冷，脉沉细无力等。

治法：补肾纳气。

针灸：取肾经和督脉、任脉穴为主。针刺用补法，多用灸法。取穴肾俞、命门、身柱、气海、膻中等。

穴释：肾俞、命门可补肾纳气而止喘，身柱灸之助阳气以治形寒肢冷，气海、膻中皆为补气助阳之要穴，针灸可助肾之纳气功能。

虚喘多为久喘，一般常见肺、肾双虚，或肺、脾、肾三脏俱虚，针灸除用上穴外，可加用脾俞、中脘、足三里等。

【补充参考】

对哮喘的治疗，有单纯针刺、皮下留针、耳针、穴位埋线、割治、瘢痕灸、穴位贴药、穴位紫外线、激光照射、梅花针、穴位注射等多种治疗方法，近期疗效都比较满意，大多数病人哮喘发作可以缓解或减轻，20% ~ 30%的病人可以治愈，80%左右的病人有效，无效率在20%左右。

①针刺的常用穴位：定喘（第7颈椎棘突旁5分处）、人迎、合谷、孔最、中渚、肺俞、中府、天突等。另外，针对调整植物神经，亦可在颈7 ~ 胸6段针刺夹脊穴，加风池、大椎、风门、肺俞、心俞、膈俞、三阴交、足三里等，有提高机体免疫功能、降低过敏反应的作用，亦可选用。腹胀者，加中脘、足三里；胸满闷、心悸者，加内关、乳根；痰多者，加丰隆；虚证合并肺气肿者，多用灸法，以肺俞、肾俞、乳根、气海、足三里等为主。

②皮下埋针法：即选用膻中（针尖向下）、风门、大杼、肺俞、心俞、膏肓穴，每次埋针2 ~ 4穴，一般刺入后让患者活动一下，若无疼痛即可用胶布固定。一般3 ~ 5天换下，选其他穴再埋针。

③耳针：选用平喘、皮质下、内分泌、肺等。在耳针探测仪测定的过敏点处针刺或埋针。

④穴位埋羊肠线：用医用外科肠线，在膻中、风门、肺俞、心俞、厥阴俞、督俞、膈俞穴处，每次埋1 ~ 2个穴，一般2 ~ 4周后再埋另一个穴。具体操作有两种方法：一种是用缝合针穿过皮下，拉紧，剪断两头，松开时即可缩入皮内；一种是用穿刺针刺入皮下（可先在针心内放入1cm长的肠线），用注射器注入后，退针即可。注射前注意皮肤和用具的消毒，一般不会感染。

⑤瘢痕灸（也叫化脓灸）：取穴多为膻中、风门、肺俞、厥

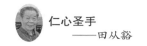

阴俞、心俞、督俞、膏肓等。具体操作方法：在穴位上涂蒜汁，然后直接将艾绒粘上并点燃施灸，一般连灸3～5壮，灸时术者用双手轻轻拍打周围皮肤，以减轻疼痛，灸后用消毒纱布敷盖固定，一般1周后可化脓，4～5周结瘢痕，若不化脓，还可在起泡处每日用艾条灸5～10分钟，连灸2～3天后即可化脓。此法因可造成烧伤、化脓等，病人痛苦较大，非顽固性哮喘一般不用，或用斑蝥灸。

⑥穴位贴药治疗：见本章"十四、谈贴敷"。

⑦紫外线穴位照射和激光穴位照射，取穴与针刺基本相同，也有一定的效果。

⑧哮喘持续状态的针灸取穴常用定喘、人迎、孔最、鱼际、中渚等，关键是找好感传，用较强的持续性刺激，或用电针，留针时间较长，有时可留针1～4小时。

⑨长期服用激素的患者针灸效果较差，但为了能撤掉激素，采用针灸治疗有一定的作用，一般多用补肾的方法，取穴肾俞、命门、太溪等。

九、胃及十二指肠溃疡的针灸和中药治疗

本病属中医"胃痛""胃脘痛""呕吐"等范畴。以胃脘痛（即上腹部周期性节律性疼痛、嗳气、反酸等）为主症。青壮年较为多见，男性多于女性。

1. 病因病理

发病原因有三种，往往互相影响，同时并存。

①精神因素：如忧思恼怒，情志不舒，气郁伤肝，肝气横逆犯胃，胃失和降，积久成疾。②饮食因素：如饮食失节，饥饱失常，或过食生冷油炸食物，致使脾阳不振，或过食辣味、刺激性食物，致胃热积聚而成病。③体质素弱：禀赋不足或因其他疾病

影响，脾胃气虚，中气不足，再加上过度劳累或伤于饮食，或寒湿内生，致使脾胃受损而成病。

本病辨病位在胃和十二指肠，因胃与脾相表里，肝对脾有相克的关系，所以本病与肝、脾的关系密切。

若病程日久，损伤胃络（因热迫血妄行或脾虚不能摄血），可以出现便血或吐血；溃疡久不愈合，则正气日虚，气滞血瘀亦可出现胃穿孔或转变癌症等。

2. 辨证施治

一般说来，新病往往多偏实证与热证，久病多偏虚寒证，更久则成血瘀证或虚实夹杂证。

本病早期治疗（针灸、中药）大多数可以治愈，并应克服精神因素，注意饮食，少食多餐，避免复发。若病程过久，溃疡较多、过大，反复出血，有穿孔可能或已穿孔者，应手术治疗。

（1）肝郁气滞型

主症：胃脘时时作痛，痛连胁背，嗳气反酸，舌质淡红，苔薄白，脉弦。

治法：疏肝解郁。

针灸：期门、梁门、阳陵泉，平补平泻法，针刺不用灸，留针 15 ~ 20 分钟。

辨证加减：①若有食欲不振，饭后腹胀、便稀，此系脾虚肝郁之象，针刺加建里、足三里（双），足三里加灸 5 分钟。②若胃灼热感，拒按，心烦，口干苦，吐酸水，苔黄，脉弦数，此系肝胃热盛之象。先针刺背部肝俞、胃俞不留针，再刺上穴，加刺期门、梁丘、内庭或行间。

中药常用处方：

柴胡 10g	白芍 10g	香附 6g	枳壳 6g
川楝子 10g	延胡索 6g	煅瓦楞 15g	甘草 10g
陈皮 10g	佛手 6g	苏梗 12g	

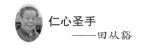
成药：疏肝止痛丸。

（2）脾胃虚寒型

主症：胃部隐隐作痛，喜暖怕冷，遇凉病重，饥时痛甚，得食稍安痛减，呕吐清水（或食物），兼有形寒肢冷，面黄，易疲乏力，时有便溏。舌质淡，苔薄白，舌边有齿痕，脉沉细或沉迟。

治法：温中健脾。

针灸：①脾俞、胃俞、阴陵泉、公孙。②中脘、足三里、内关。多针上穴，加灸或温和灸，留针30分钟，用补法。两组穴位交替使用。

辨证加减：若呕吐清水，加隔姜灸脾俞和中脘；泛吐酸水，加针至阳。

中药常用处方：黄芪建中汤加减。

炙黄芪 15g　　桂枝 6g　　　白芍 12g　　　吴茱萸 10g

生姜 3 片　　　大枣 5 枚

中成药：三九胃泰、香砂养胃丸。

（3）气滞血瘀型

主症：胃痛如针刺，拒按，痛点较固定，多有背痛，或有呕血及柏油样大便，舌质紫暗，有瘀斑，面色苍白，肢冷神疲，脉弦细或涩细。

治法：养血止血，导滞化瘀。

针灸：①肝俞、膈俞。②梁门、梁丘、足三里。出血期间，单纯针刺，用平补平泻法，留针20分钟，不灸。出血停止后，可加温和灸中脘、足三里、脾俞、胃俞等。两组穴位交替使用。

常用中药处方：

生地黄 12g　　丹参 12g　　当归 10g　　　赤芍 6g

延胡索 6g　　侧柏叶 15g　　生蒲黄 10g　　五灵脂 10g

炙甘草 10g　　出血可加三七粉 3g 冲服

补充针灸经验方：①静穴：即背夹脊处 $T_1 \sim T_{12}$ 压痛点取穴。

②安穴：髂前上棘与髂后上棘之间，髂骨上缘之下 3～4cm 处的压痛点。

注：右侧静穴与安穴主治十二指肠溃疡；左侧静穴与安穴主治胃溃疡、胃炎、胃下垂。静穴、安穴用振颤法反复捻转（静穴向脊椎中心斜入 3～4cm），每 5 分钟加强刺激，捻转颤抖 1 分钟，留针 20 分钟。

十、癫狂病及其针灸治疗概述

关于中医神志方面的病证及其针灸治疗问题，涉及范围很广。我初步翻阅了一些古代著作，属于神志方面的病证就有惊悸、怔忡、健忘、不寐、脏躁、梅核气、百合病、奔豚、狐惑、郁证、痫证、癫证、狂痴等十多种，再加上这些病证各有不同的病因、病机和辨证分型、治疗方法等，几乎包括了整个精神病学。因此，不可能在短时期内把每个病都介绍一下，我只是在 20 世纪 50 年代做过一些这方面的治疗。这次仅谈谈癫狂的基本知识和针灸治疗概况。

在没有谈癫狂以前，先谈谈神志与情志，它有利于我们对神志方面病证的认识和理解。

1. 神志与情志

神志，是指人的精神状态、意识、思维活动等，这些功能主要由"心"来主管，也与其他脏腑有关。

（1）心藏神，主神志

所谓"神"，是指人体生命活动的总称，也是对精神意识、思维活动和脏腑精、气、血、津液等活动外在表现的高度概括。《素问·移精变气论》中说"得神者昌，失神者亡"就是这个意思。"神"有广义和狭义之分，广义的"神"是指整个人的生命活动的外在表现，狭义的"神"是指心所主的神志。

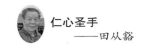
《素问·灵兰秘典论》曰："心者，君主之官，神明出焉。"清代徐灵胎解释为"心为一身之主，脏腑百骸皆听命于心，故为君主，心藏神，故为神明之用，神明者灵敏昧之意也"。《灵枢·本神》说："所以任物者谓之心。"任，就是担任、接受的意思。这就指出了认识外界事物而发生意识，思维活动过程是由"心"来完成的。

（2）肝藏魂

"肝为将军之官，谋虑出焉。"（《素问·灵兰秘典论》）。《灵枢·本神》说："随神往来者谓之魂。"古人认为，"魂"是生命的支柱之一。古代将军性多刚强、急躁，"谋虑"是深谋远虑、策划对策之意，也是一种思维活动。肝之"谋虑"，还取决于胆之"决断"协同作用。

（3）肾藏精

"肾为作强之官，技巧出焉。"肾是强壮精神并令其充沛的器官，技巧多来自于肾。肾藏精、生髓，精髓可以生化为血。另外，精血是神志活动的物质基础，心主血脉，与心主神志是密切相关的。心的气血充盈，则神志清晰，思维敏捷，精神充沛。

如果心血不足，常引起神不守舍，出现心神的变化，临床上常出现心悸、失眠、多梦、健忘、心神不宁等症。若血热扰心，可出现谵语妄动、昏迷、不省人事等症状。

"情志"是指致病因素而言，一般来说的七情指喜、怒、忧、思、悲、恐、惊，是对外界事物的反应，属于正常的精神活动范围，但若长期的精神刺激或突然过度剧烈的精神创伤，会引起体内阴阳气血失调，脏腑经络功能紊乱，从而导致疾病的发生。

情志与脏腑的关系，一般来说，情志所伤，多病及相关的脏腑，如《素问·阴阳气象大论》中说"怒伤肝""喜伤心""思伤脾""悲忧伤肺""惊恐伤肾"。情志的异常变化，主要伤及内脏的气机，使其功能活动紊乱而发病。《素问·本神论》中说："百病生于气也，怒则气上，喜则气缓，悲则气消，恐则气下，惊则气乱，思则气结。"说明不同的精神致病因素，对人体内脏气机的影响也不一样。"怒则气上"是说怒可使肝气上逆，血气也随之上升。"喜则气缓"是指心情舒畅则气血调和，营卫通利。但过喜反能使心气缓散而不聚。"悲则气消"是指悲伤能耗伤肺气。"恐则气下"是说恐可使肾气受伤而气陷于下。惊则心无可依，神无可附，故惊则气乱。久有所思，可使气留不行，故思则气结。

情志的异常改变，虽然能影响有关的内脏，但主要影响心的功能，并通过心以及各内脏的相互关系而互相影响，故《灵枢·口问》说："心者，五脏六腑之大主也，故悲哀愁忧则心动，心动则五脏六腑皆摇。"正说明了这个道理。

在情志所致的病证中，临床上的心、肝、脾的病证较为多见，如情志影响心的神志功能，可见惊悸、怔忡、失眠、健忘、心神不宁等症，或见精神恍惚、哭笑无常的脏躁症，或见狂躁不安、打人骂人、精神错乱的癫狂症。若影响肝的功能，常见精神抑郁，烦躁而怒，胁肋胀痛，月经失调等。若由心影响到脾肾或由肝影响到脾肾，都各有不同的症状，这里不再叙述。总之，熟练掌握情志致病的特点及其与内脏关系的特点，对防治癫狂是有现实意义的。

2. 古代文献对癫狂的不同认识

（1）阴阳失调说

《素问·生气通天论》中说"阴不能胜阳……病乃狂"，"邪入于阳则狂"。《扁鹊难经》中说"重阳者狂，重阴者癫"。癫狂可分为阳证、阴证、阴中阳证、阳中阴证，提出欲治其病必辨阴阳盛衰。

（2）痰迷心窍说

"痰"在癫狂中占有重要地位，各家记载颇多，如清代《石

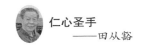

翼秘录》一书记载："癫病之生也，多生于脾胃之虚寒，所养水谷，不变精而变痰，痰结于胸膈之间，不得化，流于心而癫病生矣。"

（3）阳明火热说

《内经》曰："阳明火热，则弃衣而走，登高而歌，或至不食数日，逾垣上屋，所上之处，皆其所非能也。""诸躁狂越，皆属于火。"

（4）七情内伤论

元代《丹溪心法》曰："五志之火，因七情而起，郁而有痰，故为癫痫狂妄之证，宜以人事治之，非药石所能疗也。"

（5）胎病论

《素问》曰："人生有癫疾者，病名曰何？安得之？岐伯曰：病名为胎病，此得之母腹中时，其母有所大惊，气上而不能下，精气并属，故令人发癫痫也。"

3. 癫狂的针灸治疗

总则：癫狂涉及的脏腑经络为心、肝、脾、肾这四经，故与这四条经相表里的经穴有时也常选用，如神门、通里、少府、大陵、内关、行间、太冲、光明、三阴交、足三里、丰隆、太溪、照海等。

中医把癫狂分为癫证与狂证。癫证属阴证或阴中阳证，因而针灸治疗时以取任脉穴和阴经穴为主，配合督脉和阳经穴。狂证属阳证和阳中阴证，多取督脉穴和阳经穴为主，配合一些任脉穴及阴经穴。常用穴有百会、风府、大椎、身柱、鸠尾、巨阙、心俞等。一般每次取穴较多，刺激量较大，但临床上根据辨证，需掌握补泻手法并配合对症选穴。

4. 癫狂的辨证论治

癫狂的发病原因多与七情内伤或先天不足、母胎受惊有关，其病理多为痰浊所致。癫证多属痰气郁结，狂证多属痰火为患。

二者在证候上虽有差异，但病理变化上仍有所关联。癫证痰郁化火，可变为狂证；而狂证郁火已经宣泄，痰气滞留，亦可出现癫证。二者证候同时出现，也可形成癫狂。

（1）癫证

①痰气郁结

主症：起病缓慢，情感淡漠，精神抑郁，寡言或语无伦次，或喃喃独语，悲喜哭笑无常，动作闭静或幻听幻视，生活懒散，苔薄腻，脉弦滑。

治法：理气解郁，化痰开窍。

针灸：行间、阳陵泉、中脘、足三里、丰隆、神门、大陵、百会。

穴释：行间、阳陵泉可以调肝理气解郁；大陵可宁心安神；百会能通阳开窍；中脘、足三里、丰隆可以理脾化痰。

②心脾两虚

主症：情感衰退，神思恍惚，呆滞寡言，或喃喃自语，心悸易惊，不知饥饱、冷暖和秽洁，舌淡苔薄，脉细弱。

治法：养心安神，补脾益血。

针灸：心俞、巨阙、内关、通里、足三里、三阴交。

穴释：心俞、巨阙为俞募穴，可以调心气、养心神；内关、通里能补心安神；足三里、三阴交可补脾益血。

手法：补法或先泻后补。

（2）狂证

①痰火上扰

主症：起病较急，狂躁易怒，不避亲疏，登高弃衣，时歌时哭，甚则打人骂人，舌红，苔黄腻，脉弦大滑数。

治法：镇心涤痰，清肝泻火。

针灸：百会、人中、风府、间使、少府、鸠尾、足三里、丰隆、太冲等。

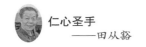
穴释：百会、人中、风府能通诸阳，借以清头而开窍；间使、少府可以清心宁神；太冲可以清肝泻火；鸠尾可以安心宁神；足三里、丰隆可以清内热而化顽痰。

手法：针刺，用泻法。

②火盛伤阴

主症：病热渐减，动之稍安能自止，多言，不定，时有烦扰，形疲面红，口黏而干，舌红无苔，脉细数。

治法：滋阴降火，安神定志。

针灸：太溪、照海、三阴交、神门、通里、百会、四神聪。

穴释：太溪、照海、三阴交能滋阴降火；三阴交配神门可安神定志；通里、百会、四神聪皆有醒脑、安神、定志的作用。

补充：上海精神病院观察 134 例精神分裂症患者，其中痰气郁结型 35 例，心脾两虚型 17 例，痰火上扰型 49 例，火盛伤阴型 38 例。治愈 52 例（占 38.8％），显效 56 例（占 41.8％），好转 23 例（占 17.1％），无效 37 例（占 2.3％）。最短治疗 15 天，最长治疗 120 天，多数患者在 60 天左右好转，每日或隔日针灸 1 次。

5. 典型病例

（1）黄某，女，61 岁，半年来呆滞，愚蠢，记忆力显著减退，行为紊乱，近 1 个月来生活不能自理，大小便失禁，定向力丧失，脑电波主观弥漫性慢波，舌质淡，苔薄白，脉沉细。西医诊为更年期精神病。中医辨证为肾阴命门火衰，痰气郁结。针四神聪、神门、通里、三阴交、太溪等穴，住院 84 天，功能基本恢复，生活能自理，脑电图大致正常而出院。

（2）曹某，女，32 岁，吵闹不安，疑心丈夫另有所爱，认为孩子及其母皆被爱人杀害，觉得别人在背后讲她坏话，舌红，苔微黄腻，脉弦，诊为精神分裂症。中医辨证为痰火上扰。入院后首用电休克治疗 6 次，1 个月后仍无效，后改为针百会、人中、太冲、行间、足三里、大陵、听宫等穴，治疗 1 个半月，精神恢复正常而出院。

（3）吴某，女，19 岁，打人骂人，不肯进食，失眠，痴笑，自言自语 1 个月，面色苍白，消瘦，舌质淡红，无苔，脉沉细，诊为精神分裂症。中医辨证为心脾两虚。针内关、神门、三阴交、足三里、太白、百会等穴，两个月治愈。

6. 精神分裂症的针灸治疗概况

精神分裂症属于中医"癫狂"的范畴，用针灸治疗该病，在历代文献中都有丰富的记载。1951 年，《人民日报》报道了朱琏针灸治愈精神分裂症多例后，引起医务界的重视，从此各地报道针灸治疗精神病的文章较多。据不完全统计，自 1951～1981 年有关这方面的报道资料有 100 多篇。

20 世纪 60 年代，针灸治疗精神分裂症的突出贡献为电针休克。电休克在精神病科的应用，已有几十年的历史，至今国内外还在应用，并认为是治疗内源性抑郁症最有效的方法。但在刺激波形和剂量等方面，还一直存有争议。四川某医院在用电针常量治疗精神分裂症时，偶尔也出现电休克一样的抽搐。经进一步研究发现，其与取穴和针刺深度有密切的关系。如用人中和百会或百会和印堂配合通电（用 6～12V 电池即可），便可出现电休克样抽搐。由于刺激波形和强度均与电休克不同，所以副作用较少。动物实验表明，电针刺激过多时，脑与内脏可出现形态学改变，不过是可逆转的。显然，对电休克来说，电针刺激是一项重大改变，有的单位已经用电针刺激取代了原来的电休克，但还存在有时出现半休克的缺点，尚待改进。

胰岛素休克和低血糖疗法，在精神分裂症的治疗上，有其传统的地位，其缺点为用量大，疗程长，价格贵，费用高，常出现继发性昏迷。故减少剂量而达到治疗目的，是多年来探索的问题。用小剂量胰岛素穴位注射配合电针的刺激，也产生了同样的

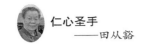
效果。取穴足三里、三阴交和曲池等，胰岛素用量每人每日不等，仅相当于对照组的28.5％，用糖量也相应减少。福州用此法治509例精神分裂症患者，痊愈和显效占70.5％，有效率达92.3％。穴位注射法，既节省了药物，又提高了疗效，使胰岛素治疗中长期存在的问题得到初步解决。

氯丙嗪类药物在精神分裂症的治疗中，由于使用简便，价格便宜，目前应用广泛，但它不能完全取代胰岛素休克和电休克两种方法，加上它本身用量也大，疗程长，有一定的副作用，因而在治疗精神分裂症中，如何减少用量而又不影响疗效，也是必须解决的问题。实践表明，电针刺激有助于解决这个问题，如河南等地用这类药物治疗精神分裂症时，加用耳穴电针后，药物剂量明显减少，疗效反而有所提高，氯丙嗪一日剂量减到100～250mg。对于服药后缓解不明显的病人，耳穴电针可以获得明显的改善，可选皮质下、交感、心、肾等穴。对于消除幻觉与解除木僵状态，有效率可达94％，但对抑郁、妄想与精神分裂症的治疗效果较差。

用针灸治疗精神分裂症的同时，人们也作了一些理论探索。有人认为，针刺的作用为激活网状结构与大脑皮层的功能，调整两者的关系，即促进大脑皮层的觉醒，又可降低皮层的过度激活，同时提高交感神经的张力。有人认为，电针治疗作用的原理与一般电疗相同，强电流的电针破坏神经电流的动力结构，使正常的和病理的生物物理特性一起遭受破坏，从而消除惰性与劳性病灶，其后再建立良性兴奋灶，从而将病痊愈。中、弱度电流的作用为改善过度活动的兴奋或抑制状态，使之达到平衡。也有人认为，针刺使中枢神经突触产生传送的再建，如动力的改变，从而调节了大脑皮层的功能，改善和治愈了精神病。有人认为，电针的作用体现在生物化学方面，它使中枢神经介质的合成与分布发生变化，如儿茶酚胺增加，五羟色胺在脑干中降低，因而精神病的症状得以消除。由于精神分裂症患者的气血测定值均低，治疗后上升，可以认为针灸的作用为调整气血虚的状态。有人观察发现，精神分裂症患者的循经感传现象的出现率高于正常人。认为是经络失调，故针灸的作用为调整经络。有人观察发现，针刺头面部的穴位，在大脑上出现的电波活动的强度与范围，均大于刺激肢体上的穴位的电波活动，故认为头部穴位对调整神经活动的作用强于其他部位的穴位。又有人观察发现，颅骨较薄处、骨缝处与头部邻近血管处的穴位，治疗精神分裂症和神经官能症的效果好于头部其他穴位。

以上这些现象可作为研究针灸治疗精神分裂症原理的参考。

十一、重度抑郁症的针灸和中药治疗

1. 概述

抑郁症又称"情感障碍性疾病"，情感障碍、情绪低落、心情抑郁为其主要表现（即所谓的三低现象，情绪低落、思维迟缓、疲劳衰弱）。据 WHO 估计，抑郁症在人群中的发病率为30%。近年来，随着社会变革的加剧，科技的进步，生活和工作中不可预测的压力因素不断增加，在全球，这类病人的发病率不断增加。据有关单位预测，到 2020 年，抑郁症占疾病的总比例为 60%。

抑郁症的症状具有多样性的特点，最常见的为睡眠障碍、疲乏无力、精神不足、缺乏兴趣、对生活失去信心、记忆力差、注意力不集中、时常想哭、焦虑不安、担心害怕、心慌气短、周身疼痛、便秘或腹泻、食欲减退、体重减轻等，几乎涉及身体的各个系统，因此常常出现误诊或有病乱投医，进而延误治疗。

由于抑郁症患者长期处于沮丧、消沉之中，不肯求助或求助无力，又无力自拔，极易出现自杀倾向，有轻生念头的约占 50%。

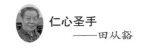

另外，抑郁症还常与其他疾病伴发出现，特别是一些慢性病，如脑血管病、肿瘤、糖尿病、心脏病、肾脏病等患者发生抑郁症的可能性明显增加。还有一种"急性抑郁症"，有的自感心慌胸闷，大汗漓淋，濒死感非常强烈；有的如癔病样发作，突然昏倒，不省人事，然而各种检查皆正常；有的表现为神经性皮炎、慢性腹泻，甚至出现消化性溃疡，患者在皮肤科求治多年未愈，经按抑郁症综合治疗，很快获得治愈。

一些慢性顽固性抑郁症，极易形成脑萎缩（海马区萎缩）而出现痴呆症。因此，老年性抑郁症尤为多见。历史上著名的科学家牛顿、达尔文，政治家丘吉尔，都患有抑郁症。

抑郁症的病因，除与社会环境因素有关外，常与遗传因素和性别有关。女性的发病率为男性的两倍。

据我国有关单位统计，大约有1/3的抑郁症患者经过自身的调整能自然痊愈。但更多的患者需要精神、心理、药物等综合治疗。目前世界上有效抗抑郁症的药物有数十种（中药的开发尚感不足），但仍有10%的患者用药物不能控制症状。

针灸治疗此症有较强的优势（可结合经络穴位感传加强心理治疗），临床疗效较好。据1990年以来140余篇针灸治疗各种重症精神障碍的报道，一般有效率在60%以上，症状缓解率占30%左右。其中，病程短、年纪轻者效果好，针灸、中药、心理综合治疗较单纯药物治疗效果好。

2. 辨证施治

抑郁症属中医神志病中"郁证"的范畴。其临床症状有时与中医文献中其他病证有密切的关系，如惊悸、怔忡、健忘、不寐、脏躁、梅核气、百合病、奔豚、狐惑病、癫证、狂证等十多种病证，在辨证施治中要相互参照和互相借鉴。

一般认为，抑郁症主要影响到心、肝、脾、肾等脏腑经络功能。在临床治疗中，重度抑郁症分心肾型、心肝型、心脾型、冲任失调型四个类型。

（1）心肾型

此型是在心血不足、肾阴素亏的体质基础上，再加上喜怒失常、忧愁郁闷、惊恐等诱因，以及在老年体弱、营养障碍的影响下而致病。

①阴虚火旺证

病因病机：肾阴虚，心火亢盛，水不能制火，此为阴中有阳、虚中有实之象。

主症：焦虑不安，担心害怕，心慌气短（心火旺，心不能自主），心神不宁，疑有人要捕抓自己（肾虚），呻吟不止（肾在声为呻），幻听（肾虚），病人多有思维障碍、痴呆等症（心火伤脾，痰火入心窍）。舌质红绛，苔光滑，脉沉细而数。

治法：滋阴降火，壮水以制阳。

针灸：听宫、翳风、间使、大陵、神门、三阴交、太溪、鸠尾、巨阙、丰隆。平补平泻，中等刺激，针感强，留针30分钟。

中药：六味地黄丸合大补阴丸化裁。

熟地黄12g，泽泻10g，山茱萸10g，丹皮10g，山药10g，云苓12g，知母6g，黄柏10g，远志10g，石菖蒲10g，龟板10g，猪脊髓15g。

②心肾双亏证

病因病机：心虚肾亏，水火不能相济，纯属阴证。

主症：怔忡健忘（心气虚），恐惧幻听（肾亏），幻视（心与小肠相表里，小肠经通于目），疲乏无力（肾虚），精神不足，对生活失去信心，感情淡漠。舌质淡红，脉沉细，苔薄白。

治法：补养心肾。

针灸：百会、内关、神门、肓俞、太溪、三阴交、心俞、膈俞、肾俞、命门。轻刺激，皆用补法，可配合灸法，留针30分钟以上。

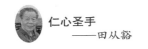
中药：十全大补丸、六味地黄丸、四物汤化裁。

生地黄12g，熟地黄12g，当归10g，白芍10g，云苓10g，山茱萸10g，川芎10g，黄芪15g，肉桂6g，泽泻10g，甘草10g，莲子心6g，仙灵脾10g。

（2）心肝型（肝气郁结证）

此型系在心血旺及肝阳偏盛的体质基础上，加上内伤七情（暴怒、恐惧不缓解）的诱因，或机体内发生代谢障碍的影响下而致病。主要表现为肝气郁结证。

病因病机：此为肝胆郁结而气不畅，属阳中有阴、实中有虚之象。

主症：焦虑不安（心火旺），好猜疑，时有幻觉（肝胆谋虑决断功能障碍），忧愁易哭（肝气郁结），苔白腻，脉弦。

治法：疏肝理气化痰。

针灸：内关、期门、行间、光明、丰隆、昆仑、照海、足三里。平补平泻，中等刺激，针感强，留针20分钟。

中药：龙胆泻肝丸合当归芦荟丸加减。

陈皮10g，半夏10g，枳实10g，竹茹6g，远志10g，当归10g，龙胆草10g，黑栀10g，黄连3g，青黛6g，生地黄12g，柴胡10g，甘草10g。

（3）心脾型

此型系在心虚、脾运不健的体质基础上，加上内伤七情、思虑过度、惊恐、抑郁的诱因，或机体发生代谢障碍的影响下而致病。

①痰气郁结证

病因病机：此证为心气虚、痰火郁结于包络之间，上蒙清窍，属阳中有阳、虚中有实之证。

主症：情感淡漠，精神抑郁，孤独，寡言或喃喃自语，白昼作梦，动作怪异，生活懒散（皆为脾虚不运、津液化痰、痰入心包之象）。苔白，脉弦滑。

治法：理气解郁，清心化痰。

针灸：中脘、足三里、丰隆、神门、大陵、行间、风府、陶道。平补平泻或先泻后补法，强刺激，针感强，留针 30 分钟以上。

中药：先用礞石滚痰丸与白金丸合方，后用温胆汤加减调理。

礞石 30g，沉香 10g，大黄 10g，黄芩 10g，半夏 10g，橘红 10g，白矾 3g，郁金 10g，竹沥水兑服 10mL。后加陈皮、半夏、枳实、竹茹、远志、石菖蒲等。

②心脾两虚证

病因病机：此证有心、脾两经气血俱虚之象。

主症：情感衰退，神思恍惚，思维障碍，有牵连观念（心血虚），呆滞寡言或喃喃自语（脾虚生痰，痰火入心），或心悸、惊恐不安（心虚神不守舍），不知饥饱、冷暖和秽洁（脾虚生痰、痰蒙心包之象）。舌质淡红，苔薄白，脉细弱。

治法：养心安神，补脾益血。

针灸：心俞、巨阙、内关、通里、足三里、三阴交、百会、大椎、陶道。

手法：补法或先泻后补法，轻刺激，针感要明显，留针 30 分钟以上。

中药：归脾汤合人参养荣汤加减。

人参 6g，白术 10g，茯苓 15g，酸枣仁 15g，木香 10g，黄芪 15g，陈皮 10g，当归 10g，桂心 6g，五味子 10g，白芍 10g，远志 10g，甘草 10g。

（4）冲任失调型

此型系在气血不调，机体内分泌发生障碍的基础上，加上外感六淫、内伤七情而致病。女性易于出现。

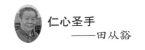

气郁血滞证

病因病机：女性由于长期月经不调，气郁血滞，极易导致心、肝、脾、肾诸经功能失调而致病。

主症：焦虑恐惧，猜疑妄想，忧愁，悲观失望，常想自杀，情感淡漠，或幻听幻觉，或精神错乱，月经不调或闭经。

治法：调经利气，化痰破血。

针灸：内关、阳池、神门、百会、三阴交、血海、关元、筑宾、太冲、次髎、四神聪、膈俞（刺血拔罐）、人中。泻法或平补平泻法，强刺激，针感强，留针多取穴。用人中、百会进行电针冲击治疗，常能立即缓解精神错乱症。

中药：逍遥散合二陈汤加减。

陈皮 10g，半夏 10g，云苓 10g，枳实 10g，香附 10g，柴胡 10g，当归 10g，白芍 10g，胆南星 10g，桃仁 10g，红花 6g，栀子 10g，白术 10g，甘草 10g。

十二、针灸治疗失眠

失眠，中医又称"不寐"，是一种常见病、多发病，常常给患者带来痛苦。笔者近 10 年来门诊病种统计显示，失眠居于门诊病种的第 5 位，占就诊人数的 10%。兹将临床体会介绍如下：

1. 辨证分型

关于失眠的治疗，在临床上要先辨别虚实。如情志不舒，郁而化火；或痰湿蕴结，久而化火；或肾水不足，不能上济于心，心火独亢于上等，均导致火热内生，上扰心神，神不守舍而出现失眠。实证的辨证要点：入睡困难，甚则彻夜不眠，伴有火热之象，如烦躁起急、口苦、口干、舌红、脉数等。虚证多属阴血不足，心失所养。如思虑过度或精神刺激等耗伤心血或产后、病后体虚，阴血耗损等。虚证的辨证要点：醒后不能再入睡，或时睡时醒，或似睡似醒，可伴有心悸、头晕、乏力、精神萎靡等症。

2. 针灸治疗

针灸治疗失眠的机理和作用在于能协调阴阳，调理脏腑，扶正祛邪，从而达到改善睡眠的目的。介绍常用针灸处方如下：

处方 1：百会、神庭、印堂、神门、巨阙、三阴交、安眠。可选用三棱针放血、拔罐、梅花针叩刺、耳穴埋豆、灸法等治疗方法。本方主要在于调理阴阳。治疗失眠症不能一味地镇静安神，而应重在调和阴阳，在重建阴阳平衡之气的基础上予以镇静。故方中百会配巨阙，一督一任，一阴一阳，一上一下，以调和阴阳，顺接阴阳之气。神庭、印堂同为督脉之腧穴，既可镇静安神，又可辅助百会调理阳气。方中调理阳气之穴明显多于调理阴气之穴，故又取足三阴经之交会穴三阴交，辅助巨阙调理一身之阴气，从而使方中阴阳取穴达到平衡。

处方 2：大椎、心俞、膈俞、脾俞、肾俞、肝俞。虚证者，针刺手法较轻，以补法为主。对于实证者，采用大椎、心俞放血拔罐。先用三棱针点刺，然后以局部拔罐以利出血，放血量以 2 ~ 3mL 为宜，也可配合梅花针叩刺，采用弹刺法，每分钟 80 次左右，刺激强度因人而异。

以五脏俞为主配以大椎，体现了调理脏腑从背俞穴入手的观点。因为背俞穴是五脏六腑之气输注于背腰部的腧穴，可达到调理五脏的作用。方中五穴均与阴血关系密切，以调养阴血、镇静安神为主。大椎为手足三阳之会，又是督脉之腧穴，既可镇静安神，又可调理阳气，与背俞穴共同起到调和阴阳的作用。

3. 病案举例

王某，男，45 岁，初诊日期为 1999 年 1 月 13 日，主因"失眠半年余"前来就诊。

患者 1998 年初行胆囊切除术后，因工作原因情绪不畅，逐渐出现失眠、烦躁、健忘、周身乏力、工作效率降低、对周围事

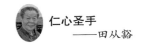
物兴趣减低等症状。曾检查肝功能、甲状腺、血糖、心脏等多项指标均未见异常。近半年症状加重，入睡困难，睡中易醒，多梦，时有盗汗，每晚服用安定2片，只能睡3～4小时。平日烦躁易怒，纳差，二便调。舌质暗红，少苔，脉沉细。患者既往有高血压病史，现以药物控制。

诊断：不寐（血虚肝郁，热扰心神）。

治法：疏肝清热，养血安神。

治疗经过：针刺百会、安眠、风池、神门、巨阙、期门、中脘、肓俞、三阴交，与大椎、安眠、心俞、膈俞、肝俞、脾俞、肾俞交替使用，同时夹脊走罐。治疗2次后，心烦明显好转，睡眠有所改善。治疗8次后，情绪明显改善，精神好，西药停服，每晚入睡6～9小时，仍多梦。经针刺12次后，病情趋于平稳，患者入睡容易，睡眠质量好。

病例分析：患者因术后出现失眠，情志因素引起肝气不舒，肝失条达，肝气郁滞，热郁化火，上扰心神。肝的疏泄功能受损，肝不藏血，阴血亏虚，不能制约体内肝的阳气升动，阳气亢逆，故出现烦躁、易怒、失眠。肝藏魂，魂失所养则"魂不守舍"，可出现多梦易惊，卧寐不宁。治疗时重在疏肝理气，配以清热、养血。从五脏俞入手调理脏腑，从而达到水火既济、心火得灭的目的。百会、安眠可镇静安神；风池可清泻肝胆热邪；期门为肝之募，养血调肝，条达气机；神门为手少阴经之原穴；心俞与心之募穴巨阙为俞募配穴，共奏养心安神之功；中脘、肓俞培补中焦，扶正祛邪；三阴交调三阴经之经气。同时，针刺治疗时要注意患者的感受，从心理方面多与患者交流，让患者对医生产生充分的信任，帮助其建立战胜疾病的信心。

十三、谈灸法

1. 关于灸法

灸法是针灸医学中的重要组成部分，它是利用某种易燃烧的材料或某种药物，在穴位上或患处烧灼、熏熨和贴敷，借其温热性或化学性的刺激，通过经络穴位的作用，调整人体生理功能的平衡，从而达到治疗和保健目的的一种外治法。灸法起源于我国原始社会，是人类知道利用火以后，利用围火取暖或被火灼伤某部以减轻病痛，并在此基础上发展起来的。

灸法最早的文字记载见于《左传》，即公元前 581 年医缓给晋阳公诊病时讲的一段话，医缓说："疾不可为也，在膏之上，肓之下，攻之不可，达之不及，药不治焉。"这里所讲的攻即指灸，达即指针。而灸这个字在现存的文献中最早见于《庄子·盗跖》："丘所谓无病而自灸也。"这句话说明孔丘也善于利用灸法进行自我保健，同时也证明早在春秋战国时期，灸法已颇为盛行。《黄帝内经》一书是中医最早的系统性文献，其书已记载人体有十二条经脉。而长沙马王堆汉墓出土的两部帛书《足臂十一脉灸经》和《阴阳十一脉灸经》，提出有十一条经脉和灸法，说明帛书早于《内经》，也揭示灸法早于针法。关于用艾作灸的方法，早在 2000 多年以前孟子的著作中就提到"七年之病，求三年之艾"。

我在从事中医临床治疗的 60 余年中，通过学习和自身的体会，认识到灸法的重要性，能够补充针药治疗的不足。灸法作为一种传统疗法，有以下五个特点：一是应用范围广泛，可治疗多种病症。灸法既可单独使用，也可与针药结合治疗多种疾患。二是操作方法多种多样，可提高疗效。灸法种类很多，在《中国灸法集粹》中汇集了 130 余种不同的灸法，比如苇管灸、核桃皮眼镜灸、火柴头灸、线香灸等，它们均是各有所长，或有专治。三

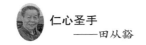
是灸法的特殊功效，可补针药的不足。如《灵枢·官能》提出"针所不为，灸之所宜"。唐代王焘所著的《外台秘要》指出"至于火艾特有其能，针药汤散皆所不及者，艾为最要"，"诸疗之要，火艾为良，要中之要，无过此术"。明代李梴在《医学入门》一书中也说："凡病药之不及，针之不到，必须灸之。"四是副作用少，老幼皆宜。灸法基本上是没有副作用的，除了病情需要，施行瘢痕灸、发泡灸有一定的痛苦外，其他灸法都很容易被患者接受，特别是对婴幼儿和年老体弱者，灸法较其他疗法更为优越。五是艾灸可与穴位、药物的作用相结合。在艾火作用于经络穴位上的着肤灸、悬起灸、实按灸的基础上，越来越多的隔物灸和敷灸将灸法、穴位作用与药物化学刺激结合起来，扩大了治疗的范围。因此，灸法研究有广阔的发展前景。

目前灸法在国内外不能广泛应用和推广的原因有很多。其中，因为明火熏烟，操作费时费力，医者不愿多用，再加上体会不深、认识不足、研究不够等因素，影响了灸法应有的发展。近十多年来，为了改善这种状态，有的医疗工作者著作立说，发表论文，加大宣传力度，有的进行灸法药物及器具的改良，如无烟灸、电热灸和药物敷灸等，都取得了可喜的成果。

在长期的临床与教学工作中，我逐步认识到灸法的重要性，积极倡导运用传统的各种灸法，同时为适应临床需要，进行必要的灸具改良和创新。比如，治疗顽固性面瘫和耳聋、耳鸣的苇管灸；治疗视网膜色素变性、视神经萎缩的核桃皮眼镜灸；火柴头灸和线香灸等。在灸疗仪器的改良方面及灸材的研究方面，我也做了许多工作。我曾与武汉国灸科技开发有限公司共同研发的"中国灸"有十余种类型，如哮喘灸、冠心病灸、前列腺灸、肩周炎灸等。"中国灸"将热疗、穴位疗法、药疗三者的作用很好地结合在一起，临床取得了显著的疗效。"中国灸"在2001年9月荣获国家级星火计划项目证书，于2002年5月荣获武汉市科学技术成果奖。我还参与研发山东枸县的多功能灸疗仪、齐齐哈尔和浙江长兴的电灸疗仪，这些仪器现都已投入临床使用，为推广灸法作出了贡献。

2. 灸法应用举例

（1）火柴头灸（或用线香灸）治疗急性流行性腮腺炎

先在角孙穴处用酒精消毒，然后将火柴划着，在火焰刚起时（尚未点燃木柄时）迅速点刺角孙穴处，燃火即灭。单侧发炎仅焠灼患侧，双侧发炎焠灼双侧，每日治疗 1 次。

用此法治疗 58 例腮腺炎患者（均为 6～11 岁儿童），其中单侧患病者 31 例，双侧患病者 27 例，体温 38.5℃～40.5℃者 54 例，体温正常者 4 例。消肿效果：用上法治疗后，1 日内消肿者 20 例，2 日内消肿者 21 例，3 日内消肿者 17 例。退热天数：1 日内体温恢复正常者 31 例，2 日内体温恢复正常者 21 例，3 日内体温恢复正常者 2 例。压痛消失情况：1 日内压痛消失者 12 例，2 日内压痛消失者 16 例，3 日内压痛消失者 30 例。全组患者均在 3 日内治愈。

（2）灸法解热的临床观察和实验研究

我们在 1984 年 12 月至 1987 年 1 月，选择不同疾病引起的高热（38℃以上）的住院患者，在常规应用抗生素的临床情况下，系统观察了加灸大椎、曲池的解热效果。一共观察 154 例患者，包括 12 种疾病，其中，外伤感染 12 例，化脓性腹膜炎 17 例，骨髓炎 4 例，产褥热 12 例，术后感染 48 例，肺、支气管感染 8 例，扁桃体炎 9 例，腮腺炎 5 例，泌尿系感染 9 例，胆系感染 9 例，膜腺炎 5 例，急性胃肠炎 8 例。所有患者都有发热 38℃以上的体征。用艾条温和灸大椎、曲池（双侧），每个穴位灸 10 分钟，艾条距皮肤 2～3cm，局部呈红晕且有明显的温热感，每天灸治 1 次。

观察结果：加灸组 82 例，对照组 72 例；两组皆连续观察 48

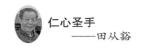

小时的体温变化。

加灸组 82 例中，有 62 例体温降到 37℃以下（占 75.61%）；对照组 71 例中，有 5 例体温降到 37℃以下（占 6.94%）。两组比较，说明加灸后解热效果较好。同时也做了动物实验观察。加灸组家兔 24 小时体温已恢复至正常水平。而对照组体温恢复正常则在 72 小时以后，较加灸组推迟了 48 小时。

（3）"中国灸"自然热疗贴

这种自然热疗贴是"中国灸"中的药物敷灸法，它用铁粉、碳粉等产生自热，并将艾与其他药物通过穴位刺激和经皮吸收达到治疗目的。其由中国武汉国灸公司生产，经过近两年来的临床应用，取得了较好的效果。目前，已开发出十多种类型，能治疗多种病症，如风湿关节痛、颈椎病、胃肠功能紊乱、气管炎、哮喘、前列腺炎及肥大、月经不调、痛经等。2002 年 7 月，治疗痛经 5 例，取关元穴，每天贴 6 小时，连续贴 3 天，均有立即止痛的效果。治疗观察 3 个月，5 例痛经皆缓解。

（4）神阙隔盐灸治疗五更泻

用精制食盐填满脐窝，上盖 1 分厚的姜片，用艾炷灸 5 壮，每天灸 1 次。

患者李某，女性，50 岁，农民。主诉每天黎明时大便溏泻，已有 3 年余，便前有轻微腹痛。消瘦神疲，腰酸腿软，下肢发凉，苔薄白，有齿痕，脉细弱。证属五更泻，系脾肾两亏，真阳不足，命门火衰，不能温运腐化水谷所致。患者灸治 5 次后，大便已恢复正常，诸症明显好转。后改为隔日灸 1 次；共治疗 10 次。观察 1 年未复发。

（5）隔姜灸身柱穴主治阳虚背寒肢冷症

身柱穴，诸书记载其主治腰背强痛、虚劳、喘咳、癫狂、小儿惊风等症，未见有治疗阳虚背寒肢冷的记载。余自 1982 年以来，曾先后遇 8 例具有明显的脊背发凉、冷彻心腹、四肢不温的患者，皆用隔姜灸身柱穴，每次 10～15 分钟，每日 1～2 次。全部患者病程数月至数年，时轻时重，其中有 4 例患者经常背寒肢冷，每当遇寒凉天气或背部受风，必引起咳喘，甚至出现肺部感染。上述全部患者，经用此法治疗 14 周，症状全部消失，经过 1～2 年追访，未再复发。

患者严某，女性，50 岁，科技工作者，4 年来背部发凉如敷冰，心中寒战，四肢发凉，伴有失眠、自汗、纳差等症，在各大医院诊为更年期综合征或植物神经功能紊乱，中、西药物治疗无明显效果。于 1983 年 11 月 12 日入院治疗。经体格检查及实验室检查皆属正常范围，诊为阳虚背寒肢冷症。采用隔姜灸身柱穴 15 分钟，第二天背寒减轻，已无寒战，每日灸 2 次，5 天后诸症消失。以后每日灸 1 次，两周后出院，随访 2 年未复发。

（6）苇管灸治疗面瘫

20 余年来，我们采用苇管灸配合针刺治疗面瘫，取得了较为满意的效果。对部分针刺敏感怕疼者，或小儿、孕妇，单纯采用苇管灸效果也很好。苇管灸器是根据唐代《备急千金要方》中的记载自制的。选一段长 4～5cm、直径 0.3～0.5cm 的苇管，清除管腔中的膜絮，一段作插入外耳道用，另一段连接一个用可乐瓶剪成的、长 3cm 的鸭嘴形斜口，用来放置艾绒。将两段连接即成灸器。施灸时，取艾绒填满鸭嘴斜口，从近耳处点燃艾绒，再将艾灸器插入耳道，同时用棉球在苇管与耳郭交接处垫好固定，温度以耳部能耐受为度。每次灸 14 壮（10～15 分钟），每天施灸 1 次，亦可治疗耳鸣耳聋等症。

（7）核桃皮眼镜灸治疗视网膜色素变性 40 例临床观察

核桃皮眼镜灸法：取大个核桃，从中剖开，要求两半完整，去核桃仁，只用核桃皮。另取野菊花 30g，枸杞子 60g，放入 1500mL 水中煮沸 30 分钟，再将核桃皮浸泡 24 小时以上，备用。施灸时，用预先特制的眼镜架，套上泡好的核桃皮，然后将 3cm

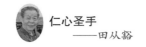

长的艾条，插入眼镜架前方横出的艾条上，点燃，戴好眼镜架施灸。要求将核桃皮紧扣眼睛周围，每次约灸15分钟，如果过热，可调整艾条与核桃皮的距离。每日施灸1次，连续治疗12次为1个疗程，疗程间休息1周，再进行第2个疗程的治疗。一般连续治疗3个疗程。治疗结果：一共治疗观察40例，显效者5例，占12.5%；好转者20例，占50%；无效者15例，占37.5%。总有效率为62.8%。其中，有14例治疗后视力获得不同程度的提高，最低提高0.2，最高提高0.7。

（8）雷火灸治疗尿潴留、肠梗阻各1例

灸法治疗尿潴留（尿闭）散在报道很多，效果较好，一般多在1～3天内恢复自主排尿。多用温和灸、隔姜灸或雀啄灸，另一类则用甘遂、鲜青蒿等药物进行敷灸，取穴以神阙、关元、命门为主。

雷火灸：艾绒60g，沉香、木香、乳香、茵陈、羌活、干姜、穿山甲各10g，麝香少许，制成艾条，点燃后，将艾火用6～8层棉布裹紧，立即点按穴位处，并迅速抬起，如此点按数次，当患者能耐受时，再按压1分钟，待火熄灭后，再点燃施灸，如此反复操作3～5次，或3～5壮。

①尿潴留病案

荣某，女，58岁，高级管理人员。长期处于工作紧张状态，体质虚弱。自幼有高度近视，突发视网膜剥离，住北京协和医院，做视网膜修复术，当时手术难度较大，全身麻醉，手术进行6小时。术后出现尿潴留。开始用西药、物理疗法等无效，以后采用针灸、按摩等治疗，12天来用了各种方法，都未能恢复自主排尿。余综合四诊，认为证属脾肾阳虚，命门火衰，脾失健运，膀胱气化受阻而成尿闭，在选用治疗方法时，考虑到前医曾用针刺及温和灸等治疗。故用雷火灸试治，当时取穴关元、水道，在第1次治疗过程中，患者感到有排尿感，尿液淋漓，尿量很少。

第 1 天晚上又进行第 2 次雷火灸，取穴命门、肾俞，让患者坐在马桶上施灸，当每次点按灸时，就能排出少量尿液，共进行 5 壮雷火灸后，断续排出尿液约在 200mL 以上。第二天起床后，患者出现排尿感，但仍排尿不畅，经再次施用雷火灸，1 日 2 次，至第 3 天后，患者排尿已恢复正常。

②肠梗阻病案

唐某，男，26 岁，司机，外科住院病人。患者在前一天晚上 6～7 点与朋友一起上街吃烤羊肉串和烤羊板筋 10 余串，约 0.5kg，当时没有喝任何饮料。回家后约在夜间 12 点，突然感到腹痛如绞，腹胀难忍，恶心欲吐无物，急诊经 X 光拍片，小肠中段梗阻，诊为机械性肠梗阻。立即收入院观察，经引流、胃肠减压、洗肠等治疗措施，仍无排气现象。腹胀腹痛明显，烦躁不安，注射杜冷丁每 4 小时 1 次，稍能使疼痛减轻，准备第二天手术治疗。当晚 10 点 25 分，因患者腹痛难忍，其父母请我进行针灸治疗。检查：患者腹胀如鼓，不断呻吟，触诊叩诊时病人大声叫喊腹痛，当时用雷火灸法，在天枢、外陵、下巨虚施灸，患者精神渐趋安定，腹痛缓解，不再呻吟，呈昏昏入睡状。次日上午再到病房诊治时，患者自述昨晚自灸后一直没有腹痛，睡了一宿好觉。今晨洗肠时排出部分粪便。当时再次在上述穴位上施用雷火灸法，到下午自动排便 1 次，故免去了手术治疗，休息两天痊愈出院。

3. 保健灸法治未病

（1）保健灸历史回顾

灸法的保健防病作用，早在唐代《备急千金要方》中有记载："凡人吴蜀地游宦，体上常有两三处灸之，勿令疮暂差，则瘴疬瘟疫毒气不能着人也。"故有"若要安，三里常不干"的说法。明代《医学入门》也有"凡一年四季各熏脐一次，元气坚固，百病不生"之语。说明古人非常重视养生保健之道，往往把灸法作

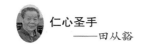
为重要手段，定期施灸，终生不渝。这也证明灸法作为防病治病的治疗方法已有几千年的历史了。

保健灸不仅在中国有悠久的历史，在国外也盛行多年了。自唐代灸法传入日本之后，也曾开展过几次保健灸的普及运动。最早是在15世纪，除民间应用外，官方布文提出春、秋两季要施灸保健。17～18世纪是日本灸法应用的鼎盛时期。到18世纪末，受日本明治维新的影响，针灸处于低潮。进入20世纪，日本政府出于战争需要，希望提高国民体质，在日本举国发起保健灸热，再次出现保健灸的普及，如"国民三里灸保健运动""开拓移民保健灸""儿童保健灸"。规定1～10岁灸身柱，艾粒半米粒大，灸1～5壮；10岁以上灸身柱、足三里，艾粒米粒大，灸5～10壮。"工厂强壮灸"多是每年定期集体施灸，常用穴为中脘、气海、肾俞、脾俞、次髎、身柱、风门、膈俞、至阳、天柱、百会、曲池、足三里等。强兵对策的"强兵灸"，主要取穴为足三里、身柱、风门、曲池等15个经穴，同时还组织对偏僻地域的灸疗普及运动。

（2）治未病的意义

"治未病"是中医防治疾病的理论核心，早在《黄帝内经》中就提出"圣人不治已病治未病""上工治未病"。汉代张仲景的《伤寒杂病论》中指出"治病于萌，即病防变，重病防逆，病后调理"。唐代孙思邈的《备急千金要方》把人的健康分为"未病、欲病、已病"，故后世有"上医治未病，中医治欲病，下医治已病"的说法。

"未病"最简单的理解就是无病的健康个体。健康是人类追求的目标，根据世界卫生组织（WHO）宪章规定："健康不仅是没有病和不虚弱，而且是心理上和社会适应能力上三方面的完美状态。"也就是说，这个阶段人体阴平阳秘，气血调合，又不受病邪侵害，要使这一无病阶段延长，主要通过利用养生学和心理学的知识来增强机体的抗病能力，同时努力改善人类生存环境，做到天人合一，顺应四时，和谐共生。"治未病"还包括不健康未发病的"欲病"阶段，即现代提出的亚健康状态，也可称为病前状态，其特征是精神欠佳，机体活动能力下降，反应能力减退，适应能力差，生活质量下降等。据不完全统计我国亚健康人口超过7亿，占全国人口的60%以上。因此，"治未病"是我们医务工作者的当务之急。

4. 保健灸的临床应用

（1）延年益寿保健灸

足三里温和灸：选准穴位后，用艾条温和灸10～15分钟，每天灸1次，10次为1个疗程，每月灸1个疗程，坚持终生施灸。

足三里瘢痕灸：先用大蒜汁涂擦穴位处，再把细艾绒做成半个枣核大的艾炷粘在足三里处，点燃施灸，开始第1壮很痛，连灸3壮后用消炎膏贴敷，每天擦药1次，30天后结痂脱落，留有瘢痕。一般连灸3年即可，在夏季施灸为好。

神阙温和灸：在肚脐神阙穴处，用艾条温和灸10分钟，使局部出现红晕，每天灸1次，终生坚持为好。

涌泉温和灸：方法同神阙温和灸法。

（2）亚健康状态（欲病阶段）的早期治疗

对于亚健康状态（欲病阶段），应根据每个人不同的身体状态、不同的季节所表现出来的不同症状辨证施灸。常用的穴位有：足三里、中脘、神阙、气海、关元、大椎、身柱、命门、风门、肺俞、膏肓、心俞、膈俞、脾俞、肾俞、次髎、曲池、百会。

施灸时选好嗜热点，注意灸感。一般每次选2～4个穴位，每次灸20～30分钟。用艾条温和灸、电热灸或药物敷灸（如中国灸贴）均可。每天或隔日灸1次，要求连续灸治1～3个月。

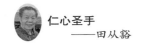
（3）早期治疗，防病传变

目前，人们普遍认为灸法只对慢性病和疾病后期有效，急性病和疾病初期患者不愿选择灸法治疗，这种误解限制了灸法的发展。根据我多年的经验，在疾病的早期可采用灸法进行预防性治疗，防止疾病进一步传变和恶化。如呼吸系统疾患，可以在早期选用隔姜灸、温和灸或贴敷灸，常用穴位有大椎、风门、肺俞、足三里；消化系统疾患，可选用隔物灸或温针灸等，常用穴位有中脘、神阙、脾俞、胃俞等；妇科疾患，可选用温和灸、隔物灸和贴敷灸，常用穴位有关元、归来、命门、肾俞、次髎等。

（4）康复期巩固疗效，防止再发

疾病的康复期可以选用艾灸，根据疾患的不同，辨证选穴，对证施灸。足三里温针灸可以预防中风复发。灸大椎、曲池、足三里可以稳定血压，预防再发高血压。或者用吴茱萸加醋调成膏贴敷涌泉穴，可用于高血压稳定期的治疗。

对于发作性、过敏性、心理性疾病，也可用艾灸预防。如防治哮喘、感冒、气管炎，用冬病夏治法贴敷肺俞、心俞、膈俞处；防治过敏性鼻炎，灸风门、大椎、身柱；防治心脏疾患，灸心俞、膈俞、郄门；防治胃肠病，灸中脘、脾俞、足三里；防治风湿性、类风湿性关节炎，贴敷局部；前列腺疾患，灸关元穴或贴敷"前列腺灸"；妇科疾患，灸气海、中极或贴敷"痛经灸"；神经官能症之失眠、多汗等，灸百会、涌泉或贴敷"强肾灸"。

5. 灸法治未病，冬病夏治——纪念穴位贴药治疗气管炎和哮喘五十周年的讲话

光阴荏苒，日月如梭，一晃我院伏天穴位贴药治疗气管炎和哮喘已经五十周年了。在这值得纪念的时刻，我这里回顾一下历史，谈一点感受和体会。

1955年，中国中医研究院（现名中国中医科学院）成立之前，原卫生部针灸疗法实验所就开展了针灸治疗哮喘的临床研究，当时用针法和灸法治疗哮喘的近期疗效很好，但容易复发，为了寻找可以预防复发的方法，我们在查阅古代文献中，发现清代张璐所著的《张氏医通》有一段记载："冷哮灸肺俞、膏肓、天突，有应有不应。夏季三伏中，用白芥子涂法，往往获效。方中白芥子一两，延胡索一两，甘遂、细辛各半两，共为细末，入麝香半钱，杵匀，姜汁调涂肺俞、膏肓、百劳等穴，涂后麻蜇疼痛，均勿便去，候三炷香足，方可去之，十日后涂一次，如此三次。"参考上述记载，便在临床开始应用，确有较好的效果。记得因麝香昂贵难求，当时兼任所长的朱琏同志还特批购入，并嘱托认真对照研究，在确保疗效的前提下，能否去掉麝香，以便推广应用。后经多年的反复验证，减少了药物用量，去掉了麝香，改用灸白芥子，避免局部发疱，改进穴位组方，保持了较稳定的治疗效果。在这漫长的研究应用过程中，有几件事，值得记叙一下。

（1）1958年，在改进了药物用量、穴位组方取得较好效果的基础上，为了去掉麝香，需要设100多例的对照组进行对比观察，这一年麝香用量较大，我们除了让有条件的患者自备麝香外，还借机给李先念、张子意、欧阳钦、范长江、江渭清、杨勇等近十位领导贴治慢性气管炎，向中央保健局申请了部分麝香，解决了当时观察研究的药物问题。此时的药物组方、穴位处方已基本固定，即灸白芥子、延胡索各21g，甘遂、细辛各12g，共研细末，此为一人一年用量，每年夏季三伏天使用，每次1/3药量，用生姜汁调成糊状，分别摊于直径约3cm的油纸上，贴在背部肺俞（双）、心俞（双）、膈俞（双）6个穴点上，然后用胶布固定，一般贴4~6小时后取下，每隔10天贴1次，即头伏、二伏、三伏各贴1次。

（2）为了使贴药产生的温热刺激保持较长的时间，又要不起疱，减少患者的痛苦，灸白芥子的火候和生姜汁的浓度是关键，

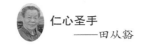

故每次药物配制好后，要求防治组人员一定要先在自己身上贴治体验，符合要求后才能大量给病人应用。记得 1969 年没经医生自家试贴，就直接大量给病人贴治，结果很多病人背部发疱很严重。说来也巧，我院老工人张传训患哮喘十多年，每到冬季发作3 个多月，要求贴消喘膏，贴后背部发疱并融合成片，换药 40 多天才结痂脱落，他吃不好，睡不好，受了很多罪，可是自此次治疗后，他的哮喘再没发作。很多贴后起疱的病人，效果都较突出。由此使我们认识到，贴药起疱重者，形成无菌性化脓，符合古代的瘢痕灸法，虽使患者有一定的痛苦，但对一些久治不愈的顽固性哮喘，在患者的同意下，仍不失为一种有效的治法。

（3）1978 年发表了"冬病夏治消喘膏治疗喘息型气管炎和支气管哮喘的临床研究"。共观察 1074 例，贴药后经过 1～6 年的随访调查，其中，喘息型气管炎 785 例，有效率 79.9%，显效率46.6%；支气管哮喘 289 例，有效率 83.7%，显效率 47.8%。连续贴治三个夏季的比贴治一个夏季的疗效好，疗效随贴治年限而提高。通过治疗前后皮疱液巨噬细胞吞噬能力、免疫球蛋白 A、免疫球蛋白 G 的含量和淋巴细胞转化率等检查表明，贴药后能增强机体非特异性免疫能力；贴药后血中嗜酸性细胞明显减少，说明贴药可降低机体过敏状态；贴药后血中皮质醇有非常显著的提高，说明贴药能使丘脑-垂体-肾上腺皮质系统的功能得到改善。同时证明喘息型气管炎和支气管哮喘在夏季缓解期贴治疗效更好，有预防复发的远期作用。

（4）该项研究曾获 1979 年卫生部科技成果奖，同年 12 月在北京召开的"全国针灸针麻国际研讨会"上，首次提出"冬病夏治"这一法则，从中医经典论述"春夏养阳"的观点，结合临床观察和实验研究作了介绍，引起国内外学者的广泛重视。很多学者当场提出疑问，我们较详细地解释了"中医治未病"的观点，以及缓解期治疗伏邪、春夏养阳提高机体免疫功能等事实，一位意大利医生罗伯特博士感叹道："中国传统医学的思路，就是比西方医学全面。"

（5）冬病夏治消喘膏治疗慢性气管炎和哮喘的方法，在全国各地已广泛应用，很多国外医生也在应用此法治疗咳喘病，尽管各地取穴用药略有不同，但基本方还是以我院（中国中医科学院广安门医院）为主。每年一到夏季伏天来我院要求贴治的患者成千上万，在短短的1个月内，真是人山人海，每次我院都是千方百计调动多方人力，保证了治疗工作的顺利进行。近几年来病人有逐渐增加的趋势，还有很多外地患者要求邮寄药物。患者的需求说明了对我们的信任。但也应当看到冬病夏治消喘膏还停留在原始的调药、贴治阶段，如何在提高疗效的前提下，进行深入研究、改革剂型、推广市场等，还有很多工作要做。

灸法具有很好的预防保健作用，我国历代医著多有记载，如晋代葛洪的《肘后备急方》提出："断温病令不相染……密以艾灸病人床四角，各一壮，不得令知之，佳也。"唐代的《备急千金要方》记载："凡入吴蜀地游宦，体上常须两三处灸之，勿令疮暂差，则瘴疠温疟毒气不能着人也。"明代的《医学入门》指出："凡一年四季各熏脐一次，元气坚固，百病不生。"说明古人非常重视养生保健之道，往往把灸法作为重要手段，定期施灸，终生不渝。

冬病夏治是在中医"上工治未病"和"春夏养阳"思想指导下的一种预防疾病的灸治方法。冬病夏治属于穴位贴敷疗法的范畴，它属于穴药结合，既有物理刺激（温热、寒凉），也有药物吸收的化学刺激，具有双重作用，完全符合世界医学的重点课题——经皮给药作用疾病靶点的研究方向，并有全面发展的趋势。近十年来，运用穴位贴敷防治各种疾病屡见报道，值得一提的是，武汉国灸公司生产的"中国灸"系列产品，如感冒灸、咳嗽灸、哮喘灸、胃炎灸、腹泻灸、便秘灸、冠心病灸、前列腺

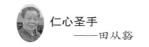
灸、痛经灸、颈痛灸、腰痛灸、风湿灸、活血壮骨灸、补肾灸等
18 种产品，另有保健贴十多种产品已推向市场，并在美国、德
国、日本、东南亚销售，每年销售近千万贴，多获得较好的效
果，深受患者的青睐。这是针灸工作者与企业家合作开展穴位贴
敷防病治病的典型事例，它为今后研发新剂型、新药品打下了坚
实的临床基础。吾愿穴位贴敷疗法这一有效治疗手段，能得到应
有的重视和广泛的应用，为继承和发扬中医学作出新的贡献。

十四、谈贴敷

在长期的临床实践中，我体会到越来越多的疾病正在出现抗
药性，或者是药物性反应，药源性疾病逐渐增加。无论是西药，
还是中药，都会有副作用，都可引起药源性疾病。唯有像针灸这
样的外治法，像针灸、按摩、推拿、药浴等，可大大减少药源性
疾病的发生率，因此坚定了我学习针灸、贯彻针灸的决心。在工
作过程中，我发现大多数人，仅把针灸理解为针刺疗法，灸法用
得很少，在国外更是只有针刺疗法，临床几乎不见灸法的应用。
20 世纪 80 年代以后，我大力提倡和宣扬灸法，致力于把灸法发
扬光大，我也用很多实际案例证明了灸法的优越性。

1956 年开始在中国中医科学院广安门医院开展的"冬病夏
治"穴位贴敷疗法，用于治疗咳嗽、哮喘、过敏性鼻炎，临床证
明其疗效显著，开展至今，全国普及。1979 年，我通过临床观察
和研究 1000 多例病人，在全国针灸针麻学术讨论会上向世界各
国友人报告了"冬病夏治"穴位贴敷治疗哮喘和支气管炎的临床
观察和实验研究，得到了热烈反响和各国友人的认同。

灸法治疗的适应证不仅是慢性病和虚寒证，还可治疗一些实
热证和急症。鉴于灸法在临床实践中有很多优越性且疗效显著，
中医古籍中也不乏中药外敷治病的记载，20 世纪 80 年代以后，

我开始提倡灸法与药物相结合，用在穴位上，称为"穴位贴敷疗法"。2010年，我主编出版了《中国贴敷治疗学》，系统整理了医书中的贴敷方、古代贴敷应用医案及现代贴敷疗法的研究成果。

1. 贴敷疗法的发展简史

早在秦汉时期，我国最早的医学专著《黄帝内经》中，载有"用桂心渍酒以熨寒痹""用白酒和桂以涂风中血脉"，一般认为这是贴敷疗法的原始记载。汉代名医华佗除善用针灸外，同时也用贴敷的方法，如《后汉书·华佗传》，记载他在治疗肠痈开腹缝合后，"涂以神膏"。晋代葛洪的《肘后备急方》中，除治疗各种病症附有多种涂敷方外，已经专门列出"治百病备急丸散膏诸要方"一篇。唐宋时代的《备急千金要方》《外台秘要》《太平圣惠方》《针灸资生经》等，以及金、元、明、清历代的很多医学著作，也多把贴敷疗法作为一种治疗方法，专门予以论述。值得提出的是，清代同治九年，钱塘人吴师机所著的《理瀹骈文》，是以膏药治疗一切病证的专著，特别强调了膏药可以治疗内证。吴氏专以贴敷外治法治病，每天多达三四百人，每年五六万人，售膏10万余张，积累了用膏药治病的丰富经验。他提出内服药与外治药医理相同，认为外治法有三，即上用嚏（催嚏法）、中用填（如填敷脐、敷脐膏）、下用坐（包括坐浴、坐药），指出这三种方法与内服药之汗、吐、下三法的应用是一致的。另外，他在膏药的组方、制作以及贴药穴位的选择方面，既整理了历代有效方法，也总结了个人经验，是一部穴位贴敷的重要参考文献。在清代《清内廷法制丸散膏丹各药配本方》中，也记载了很多治疗内证的膏药，如二龙膏贴神阙穴治腹胀、消化不良等，毓麟固本膏贴肾俞穴能补肾固精、散寒止痛等。但是，20世纪以来，穴位贴敷疗法发展不快，膏药的品种趋于减少。新中国成立后，膏药的剂型上有了改进，如伤湿止痛膏、咳喘膏、鸡眼膏等，应用了药物提取后制成橡皮膏的形状，因此在使用上更为方便。目前

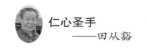

对穴位贴敷疗法的继承、发扬、提高工作重视不够，值得今后注意。

2. 贴敷疗法的常用穴位

穴位贴敷疗法的取穴和配穴，虽然与针灸的辨证取穴和循经取穴等原则基本一致，但多以局部或邻近取穴为主，特别是胸腹部和腰背部的穴位最为常用，而远端取穴较少，除手心脚心的劳宫、涌泉穴外，其他四肢穴位很少应用。

三焦辨证取穴：病在上焦多取膻中、心俞或劳宫，病在中焦多取神阙、命门，病在下焦多取关元、涌泉。

脏腑辨证取穴：脏腑病多取五脏六腑的背俞穴，或用俞募配穴法。

外感病多取太阳、大椎、风门等穴。

神志病或气虚下陷病，多取百会、膻中、气海。

局部与阿是穴，主要用于治疗局部炎症、扭挫伤、风湿痹证、痞块、积聚等。

3. 贴敷疗法的用药特点

古代虽有"凡汤丸之有效者，皆可熬膏"的说法，但也不是所有的中药成方制成膏药，都能外治而有效。可供外用贴敷的药物多有以下特点：

必有辛窜开窍、通经活络之品，即含有挥发油、刺激性较强的一些药物，如冰片、麝香、丁香、薄荷、细辛、花椒、白芥子、葱、姜、蒜、韭、皂角之类。

多用厚味力猛、有毒之品，且多生用，如生南星、生半夏、乌头、甘遂、巴豆、斑蝥、砒霜、轻粉等。

补药多用血肉之物，如动物之内脏（羊肝、猪肾等）、乌鸡骨、鳖甲、鲫鱼等。

一般认为，热药的作用大、效果好，凉药次之；攻药容易生效，补药次之。

4. 贴敷疗法的药物剂型

穴位贴敷药物的常用剂型有：泥剂、渍剂、散剂、糊剂、药饼、丸剂、锭剂、膏剂等。

泥剂：这种剂型多属单味药，是将鲜生药捣碎成泥，直接贴敷在穴位上，如芥子泥、蒜泥、薄荷泥等。如用蒜泥贴涌泉治疗咳血，用鲜薄荷叶捣泥贴迎香、合谷治疗感冒。

渍剂：是把诸药浸泡在白酒或酒精中3天以上，然后取其浸出液直接点于穴位上，用纱布覆盖固定，或点在胶布中心，贴于穴位上。如治疗哮喘的斑蝥发疱灸，还有涂擦于外伤局部的活血酒也属渍剂。

散剂：是将诸药粉碎为细末。如"定痛散"是用药末填平肚脐（神阙），如"腰痛散"是将药末撒在黑膏药中间，然后将膏药贴在肾俞或腰眼穴处。

糊剂：是把散剂用生姜汁、白酒、米醋、鸡蛋清、白水等调成糊状，进行穴位贴敷。如"冬病夏治消喘膏"是用生姜汁调敷，"腹病糊"是用米醋调敷，"调经糊"是用白酒调敷。

药饼：是将诸药粉碎成细末后，加入适量的面粉，加水调和，做成小饼状，用锅蒸熟后，趁热贴敷在穴位上，冷后再换。如"疟疾饼"贴大椎穴。

丸剂：将药粉用水或胆汁、乳汁等，调合成小丸，一般如芥子大或梧桐子大，以新做的未干者为好。把丸剂用普通膏药或胶布固定在穴位上，如"久痢膏"贴神阙穴。

锭剂：将药粉加水调合成半个枣核状的锭剂，晾干，用时加水磨糊涂敷穴位。如治疗疖肿的"紫金锭"，治疗哮喘的"痰饮锭"等。

膏剂：就是在常温下为固体、半固体或半流体的制品，一般分为煎膏、药膏和膏药三种。①煎膏：是将药物用水煎煮，去渣浓缩，制成半流体，主要供内服，如益母草膏等；外敷用的如

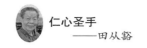
鼻眼膏也属这一类。②药膏：又称油膏，制作方法分热法和冷法两种，用植物油、蜂蜡、凡士林为基质。加入药物细末搅匀为冷法；把药末用油炸枯，去渣加热为热法。前者如臁疮膏，后者如活血膏。③膏药：膏药的种类很多，如暖脐膏、固本膏、保胎膏、定喘膏等，这些都是黑膏药，又称铅膏。它的制作包括油浸、油炸、熬膏、下丹、摊膏等几个步骤。另一类是胶皮膏状的膏药，如伤湿止痛膏、消炎镇痛膏、鸡眼膏等，是 20 世纪 50 年代后期发展起来的，其应用更加广泛。

5. 贴敷疗法的应用范围

贴敷疗法的应用范围也很广泛，不但可以治疗体表的病证，也可以治疗脏腑的病证；既治疗某些慢性病，又治疗一些急性病；能治疗多种虚寒证，也治疗少数实热证。根据各地经验和文献记载，归纳总结起来包括下述几个方面：①外感风寒；②上焦火盛；③咳嗽痰喘；④脾肾虚证；⑤气滞积聚；⑥风寒湿痹；⑦跌打损伤；⑧疮疡肿毒。

6. 贴敷疗法的注意事项

（1）刺激性强、毒性大的药，贴治穴位不可过多，每穴的贴治面积不可过大，贴治时间不可过长，以免发疱面积过大或药物吸入中毒。更要避免药物入眼入口。用过的药物，特别是含有砒霜等剧毒药者，不要随地乱扔，要妥善处理，以免发生意外。

（2）注意患者是否对所敷药物出现过敏反应，若发现过敏现象，应立即停止贴敷，必要时进行脱敏治疗。

（3）贴药前应用温水或酒精将贴药局部擦净，便于药物吸收。夏季要擦干汗液，将药膏固定好，以免药物移位或脱落。

（4）所用膏药不可放置过久，以免失效。需要调敷的药物，每次不可调制过多，用多少调多少，现用现调。

（5）对于发疱性药物，不宜贴敷面部穴位，以免发疱后遗留色素沉着，这种色素沉着一般需 1～2 年才能消退。

（6）孕妇和幼儿避免贴用刺激强、毒性大的药物，儿童贴治的用量和贴治时间，都应适当减少或缩短。

7. 临床常用贴敷方介绍

（1）贴蒜泥法

紫皮独头蒜 10g，去皮洗净，捣成蒜泥，每次 3～5g，贴敷于穴位上，贴敷时间不超过 3 小时，以皮肤发红、发痒、不起疱为度。

贴于双侧涌泉穴，用于治疗咳血、胃出血、鼻出血。咳血属肺系病者，效果显著；属胃出血者，效果一般；小儿鼻出血可根治。

贴于患侧合谷穴，用于治疗急性扁桃体炎（六神丸贴于天突穴也可用于治疗急性扁桃体炎）。

贴于双侧鱼际穴，用于治疗急性咽喉炎、喉头水肿、突发声音嘶哑。

贴于关元穴，用于治疗痢疾。

贴于病变局部，用于治疗局限性牛皮癣。蒜泥厚度以 1 元硬币厚度为度，上施艾灸，微痛即止。

（2）贴薄荷泥治鼻塞

取新鲜薄荷叶 5～6 片，揉搓成泥，分别于太阳、迎香、合谷穴揉搓一会儿，直至鼻通为止。此法还有一定的降低体温的功效。

（3）贴生姜泥治冻疮

取生姜一块，捣成泥，贴于冻伤局部，用保鲜膜等固定，每日 1 次，用于治疗早期冻伤（即皮肤发红）。中期冻伤（即皮肤发紫）可用山楂肉泥敷于冻伤局部，可有较好的疗效。

（4）治荨麻疹

荆芥穗 30g，揉碎，炒制加热，装于布袋中，热熨于患处，

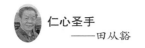
1次10～15分钟，每天热熨两次，可起到立即止痒、消疹块的作用。

（5）冬病夏治消喘膏治慢性气管炎、哮喘、过敏性鼻炎

炙白芥子21g，延胡索21g，细辛12g，甘遂12g，碎成粉末，平均分成3份，每次取1份，用稀释后的生姜汁（原生姜汁∶水=1∶2）调成糊状，贴于肺俞（双）、心俞（双）、膈俞（双），共6个穴点，每次贴3～6小时，局部刺痛反应明显者提前取下。贴后局部蜕皮、起小疱，则效果更好。

（6）贴甘遂末

甘遂末，用米醋调成糊状，贴于穴位上。

甘遂末贴于大椎穴，用于治疗疟疾、更年期综合征（潮热、烦躁、寒热往来等半表半里之证）。

甘遂末贴于肺俞穴，用于治疗哮喘。

甘遂末贴于中极穴，用于治疗尿潴留、尿闭。

（7）面瘫膏治疗面神经麻痹

蓖麻仁30g（去皮洗净），马钱子5g，朱砂1g，混合后捣碎，制成后装于密闭容器备用，治疗时取适量膏体（约绿豆大），贴于患侧颊车、地仓、四白、阳白、翳风等穴，每次选2～4穴，交替选穴。每次贴4～6小时。

（8）蓖麻仁泥膏

取肥大蓖麻仁，去皮洗净，捣碎成泥状，备用。

贴涌泉穴，用于治疗滞产。

贴百会穴，用于治疗子宫脱垂、脱肛、胃下垂等。

（9）吴茱萸膏

吴茱萸捣碎，用米醋调成糊状，贴于穴位上，每天换1次。

贴涌泉穴，用于治疗高血压、反复性口腔溃疡。

贴劳宫穴，用于治疗小儿流涎症。

（10）治小儿遗尿症

五倍子、何首乌各50g，共研细末，用米醋调成糊状，贴敷于神阙穴，睡前贴，次日取下。

（11）治小儿腹泻

丁香、肉桂各等份，共研细末，每次取3～5g，加生姜汁或酒精，调成膏状，填满肚脐（神阙穴），每天换1次。

（12）治癫痫

取芫花100g（醋浸1天），雄黄12g，胆南星20g，白胡椒10g，共研成末，用醋或酒调成膏，贴于大椎穴、神阙穴、长强穴，每天换1次。

（13）治冠心病、心绞痛

方法1：川芎6个，川椒3g，冰片1g，硝酸甘油1粒，共研细末，制成红豆大小的丸剂，密封备用。治疗时，取1丸，贴于膻中穴、内关穴，胶布固定，每天换贴1次，每日或隔日贴1次。

方法2：黄精12g，远志10g，蒲黄10g，延胡索15g，柏子仁10g，川芎10g，丹参15g，红花6g，急性子12g，薤白10g，三棱10g，共研细末，密封备用。治疗时，取药末2～3g，用醋或蛋清调糊，取膻中穴或心俞穴交替贴敷，每天换贴1次，1个月为1个疗程。

（14）治月经不调、痛经

乳香，没药，白芍，牛膝，丹参，山楂，木香，红花各15g，共研细末，加入冰片1g，混合后密闭保存备用。治疗时，取10g混合药末，用姜汁或黄酒调成糊状，贴于神阙穴、子宫穴，胶布固定，两天换一贴。

（15）治慢性咽喉炎

天花粉6g，白僵蚕2g，薄荷4g，红花2g，川芎2g，紫苏叶2g，冰片2g，共研细末，密闭保存备用。治疗时，取药末少许，

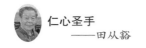
贴于天突穴（先用生姜涂局部），每日换贴 1 次。

（16）治声带小节、声带息肉

皂角 5g，石菖蒲 5g，壁虎 5g，血竭 3g，三棱 2g，莪术 2g，穿山甲 2g，威灵仙 3g，冰片 3g，共研细末，密闭保存备用。治疗时，取药末少许，贴于夹喉穴，天突穴，每日换贴 1 次。

（17）云南白药外用贴敷

①治小儿腹泻

取云南白药 1～3g，用 75% 酒精调成糊状，贴于神阙穴，用伤湿止痛膏固定。

②治新生儿肚脐炎

用双氧水清洁肚脐，取云南白药 1g 填于肚脐，纱布固定。

③治小儿顽固性湿疹

用双氧水清洁患处，取云南白药粉末涂抹于患处，用纱布覆盖固定，7 天后可治愈。

④治带状疱疹

取云南白药适量，用醋调成糊状，均匀敷于皮损处，每日 2 次，7 天后可结痂。此法有止痛、止血、收敛、改善局部血液循环、促进结痂吸收的作用。

⑤治腮腺炎

取云南白药适量，用菜油调成糊状，贴于病患局部。

⑥治肋软骨炎

取云南白药适量，用白酒调成糊状，贴于病患局部，2～3 天换 1 次，一般 5 天可见效。

⑦治褥疮

取云南白药适量，用 75% 酒精调成糊状，用棉签蘸取药糊涂于患处，每日 3～4 次；或用消毒纱布覆盖，隔日换敷料 1 次。

⑧治血栓外痔

取云南白药适量，用白酒调成糊状，用棉签蘸取药糊涂于患处，每日 3 ~ 5 次，1 周后可愈合，尤其适用于初发的外痔。

⑨治烧烫伤

取云南白药适量，用茶水或菜油调成糊状，贴敷于患处，每日 3 次。此法有止痛、促进伤口愈合和减少瘢痕形成的功效。

⑩治口腔溃疡

用湿棉签蘸取适量云南白药，搽敷于溃疡面，每日 3 ~ 6 次，一般患者在用药当天即可见效。

（18）治糖尿病

西洋参 10g（或用太子参 30g 代替），生地黄 30g，枸杞子 30g，川黄连 30g，天花粉 30g，玄参 30g，荔枝核 40g，干姜 8g，白芥子 8g，盐酸二甲双胍片 0.25g×8 片，共研细末，密封备用。此方适用于 2 型糖尿病、肥胖、气血双虚者。轻型可单独用，中、重型应配合内服药。

取穴：神阙、肺俞、脾俞、肾俞、关元、膈俞。

治疗时，取药粉 3g，用生姜汁调成膏状，每次选 3 ~ 4 穴贴敷，24 小时换药 1 次，15 次为 1 个疗程，休息 5 天后进入下一个疗程。

（19）治原发性高血压

方法 1：吴茱萸、白芥子各等量，共研细末，用醋调成糊状，用代温灸膏贴神阙穴或双侧涌泉穴，每次贴 8 ~ 12 小时，隔日贴 1 次。可作为辅助疗法，不可取代药物治疗。

方法 2：吴茱萸 30g，磁石 15g，牛膝 30g，共研细末，醋调成膏，每晚睡前贴双侧涌泉穴，次日取下。

（20）治胃肠病（慢性胃炎、肠炎、胃肠功能紊乱）

花椒 30g，干姜 60g，香附 12g，共研细末，密封备用。治疗时，取药末 2g，用醋调糊，贴于神阙穴、中脘穴或天枢穴，每天换贴 1 次，连贴 6 天。

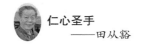

（21）治前列腺病（炎症、肥大、小便不利等）

石膏 30g，泽兰 20g，败酱草 30g，川楝子 20g，王不留行 30g，白芷 15g，小茴香 20g，薏苡仁 30g，甘遂 20g，共研细末，温水调糊，贴于中极穴、水道穴，或次髎穴、肾俞穴，交替贴敷，连贴 1 个月。

第三章
针林撷英

　　田从豁教授对针灸古籍颇有研究，中国古代针灸著述他都曾阅览并认真研究，本章第一部分《历代主要针灸著作概述》即是他的研究成果，虽然每部文献概括的字数不多，但大都是画龙点睛之笔，对于把握文献的主旨大有好处。第二部分是他对部分古代医案的点评，所选医案均有代表性，点评切中要害。第三部分是他于1953年在武汉"中南针灸师资训练班"任针灸教员时，通过采访收集到的当时全国各地针灸医家的点滴经验，虽然已经过去60年了，但其中内容仍弥足珍贵。

一、历代主要针灸著作概述

　　针灸学是世界医学的组成部分，它发源于我国，是中医学的主要内容之一。数千年以来，在长期的临床实践过程中，积累了丰富的经验，由原始社会用砭石治疗发展到各种金属针，由简单的操作方法发展到各种各样的操作方法，由治疗少数病种发展到治疗多种疾病，由一般的临床经验发展到有了比较系统的理论知识，并且引起国际上 100 多个国家和地区的重视和应用。记录这种发展过程的就是历代的各种著作，那么，究竟有多少针灸著作？据有关人员统计：从公元前 403 ~ 公元前 221 年，我国最早的医学著作《黄帝内经》诞生，到清代末年（1911 年）针灸专著就有 300 ~ 400 种，仅宋以前的针灸著作就有 135 种。其他医学丛书中包括针灸内容的就更多了。虽然经过历史的变迁，很多著作遗失了，但现在保存下来的针灸著作仍有 90 多种。下面就历代主要针灸著作，选择其中有代表性的简介如下：

　　1.《黄帝内经》

　　《黄帝内经》是我国现存最早的一部医学巨著，成书于公元前 403 ~ 公元前 221 年（战国时期）。一般认为，它总结了战国以前的医学经验。《黄帝内经》有十八卷，其中《素问》《灵枢》各九卷。《黄帝内经》以阴阳、五行、脏腑、经络、气血、养生、运气等学说为主要内容，以整体的观点、发展的观点、人与自然相适应的观点，论述了人体的生理、病理以及诊断要领和治疗原则，奠定了中医学（包括针灸学）的理论基础。书中用了很大的篇幅记述针灸医学的内容，特别是《灵枢》，对针灸的记载更为详细，故又称《黄帝针经》。书中多处引述《九针》（又名《针经》《针论》）、《刺法》及《经脉》等远古文献，反映了我国早期的针灸医学概况，它是我国针灸发展史上的第一座丰碑，标志着

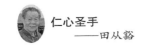
战国时期，针灸就已有了系统的理论，并已发展成为一门重要的学科。《素问》主要讨论了病理病机以及预防、养生、运气、人与自然等内容。《灵枢》则以治疗疾病为基础，讨论了营卫气血、脏腑病证、经络循行及病候、针灸取穴、手法、禁忌、注意事项等。书中记有160个穴名（单穴25个，双穴135个）。《黄帝内经》比较完备地介绍了经络理论，不但记载了十二经脉、十五络脉、十二经别、十二经筋的循行分布与病候，而且说明了外感病邪可由皮毛到络、到经、到内脏，由表入里、由浅入深地传变。此外，这部书详细地介绍了各种针刺方法，其中"焠刺""燔针"之说，开后世火针、温针治病的先河。《黄帝内经》的针灸治疗处方甚多，涵盖了30多类病证，其中，对热病、疟疾、痹证、腰痛、心腹痛、水肿、癫狂等叙述尤多。总之，《黄帝内经》是研究我国古代医学，特别是针灸学的重要历史文献，至今仍有重要的参考价值。

2.《经脉》

《经脉》是《足臂十一脉灸经》和《阴阳十一脉灸经》的统称。它是1973年我国文物考古工作者在湖南长沙马王堆三号汉墓出土的一批帛书中的两种经脉学专著，这两部古医籍文献不仅是已知最早的经脉学专书，又是最早的灸疗学著作。一般认为它成书在《黄帝内经》以前，该书记载了十一条经脉的粗略循行路线和病候，反映了《黄帝内经》以前我国早期经络学说的概况。

3.《难经》

《难经》原名《黄帝八十一难经》，全书三卷，秦越人撰，成书约在东汉以前（即公元25年以前）。《难经》是继《黄帝内经》之后出现的又一部医学经典著作。《难经》开始提出论脉"独取寸口"，并且发展了《黄帝内经》的经络学说和命门、三焦理论。全书八十一难中，有三十二难涉及针灸学的内容，在阐明经络学说中的奇经八脉理论，腧穴学中的八会穴、五输穴理论，刺灸学中的针刺补泻手法、得气等方面，均有突出的成就。奇经八脉一名，首见于《难经》。《难经》第一次提出，奇经八脉是区别于十二经脉的一个独立的经脉体系。其次是八会穴理论。《难经·四十五难》首次提出："腑会太仓，脏会季胁，筋会阳陵泉，髓会绝骨，血会膈俞，骨会大杼，脉会太渊，气会三焦外一筋直两乳内也（注家谓即膻中穴）。"《难经·六十七难》提到了"五脏募皆在阴，而俞皆在阳"，奠定了俞募理论的基础。《难经·六十四难》阐发了五门十变刚柔相配的关系，成为子午流注的理论的基础。《难经·六十九难》以后，论述有关配穴法及刺法理论，包括针刺深浅、得气、补泻手法及配穴等内容，特别是关于双手配合操作和得气问题的见解。五行学说的应用，在《难经》中除了五输配五行外，《难经·六十九难》首先提出"虚者补其母，实者泻其子"的补泻配穴原则，此即所谓子母配穴法。

另据《隋书经籍志》和《通志艺文略》记载，这个时期还有《华佗枕中灸刺经》和《扁鹊针法》，均已失传。

4.《针灸甲乙经》

《针灸甲乙经》简称《甲乙经》，又称《黄帝甲乙经》，晋代皇甫谧撰写于公元 259 年左右。本书根据《素问》《灵枢》《明堂孔穴针灸治要》三书，参考《难经》的有关文献编写而成，共十二卷。它是我国现存最早而较全面的系统性针灸专著。《针灸甲乙经》对十四经腧穴作了全面系统的归纳整理，把 349 个穴位的别名、部位、取法、何经所会、何经脉气所发、禁刺、禁灸以及误刺误灸所带来的不良后果、针入深度、留针时间、艾灸壮数等，都作了具体的载述。虽然其穴位排列顺序是头、背、面、耳、颈、肩、胸、腹，手三阴三阳经、足三阴三阳经，由肢末至头面躯干依次向上向中，与后世按十四经循行分布之排列顺序不同，但毕竟结束了经穴分离的局面，使经脉和腧穴理论初步地结

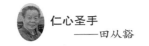

合起来了。穴位的别名，晋代以前的文献记载很少，《针灸甲乙经》载有 70 多个。别名的出现，对理解穴位的位置与作用也提供了方便。例如，承山又名鱼腹，少海又名曲节，攒竹又名夜光，地机又名脾舍等，都十分形象而生动地概括了穴位的位置和作用特点。不少穴位，《黄帝内经》仅有其名，未载取法和部位，而《针灸甲乙经》作了补充。如取率谷，"嚼而取之"；取下关，"合口有孔，张口即闭"；取瘈脉，"耳后鸡足青络脉"是穴；取昆仑，按之有"细脉动应手"等。交会穴，首见于《针灸甲乙经》的有 80 多个，后世增减极少。这些交会穴，大多分布于头面躯干部，头部及腹部又居其半，四肢部仅有三阴交、居髎、臂臑等几个穴位。交会的经脉，一般为 2～3 条，多的有 4 条，如中极、关元为足三阴经与任脉之会。交会穴理论不仅为后世考定经穴提供了依据，而且对扩大穴位的主治范围也有较大的指导意义。如大椎为三阳经与督脉之会，不但能治督脉"脊强反折"等病变，且能治疗所有三阳经的病变。

5.《涪翁针经》

《涪翁针经》，为汉代涪翁所撰。《后汉书·郭玉传》记载："有老父，不知何出，常渔钓于涪水，因号涪翁。乞食人间，见有疾者，时下针石，辄应时而效。乃著《针经》《诊脉法》，传于世。"现已失传。

6.《黄帝针灸虾蟆忌》

《黄帝针灸虾蟆忌》一卷，载于《隋志》。太医和气氏奕世所传。全书出于假托、留传于晋宋之间。卷首有日中之三足鸟、月中之蟾蜍，根据日月运行，提出避灸刺法，随后记载灸刺禁忌八门等。

7.《肘后备急方》

《肘后备急方》简称《肘后方》，共八卷，为晋代葛洪所撰。葛洪，字稚川，自号抱朴子，人称葛仙翁，丹阳句容（今江苏句容县）人，东晋时著名的道学家兼医学家。他著成《玉函方》

一百卷，后经陶弘景、杨用道增补，成为现代流传的《附广肘后备急方》，其中采取民间实用单方、验方及灸法汇编成书，价廉、方便、有效。该书不仅为救治急症的医方专著，还较早倡导了灸法。全书共有灸方99条，广泛应用于内、外、妇、儿、五官科30多类疾病。其对灸法治病的作用、效果、操作、宜忌等作了全面论述，是记载古代艾灸疗法较多较早的医学文献之一。葛洪倡导灸法，尤其将灸法大量应用于急性病证，对发展灸法的应用具有杰出的贡献，对后世的影响很大。书中论述的内容主要有以下三个特点：①急证用灸。书中大多数灸方是应对急性病的，例如救治卒中恶死昏迷、寒湿霍乱的吐泻、卒发癫狂、痈疽、犬咬、蝎螫等。②灸以补阳。葛氏用灸补阳的思想，可从灸的壮数、施灸顺序等方面反映出来。七为阳之代表，灸时多为七壮、二七壮、三七壮。施灸的顺序一般也是从阳到阴，自头至足。③灸炳未必用艾，施灸亦可隔物。为了急救方便，葛氏还提到了竹茹灸、黄蜡灸、纸屑灸等法，使灸法的治疗方式和作用得到了扩大和加强。葛氏的《备急方》是最早记载隔物灸法的文献，记载了隔蒜、盐、椒、面等施灸方法，为灸法的多样化开辟了新途径。这里值得一提的是，葛洪的妻子鲍姑，她是我国古代的灸法大师。她的治病经验多在《肘后备急方》中有所体现。

8.《黄帝内经明堂类成》

《黄帝内经明堂类成》共十三卷，为隋代杨上善所撰。十二经脉各为一卷，奇经八脉为一卷，合为十三卷。但该书久已亡佚，现仅存手太阴肺经一卷。从此卷可窥见全书概貌，其体例内容，主要有穴名、五行五输所属、穴位部位、误刺、留针时间、灸疗壮数、误刺误灸的后果等。该书按经脉循行逆顺排列腧穴次序，还对穴名及主治病症作了解释，为他书所无。如"天府者，肺为上盖，为府脏之天，肺气归于此穴，故谓天府"，"尺泽者，一尺之中，脉注此处，流动而下，与水义同，故名尺泽"。

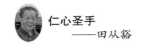

9.《骨蒸病灸方》

《骨蒸病灸方》（灸痨卷），一卷，为唐代崔知悌所著。《苏沈良方》和《外台秘要》中均有记载，以此治人，未尝不验，往往一灸而愈。并指出对久病虚弱、消瘦之人，灸治亦可治愈。在作者的自述中，谈到治疗疾病，"余昔忝洛州司马，常三十日，灸活十三人，前后差者，数过二百"，并认为灸法可治疗气、风、瘴、劳、邪癖等诸症。

10.《针灸孔穴》

《针灸孔穴》，为唐代孙思邈所撰。载于其所著的《千金翼方》卷二十六。作者很重视同代人甄权所撰的明堂图，强调了穴位是治病的关键，指出取穴的重要性。其中有一医案："时有深州刺史，忽患颈肿，如数升，喉中闭塞，水粒不下，已三日矣。针刺右手次指之端（可能是商阳穴），当时气息即通，明日饮食如故。"

11.《黄帝明堂灸经》

《黄帝明堂灸经》，三卷，原书不著撰人。据考，宋初太平兴国三年（公元978年）编纂的《太平圣惠方》时，已收载本书的主要内容，可证其成书年代当在宋以前。本书实为"明堂"及"灸经"学术分野中具有代表性的早期作品之一。内容首列定穴法，以及点灸、下火、用火等灸法的基本知识；次载正人形、背人形、侧人形及小儿明堂应验穴图（计45幅），并以图为题，详述循经取穴与其主治各症。本书文字简洁，内容丰富。

12.《铜人腧穴针灸图经》

《铜人腧穴针灸图经》，为宋代王惟一所撰。王惟一，又名王惟德，北宋医家。《铜人腧穴针灸图经》又名《新铸铜人腧穴针灸图经》，是在作者主持创制针灸铜人模型的基础上编辑而成。其形式略与近代《图解》相似。书中附经脉三人图各一幅，十二经穴图共十二幅，成为我国较早的针灸图谱。全书三卷，书中论述手足三阴三阳经和任、督二脉的循行及其腧穴，并对穴位间的距离、针刺的深浅及主治功能等作了介绍。因为作者是历史上有名的"经穴"考证家，他曾以"铜人为式，分脏腑十二经，旁注腧穴"的研究方法，对前代有关经穴的学说有所订正和改进，故为历代针灸家所推崇。现有清代影印本《新刊补注铜人腧穴针灸图经》。

13.《灸膏肓俞穴法》

《灸膏肓俞穴法》又名《膏肓灸法》，不分卷，宋代庄绰编。庄绰，字季裕，南宋人。作者因患疟疾为医误治，致使"荣卫衰耗"，酿成重病。"得陈了翁家传为灸膏肓俞"二次，"自是疾证浸减，以至康宁"。于是，"考医经同异，参以诸家之说，及所亲试"，写成《灸膏肓俞穴法》这部著名的灸瘵专著。书中首列有关文献论述膏肓俞穴及其主治等理论，次分十篇，专论膏肓俞穴的部位、主治及不同流派的取穴法，并多有示范图。虽然全书字数不多，但能把各种理论观点逐条整理，对选用膏肓俞穴治瘵等很有参考价值。

14.《针灸资生经》

《针灸资生经》，宋代王执中撰，刊于1220年。全书共分七卷，第一卷列论腧穴，其体例与《针灸甲乙经》基本相同，即躯干分部（头面、肩背、颈项、膺腹），四肢分经（手足、阴阳、表里）；第二卷阐述针灸方法、骨度分寸；第三至第七卷分述治疗，罗列内、外、妇、儿、五官等科病证193种，并有附属病证百余种。本书广泛参考针灸文献，并结合作者的针灸临床经验撰编而成。内容有腧穴、针灸法、各种病证的针灸用穴等。书中很重视治疗实践，论述比较系统全面，对于灸法也有较详细的记载。书中记载作者临床多用灸法，其次以火针或温针作为治疗手段。此外，他往往要寻求病人身上的腧穴反应点，按之酸疼后施术。"按之酸疼，治之方效"，是他一个突出的学术观点。

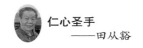
15.《备急灸法》

《备急灸法》，宋代闻人耆年撰。《备急灸法》记述了22种病证的灸疗方法。各灸法配有插图，对推广灸法起到了积极的作用。这些灸方，虽然不少并非作者独创，但闻人广为收辑，而且确有效验，宜于推广应用。例如，昏厥灸间使，小肠疝灸大敦，难产灸至阴等。关于《备急灸法》书后附的"骑竹马灸法"，运用于外科痈疽急症，素为学者所重视。闻人耆年继承了葛洪用灸治疗急证的学术特点，并且发展了其施用方法与主治范围。

16.《子午流注针经》

《子午流注针经》，三卷，金代何若愚撰，阎明广注。首卷为"流注指微针赋""流注经络井荥说""平人气象论隧周环图"；中卷为"井荥俞经合部分图""五子元建日时歌"；末卷为"针经井荥歌诀""五行造化"。全书附插图28幅，是一部学习和研究流注针法的必要参考书。

17.《针经指南》

《针经指南》，又名《窦太师针灸》，金代窦默著。窦默，字汉卿，初名杰，字子声，金元时期著名的针灸医家。窦氏的针灸著作主要有《针经指南》。另有《铜人针经密语》一卷，今已散佚。《针经指南》一卷，首载"针经标幽赋""流注通玄指要赋"，后列"流注八穴""手指补泻"等。本书从临床实际出发，对穴位、针刺方法、得气、宜忌等方面，作了比较深入的阐述，颇有见地。因窦氏为当时富有经验的针灸名医，对针灸学术有一定的贡献，所以书中的内容多富有创造性。如"针经标幽赋""流注通玄指要赋"，已为历代习诵的针灸歌赋；再如，针经直说、络说、交经辨、手足三阴三阳表里支干配合说、流注八穴、古法流注、刺法、补泻、针灸杂忌等，则是作者的宝贵经验。书中论述的主要学术思想有如下几个方面：①"流注八穴"说。书中首先介绍了流注八穴的位置及取穴法，然后以比较大的篇幅介绍了流注八穴所治的 213 证。在运用流注八穴治疗疾病时，先刺主证之穴，如病未已，再取与其相应合的穴位。用针后应停针待气，使气机上下贯通，以提高疗效。如喉咙闭塞，可先取照海穴，后取与其相应的列缺穴，然后停针待气，使在下的照海与在上的列缺效应相合，以达到调气攻邪的目的。②"补泻在于手指"说。窦氏认为："原夫补泻之法，非呼吸而在手指。"指出针刺补泻法主要在于手法操作。书中详细论述了各种手法的具体操作，即动、摇、进、退、搓、盘、弹、捻、循、扪、摄、按、爪、切。后来，这种手法经高武的《针灸聚英》录入，称为"十四法"。③"莫如用针"说。"针经标幽赋"首先提出"拯救之法，妙者用针"，"流注玄指要赋"首先提出"必欲治病，莫如用针"，说明他对针刺法的应用是十分注重的，尤其重视毫针刺法。④"气至沉紧"说。《黄帝内经》曾经指出"气至而有效"，"气至乃休"。窦氏根据自己的临床经验，对气至作了生动而形象的描述，"标幽赋"曰："先详多少之宜，次察应至之气。轻滑慢而未来，沉涩紧而已至。既至也，量寒热而留疾；未至者，据虚实而候气。气之至也，若鱼吞钩饵之浮沉；气未至也，似闲处幽堂之深邃。气速至而效速，气迟至而不治。"除了把"气至"这个抽象的概念具体化之外，还指出了根据气至的迟速，可以判断疾病的预后；如气未至，应当候气。全书字数不多，但内容丰富，体现了窦氏的学术思想和临床经验。

18.《针灸四书》

《针灸四书》，八卷，元代窦桂芳撰，包括《黄帝明堂灸经》《灸膏肓俞穴法》《子午流注针经》《针灸指南》四书。以上四书，一向为针灸学界所重视，最早在元至大辛亥四年（公元 1311 年）即由窦桂芳氏合梓刊行，并题名《针经四书》。最后所附《针灸杂说》为窦桂芳所载，主要内容为月内人神所在、每月血支、每月血忌等。

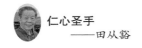
19.《十四经发挥》

《十四经发挥》，元代滑寿撰，刊于 1341 年。滑寿，字伯仁，号撄宁生，元末明初人，著有《难经本义》《十四经发挥》《读素问钞》《读伤寒论钞》《诊家枢要》《痔瘘篇》等。滑氏见当时汤药流行，针灸之道湮没不行，经络学说晦而不明，因此将《黄帝内经》中之经络分十二经及任、督二脉，参正其阴阳之往复，气穴之会合，评加训释，著成其书，共分三卷。其上卷为手足阳明流注篇；中卷为十四经脉气所发篇；下卷为奇经八脉篇。其中有附图 16 幅，即十四经图加正、背面骨度分寸图各一幅。再加上经穴歌及每穴所在部位的说明，令人一目了然。滑氏循经列穴，倡十四经穴说，是他的一个主要学术思想和成就。他将十二正经与任、督二脉的经穴按经脉循行分布加以整理，归纳为十四经。经络系统有十二经脉和奇经八脉，滑氏认为有穴位的十四经脉，应是其中的主体，在人体中具有更重要的作用。所以把十四经穴逐一循经作了考证和训释，纠正了《圣济总录》中足少阳经、足阳明经在头面部的某些穴位，以及足太阳经在背腰部的一些穴位排列次序与经脉循行走向差误的缺点，发展了经络学说，对明清医家具有重要的影响。

20.《针灸摘英集》

《针灸摘英集》是元代杜思敬所编，原载《济生拔粹》第三卷。全书共分五节，第一节《九针式》以图说明古代相传"九针"的形式；第二节《折量取腧穴法》以"同身寸法"介绍了简单实用的取穴方法，此外，注意到取穴时患者的体位；第三节《补泻法》和第四节《用针呼吸法》着重介绍技术操作和针刺时的注意事项；第五节《治病直刺诀》是关于 69 种常见疾病的针灸疗法。所以，本书虽然简短，但已扼要地述及针灸学的基本知识和临床应用，可供针灸临床人员研究参考。

21.《针灸大全》

《针灸大全》，六卷，明代徐凤撰于 1439 年左右。徐凤，字廷瑞，号泉石。书中载《金针赋》，突出反映了徐氏对针刺手法的深刻研究。卷一、卷二，"针灸歌赋"；卷三，"同身穴法歌"；卷四，"窦氏八法流注"；卷五，"金针赋及子午流注"；卷六，"灸法"。书中收录的各家针灸资料较多，并附有插图，是一部综合性的针灸著作。书中的主要针灸学术特点有以下两个方面：① "飞经走气，补泻捷法"说。作者在载述《金针赋》时说："观夫针道，捷法最奇。"称各种手法乃撮取"梓岐风谷，飞经走气补泻之法"而成。书中诠释了窦氏手指补泻十四法，例如"烧山火""透天凉""青龙摆尾""白虎摇头"等。② "按时选穴，灵龟飞腾针"说。徐氏推崇按时选穴的学说，并对此有所发展和创造。书中所载的"子午流注针法""灵龟八法""飞腾八法"，为后代讨论按时选穴者所宗之法，转载于《针灸聚英》《针灸大成》《针方六集》等书中，是目前临床应用按时选穴法的准绳。徐氏诠释子午流注的意义，编撰"逐日按时定穴诀"，确定"血归包络，气纳三焦"的纳穴规律，以及阴经的返本还原穴位。他提出了八脉八穴按时选穴学说，发展成为"灵龟八法"和"飞腾八法"两种选穴方法。

22.《针灸素难要旨》

《针灸素难要旨》又名《针灸节要》，三卷，明代高武撰述。全书系节取《难经》《素问》《灵枢》中有关针灸的经文，重加编次而成。此书删繁就简，并不以原有篇次为序。卷一首列九针图，继录《难经》文字 18 节，时引滑氏本义为注；卷二之上来自《素问》《灵枢》，计 36 节，均系有关针灸的基本理论和原则；卷二之下共 59 节，先以病证分目，并详述治法，其末节专述灸法；卷三述十二经脉、奇经八脉主病，迄于同身尺寸与经脉长短等，篇计 10 节。本书举凡针灸理论与应用之要义，大致具备。

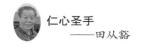
23.《针灸聚英》

《针灸聚英》又名《针灸聚英发挥》，四卷，明代高武撰，刊于1529年。本书汇集了明代以前的各家针灸学说和有关的中医基本理论、针灸歌赋等内容。书中将子午流注列为专节介绍，主张废弃当时流行的"按时用穴"，倡用"定时用穴"法。在这种思想的指导下，创立了一种"十二经是动所生病补泻迎随说"（或称"十二经病井荥输经合补虚泻实"法），即近人所称的"子午流注法纳支（子）法"。

24.《针灸问对》

《针灸问对》又名《针灸问答》，三卷，明代汪机撰，刊于1530年。汪机，子省之，别号石山。幼为邑诸生，性至孝，因思事亲者不可不知医，复精于医。其医学私淑于朱丹溪，却不尽相同，而有所发挥。汪氏以调补气血为主导，却又偏重于气的调理。其在针灸学术上也很有建树，诸如经络腧穴、诊察手法等都有独到之处，尤其在当时的历史条件下，观察到瘢痕对经气传导的影响，如"一医为针临泣，将欲接气过其病所，才至灸瘢，止而不行"更为可贵。本书提出53个问题，以问答形式阐述针灸学中的一些基本理论，其中包括针法、灸法及经络腧穴等问题。作者根据《黄帝内经》等古医籍作了论证和发挥。

25.《杨敬斋针灸全书》

《杨敬斋针灸全书》，明代陈培立撰，刊于1591年。本书系杨敬斋家传的针灸书重加编写而成，以歌赋和图解为主要内容，是一本简明扼要的针灸古书。上卷为歌赋部分，如周身经穴赋、金针赋、流注指微赋、通玄指要赋、灵光赋、席弘赋、标幽赋等；下卷为十二经脉歌、经穴起止歌、十五络穴歌、经脉气血多少歌、禁针灸歌、十三鬼穴歌、天星秘诀歌、马丹阳天星十二穴并杂病歌、四总穴诀、千金十一穴歌、治病十一证歌、论子午流注等，无不备载，且歌赋内附有注释，既便于学习，又很实用。

此外，如十二经流注图和诸病取穴图，又以伤寒图居多，更为通行诸本所无，颇觉珍贵。

26.《针灸大成》

《针灸大成》，又名《针灸大全》，十卷，明代杨继洲撰，靳贤校正，刊于1601年。《针灸大成》是一部蜚声针坛的历史名著，自1601年问世以来，至今尚有47种版本。其翻刻次数之多、流传之广、影响之大、声誉之隆，都是罕见的。

杨继洲，字济时，明代针灸医家。杨氏家学渊源，曾在太医院任官职，声望甚高。本书是作者在家传《卫生针灸玄机秘要》一书的基础上，加以增辑而成。故其内容除系统地收集历代有关针灸学的文献资料外，还有作者的家传秘方。因此，自明代刊行以来，直到现在，仍被认为是学习针灸学的必要参考书。全书共分十卷，首引《黄帝内经》《难经》等关于针灸学的纲领性理论加以注解，以明确周身经络、穴位以及中医的诊断方法。次集历代名家心得编成针灸歌赋，并对其中较难理解的词句详加注释，使读者易于记诵和体会。再次分论各种疾病的针灸疗法，还征引名家及附以著者的治验医案，作为病历讨论的资料。此外，如补泻手法、艾灸疗法，以及穴位名称异同备考等，都是很好的参考资料。书中所述，大多见解客观，主张正确，理论精辟。如针灸药物按摩并重、针法灸法并重、穴法手法并重等观点，至今犹为学者推崇。此外，对针刺得气、手法、透针法、疗程、晕针等问题，也有不少独特的发挥。总的说来，本书是集明代以前针灸学的精华，确为中西医学习和研究针灸学必要的参考读物。

尤其值得注意的是，本书卷十附有四明陈氏小儿按摩经。推拿治病是我国早期发明的物理疗法，是针灸以外的一个巨大成就，通过本书的推广，在临床上结合应用，疗效可得到进一步的提高。

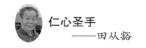
27.《刺灸心法要诀》

《刺灸心法要诀》,见于《医宗金鉴》,刊行于清乾隆七年(1742年),是当时清政府编辑的医学丛书,由吴谦编著。原书共九十卷,本书系其中的一部分,原书七十九至八十一卷。

本书对有关经脉、腧穴、适应病证等方面,作了扼要的介绍,并且都有一定的考证。同时又有附图和歌诀,更使人易诵易学,对于初学针灸者是一部很好的读物。但书中内容尚有一些不符合现代现象的提法,望有批判地接受。

此外,在1988年出版的《敦煌古医籍考释》书中,记载了新近出土的部分医学著作。其中,针灸类著作在出土残卷中共有五类六种。《灸法图》及《新集备急灸经》为灸疗之图谱,系现存最古老的针灸图实物,实为难得;《灸经明堂》及《人神流注》为论针灸禁忌应避人神流注之法;《亡名氏孔穴主治》论孔穴的部位及其主治。

几种主要针灸书籍腧穴一览表

书名	单穴名	双穴名	经外奇穴	总穴名	总穴数
《黄帝内经》	25	135	—	160	295
《针灸甲乙经》	49	300	—	349	649
《备急千金要方》	48	301	—	349	650
《铜人腧穴针灸图经》	51	303	—	354	657
《十四经发挥》	51	303	—	—	—
《针灸大成》	51	308	34	393	—
《医宗金鉴》	51	309	17	377	—

针灸在中医学中的应用及其地位,根据历代医学文献记载归纳如下:

在秦汉时期及其以前远古时代的医疗手段,主要是以针灸为主,那时也没有明确的分科,如我国早期的医学名家扁鹊、华佗、张仲景等都是针灸专家。

唐、宋、元、明时代逐渐有了明确的分科，针灸作为中医十三科中的一科，大多数医师针药并用，且针灸著作颇多，针灸治疗亦很盛行。

清代时期，由于封建礼教的缚束，男女授受不亲，皇家贵族不能裸衣针灸等原因，针灸出现了低潮。

参考文献

[1] 冈西为人.宋以前医籍考.北京：人民卫生出版社，1958.

[2]《中医辞典》编辑委员会.简明中医辞典.北京：人民卫生出版社，1979.

[3] 魏稼.各家针灸学说.上海：上海科学技术出版社，1987.

二、古代医案点评精华（附医案）

1. 鼻衄

【原文】

李时珍①治一妇人衄血，一昼夜不止，诸治不效。令捣蒜敷足心②，即时遂愈。

（魏之琇《续名医类案》）

【注释】

①李时珍（1518—1593 年）：字东璧，号濒湖。蕲州（今湖北蕲春）人。明代杰出的医药学家。曾官楚王府奉祠正，兼管良医所。李氏出身于世医家庭，祖父是铃医，父亲李言闻是有名的医家。他自幼体弱多病，经父治愈。壮年弃儒学医，继承家学，博览群书，医术精良。李氏重视临床实践，有求实治学精神，经常深入民间，向群众请教。经历了 30 年的刻苦钻研，参考了 800 多种书籍，对药物进行实地考察鉴别，反复研究，著成《本草纲目》一书，对中国药物学的发展作出了重大贡献。另著有《奇经八脉考》《濒湖脉学》等书。

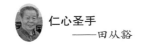
②足心：经外奇穴。位于足跖部，第一趾尖端至足跟连线之中点处，左、右计二穴。即涌泉穴后一寸凹陷中。《针灸孔穴及其疗法便览》："足心，奇穴。涌泉穴后一寸陷中。"

【按语】

《灵枢·本输》曰："肾出于涌泉，涌泉者足心也。"其功有二：滋水上承一也，引热下行二也。敷灸之法，不啻蚍血辄效，他如咳血、头痛等凡因阴虚火旺而起者，无不应手而验。此法所治之症不可屈数。医者若能举一反三，则足心敷灸之治得矣。

2. 舌肿痛

【原文】

一膏粱之人患舌痛，敷服皆消毒之药，舌肿势急。余刺舌尖及两旁，出紫血杯许，肿消一二。更服犀角地黄汤①一剂。翌早，复肿胀，仍刺出紫血杯许，亦消一二。仍服前汤，良久舌大肿，又刺出黑血二杯许，肿渐消。忽寒热作呕，头痛作晕，脉洪浮而数，此邪虽去而真气愈伤。与补中益气倍加参、芪、归、术，四剂而安，又数剂而愈。

（薛己《口齿类要》②）

【注释】

①犀角地黄汤：《备急千金要方》方。犀角（水牛角代）一两，生地黄八两，芍药三两，牡丹皮二两。水煎。分三次服。功能清热解毒，凉血散瘀。

②《口齿类要》：明代薛己撰。成书于明嘉靖七年（1528年）。一卷。本书着重阐述唇、齿、舌、喉等口腔疾患，每证之后均附验案，共载方60余首，是一部着重论治口腔疾病的专著。

【按语】

膏粱之人，脾胃受伤，气虚痰盛也。"血实者决之"，乃正治之法。然血出而气失，气失则阳外浮而寒热作焉。真气不能上达巅顶，则"头痛作晕"矣。作呕者，胃气上逆也。真气一虚，气机安有不乱者耶？本案要在辨寒热之虚实。若作实热治之，南辕北辙，误人性命者信之矣。

3. 牙痛

【原文】

王氏[①]云：有老妇人，旧患牙痛，人教将两手掌交叉，以中指头尽处为穴，灸七壮，永不疼。恐是外关穴也，穴在手少阳去腕后二寸陷中。泉司梢子妻，旧亦苦牙痛，人为灸手外踝穴近前些，子妻遂永不痛。但不知《千金》所谓外踝上者，指足外踝耶，手外踝耶，识者当辨之。

（朱橚等《普济方》）

【注释】

①王氏：王执中。

【按语】

牙痛有虚实之分，实者多因胃火而起，虚者多由肾亏所致。灸外关而效，当非肾亏。若肾虚牙痛，宜取太溪。施灸之先，先辨虚实，自当无误。

4. 伤寒

【原文】

一人伤寒，至八日，脉大而紧，发黄，生紫斑，噫气[①]，足指冷至脚面，此太阴证也。最重难治。为灸命关[②]五十壮，关元二百壮，服金液丹[③]、钟乳粉[④]，四日，汗出而愈。

（窦材《扁鹊心书》）

【注释】

①噫气：证名。《景岳全书·杂证谟》："噫者，饱食之息，即嗳气也。"指气从胃中上逆，冒出有声，其声沉长。多因脾胃虚弱，或胃有痰、火、食滞等所致。

②命关：经穴名。即食窦穴。《扁鹊心书·扁鹊灸法》："命关二穴，在胁下宛中，举臂取之，对中脘向乳，三角取之。此穴属脾，又名食窦穴，能

167

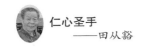

接脾脏真气，治三十六种脾病。"

③金液丹：又名保元丹、壮阳丹。取舶上硫黄十斤，用铜锅熬化，麻布滤净，倾入水中，再熬再倾，如此七次。研细，入阳城罐内，盖顶，铁丝扎定，外以盐泥封固，八分厚，阴干，先慢火煅红，次加烈火，煅一炷香，寒炉取出，埋地中三日，去火毒，再研如粉，煮蒸并为丸，梧子大。每次服五十丸或三十丸，小儿十五丸。治一切虚劳、水肿、脾泄、注下、休息痢、消渴、肺胀、大小便闭、吐血、鼻衄、尿血、霍乱吐泻、目中内障、骨蒸潮热、阴证阴毒、心腹疼痛、心下作痞、小腹及两胁急痛、胃寒、水谷不化、子宫虚寒、赤白带下及小儿急慢惊风等证。

④钟乳粉：由石钟乳煅灸而成。

【按语】

太阴身黄，若未伤脾阳，则手足自温，可取公孙、腕骨以健脾调胃、分清别浊、通降胆火而利湿祛黄。若水湿泛滥，脾阳为之大衰，是以足趾冷至脚面，宗"寒者热之，热者寒之"之旨，放胆灸之，方得脾阳复振。脾阳振则湿不得郁于里、热不得蒸于内，而身黄自退也。针药并用以求速效。亦窦材临诊之一绝。

窦材灸命关最有心得，称命关穴"能接脾脏真气，治三十六种脾病。凡诸病困重，尚有一毫真气者，灸此穴二三百壮，能保固不死，一切大病属脾者，并皆治之。盖脾为五脏之母、后天之本，属土，生长万物者也。若脾气在，虽病甚不至死，此法试之极验"。

【原文】

一人患肺伤寒，头痛、发热、恶寒、咳嗽、肢节痛、脉沉紧。服华盖散①、黄芪建中汤②，略解。至五日，昏睡谵语，四肢微厥，乃肾气虚也。灸关元百壮，服姜附汤，始汗出而愈。

(窦材《扁鹊心书》)

【注释】

①华盖散：方剂名。系《太平惠民和剂局方》方。紫苏子、赤茯苓、桑

白皮、陈皮、杏仁、麻黄各一两，甘草五钱。为粗末。每服二钱，水煎服。治肺感寒邪、咳嗽上气、胸腹烦满及头目眩晕等证。

②黄芪建中汤：方剂名。系《金匮要略》方。有桂枝三两，炙甘草三两，大枣十二枚，芍药六两，生姜三两，饴糖一升（烊化），黄芪一两五钱。水煎，分三次服。

【按语】

肺伤寒一证，其标在肺，其本在肾，其治在温。本案初服华盖散、黄芪建中汤未效，因其温肺脾而未温肾也。灸关元、服姜附，肾气得温而大振，方能鼓汗外出而愈。见肺而治肾，足见窦材辨证之精到，医者宜于此处细细体验。

本证方书多不载，为窦材在《扁鹊心书》中首先提出，录之以供参考：肺伤寒"每发于腊、正、二月间，亦头痛、肢节痛、发热恶寒、咳嗽、脉紧，与伤寒略同，但多咳嗽，不宜汗，服姜附汤，三日而愈。若素虚之人，邪气深入，则昏睡谵语，足指冷，脉浮紧，乃死证也。急灸关元三百壮可生，不灸必死，服凉药亦死，盖非药可疗也"。

5. 眩晕

【原文】

有人久患头风，吾令灸囟会①即愈。

（王执中《针灸资生经》）

【注释】

①囟会：经穴名，属督脉。位于上星后一寸，骨间陷者中。主治头痛目眩、面赤暴肿、鼻渊、鼻出血、鼻痔、鼻痈、癫疾、嗜睡、小儿惊风。

【按语】

囟会善疗头风，穴属督脉。缘人在母腹中百窍皆闭，惟以脐吞吐母体之生气，是为胎息。胎息为先天之气，迨既生之后，则鼻司呼吸，是为后天之气，而囟乃渐合。凡关头脑之病，取之多有效验。

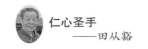
凡取此穴，先辨虚实，扪之觉有突突灼热，是为实证，乃可
针之。扪之不热者，乃虚证也，只灸勿针。亦可针上星穴以代。

儿童未及八岁，不宜针刺，以其囟门未合也。《圣济总录》
载："囟会一穴，只可针五分，过即令人头旋目暗，可急针百会及
风府二穴救之。"

6. 中风

【原文】

一人中风，口眼㖞斜，语言不正①，口角涎流，或半身不遂，
或全体如是。此因元气②虚弱，而受外邪，又兼酒色之过也。以
人参、防风、麻黄、羌活、升麻、桔梗、石膏、黄芩、荆芥、天
麻、南星、薄荷、葛根、赤芍药、杏仁、川归、川芎、白术、细
辛、皂角等分，加葱姜水煎，入竹沥半盏③。随灸风市（奇俞
穴）、百会（督脉穴）、曲池（大肠穴）、合口④、绝骨（胆穴，即
悬钟穴）、环跳（胆穴）、肩髃（大肠穴）、三里⑤（胃穴）等穴，
以凿窍疏风，得微汗而愈（亦以汗解）。

（江瓘《名医类案》）

【注释】

①不正：此指吐字不清楚。

②元气：即原气。包括元阴和元阳之气，禀受于先天而赖后天荣养滋
生，由先天之精所化。它发源于肾（包括命门），藏于丹田，借三焦之道，
通达全身，推动和维持五脏六腑等一切器官组织的活动，为生化动力的源
泉。《难经·三十六难》："命门者……原气之所系也。"

③半盏：半小杯子。盏：小杯子。

④合口：此"口"为原书印刷之失，似应为"谷"，即合谷穴。

⑤三里：足三里。

【按语】

中风一证多以内因立论，如"心火暴盛，肾水虚乏，不能制
之，则阴虚阳实而热气怫郁，心神昏冒，筋骨失用而卒倒无知"

（刘完素）；"痰生热，热生风"（朱震亨）；"内风自扰，逼血上菀"（张寿颐）以及"形盛气衰"等论述。然因外风而致者多矣，万勿忽之。案中"元气虚弱，而复外邪"之论极是。灸、药均以疏风祛邪为治，得微汗而愈，是为佐证。

7. 厥证[①]

【原文】

扁鹊[②]过虢[③]。虢太子死。扁鹊至虢宫门下，问中庶子喜方者[④]曰：太子何病，国中治穰[⑤]过于众事？中庶子曰：太子病血气不时[⑥]，交错而不得泄[⑦]，暴发于外，则为中害[⑧]。精神[⑨]不能止邪气，邪气蓄积而不得泄，是以阳缓而阴急[⑩]，故暴蹷[⑪]而死。扁鹊曰：其死何如时？曰：鸡鸣[⑫]至今。曰：收[⑬]乎？未也，其死未能[⑭]半日也。言臣齐勃海秦越人也，家在于郑[⑮]，未尝得望精光[⑯]，侍谒[⑰]于前也。闻太子不幸而死，臣能生之[⑱]。中庶子曰：先生得无诞之乎[⑲]？何以言太子可生也！臣闻上古之时，医有俞跗[⑳]，治病不以汤液醴洒[㉑]，镵石挢引[㉒]，案扤毒熨[㉓]，一拨见病之应[㉔]，因[㉕]五脏之输[㉖]，乃割皮解肌，诀脉[㉗]结筋，搦髓脑[㉘]，揲荒爪幕[㉙]，湔浣[㉚]肠胃，漱涤五脏，练精易形[㉛]。先生之方[㉜]能若是，则太子可生也；不能若是，而欲生之，曾不可以告咳婴[㉝]之儿！终日，扁鹊仰天叹曰：夫子之为方也，若以管窥天，以郄视文[㉞]。越人之为方也，不待切脉、望色、听声、写形[㉟]，言病之所在。闻病之阳，论得其阴；闻病之阴，论得其阳。病应见于大表[㊱]，不出千里，决者至众[㊲]，不可曲止[㊳]也。子以吾言为不诚，试入诊太子，当闻其耳鸣而鼻张[㊴]，循其两股，以至于阴[㊵]，当尚温也。中庶子闻扁鹊言，目眩然而不瞚[㊶]，舌挢然[㊷]而不下，乃以扁鹊言入报虢君。

虢君闻之大惊，出见扁鹊于中阙[㊸]，曰：窃闻高义[㊹]之日久矣，然未尝得拜谒于前也。先生过小国，幸而举之[㊺]，偏国寡臣[㊻]幸甚，有先生则活，无先生则弃捐填沟壑[㊼]，长终而不得反[㊽]。言未

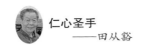

卒，因嘘唏服臆^⑭，魂精泄横^⑯，流涕长潜^⑯，忽忽承睫^⑯，悲不能
自止，容貌变更。扁鹊曰：若太子病，所谓尸厥^⑯者也。太子未死
也。扁鹊乃使弟子子阳厉针砥石^⑭，以取外三阳五会^⑮。有闲^⑯，太
子苏。乃使子豹为五分之熨^⑰，以八减之齐^⑱和煮之，以更熨^⑲两
胁下。太子起坐。更适阴阳^⑳，但服汤二旬而复故。故天下尽以扁
鹊为能生死人^㉑。扁鹊曰：越人非能生死人也，此自当生者，越人
能使之起耳。

（司马迁^㉒《史记》^㉓）

【注释】

①厥证：病证名，简称厥。语出《内经·厥论》等篇。泛指突然晕倒，
不省人事，但大多能逐渐苏醒的病证。《内经》论厥证，有暴厥、寒厥、热
厥等。后世又有尸厥、痰厥、食厥、气厥、血厥、蛔厥、暑厥等。多由肝阳
偏亢、精神刺激、饮食不节、剧烈疼痛等，致气机逆乱、血随气逆，或痰随
气升、蒙闭窍络而致；或由元气虚弱，或由病后气阴受伤及失血，致使气
血不能上承而发。

②扁鹊：姓秦，名越人，渤海郡郑（今河北任丘县）人。战国时期医学
家。生于战国时周威烈王十九年（公元前 407 年），殁于秦武王元年（公元
前 310 年）。学医于长桑君，尽得其师授予《禁方书》。曾历游诸国，名闻天
下，擅长各科，治病洞见五脏癥结，对切脉望诊，独擅胜长，推崇为脉学的
倡导者。扁鹊是他在赵国行医时，人们对他的尊称（周秦时凡称良医均为扁
鹊）。后因诊治秦武王病，被秦太医令李醯妒忌杀害。《汉书·艺文志》载有
《扁鹊内经》《扁鹊外经》，已佚，无从查考。现存《难经》一书，系后人托
名秦越人的著作。

③虢（guō）：古国名。这里似指东虢，在今河南三门峡和山西平陆一
带，晋献公二十二年（公元前 655 年）为晋所灭。

④中庶子喜方者：爱好方术的中庶子。中庶子：古代官名，负责诸侯卿
大夫的庶子的教育管理，汉以后为太子属官。喜方：喜爱方技。

⑤治穰：举办驱邪除恶的祭祀。治：举办。穰（ráng）：本作"禳"，驱

邪除恶的祭祀名。

⑥血气不时：指血气不按时（运行）。

⑦泄：疏泄，发散。

⑧中害：指体内发生病变。

⑨精神：指人体的正气。

⑩阳缓而阴急：阳气衰微，阴邪炽盛。

⑪暴蹶：突然晕倒，不省人事。蹶：通"厥"，昏厥。

⑫鸡鸣：古代时辰名称，相当于凌晨 1～3 时。

⑬收：收殓，装殓。

⑭未能：未及，不到。

⑮郑：当作"鄭"。

⑯精光：神采光泽，引申为尊容。这里是对虢君尊敬的说法。

⑰侍谒：侍奉拜见。谒：拜见，请见。

⑱臣能生之：我能使他活过来。

⑲得无诞之乎：莫不是哄骗我吧。得无：莫非，该不是。诞：荒诞，引申为欺诈，哄骗。之：活用为第一人称代词。

⑳俞跗：传说为上古黄帝时代名医。又作俞柎。

㉑醴洒：酒剂。醴：古代一种甜酒名。洒：滤酒。

㉒挢引：导引，古代的一种体育疗法。挢（jiǎn）：举起，指举手脚活动肢体。

㉓毒熨：用药物熨贴。毒，指药物。熨：一种透传热力作用的外治法。

㉔一拨见病之应：一诊察就知疾病的所在。拨：拨开，解开（衣服），这里指诊察。应：反应，感应，指疾病所在。

㉕因：依据。

㉖输：通"腧"。腧，穴位。

㉗诀脉：疏导脉络。诀：通"决"，疏导。

㉘搰髓脑：按治髓脑。搰（huò）：《说文》称"按也"。髓：脊髓。髓通于脑，脑为髓之海，故髓脑并称。

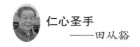
㉙ 揲荒爪幕：触动膏肓，疏理膈膜。揲（shé）:《说文》称"阅持也"，引申为触动。荒：通"肓"，指心之下、膈之上的部位。爪：通"抓"，用手指疏理。幕：通"膜"，指横膈膜。

㉚ 湔浣：洗涤。

㉛ 练精易形：修练精气，改变形容。

㉜ 方：指治疗技术。

㉝ 咳婴：刚会笑的婴儿。咳（hài):《说文》称"小儿笑也"，古又作"孩"。

㉞ 以郄视文：从缝隙中看图形花纹。郄（xì）：同"隙"，缝隙。文：同"纹"，即线条构成的图纹。

㉟ 写形：审察病人的体态。写：描摹，这里指审察。

㊱ 大表：身体的外表。

㊲ 决者至众：指判断疾病的方法最多。

㊳ 不可曲止：意为不会有偏差。曲：片面，不全面。止：语气词。

㊴ 鼻张：鼻翼煽动。

㊵ 阴：阴部。

㊶ 瞚：同"瞬"，眨眼。

㊷ 拼然：舌头翘起的样子。

㊸ 中阙：宫廷的中门。阙（què）：宫廷前两侧对称的门楼。

㊹ 高义：崇高的德行。

㊺ 幸而举之：幸运地援助我。举：抬举，指救助。之：活用作第一人称代词。

㊻ 偏国寡臣：偏僻小国的寡人。寡臣：等于说寡人，此为虢君自谦之词。

㊼ 弃捐填沟壑：意指死。弃、捐：同义词，指抛弃。填沟壑（hè）：死后埋入深山沟里。

㊽ 反：通"返"，指回生。

㊾ 服臆：因悲伤而气满郁结。服（bì）：通"愊"。郭璞注："愊臆，气满之也。"

○50 魂精泄横：精神散乱，恍惚。

○51 长潸（shān）：长时间流泪。

○52 承睐：（泪珠）挂在睫毛上。睐：同"睫"。

○53 尸厥：古病名。突然昏仆，其状如尸的险证。

○54 厉针砥石：研磨针石。厉：同"砺"。厉、砥都是磨研的意思。石：砭石，即石针。

○55 三阳五会：即百会穴。《针灸甲乙经》："百会一穴，一名三阳五会。"

○56 闲（jiàn）：同"间"。不久，一会儿。

○57 五分之熨：以药熨病，使温暖的药气深入体内五分的熨法。

○58 八减之齐：古方名。八减方的药剂，传说是一种成方。齐：同"剂"，药剂。

○59 更熨：交替热敷。

○60 更适阴阳：再进一步调适阴阳。

○61 生死人：使死人复生。

○62 司马迁（公元前145—公元前67年）：字子长，西汉夏阳（今陕西韩城）人。司马谈之子。杰出的历史学家和文学家。他少而好学，壮而遍游全国，元封三年（公元前108年）继父职，任太史令，开始写《史记》。后来因替李陵辩护，被汉武帝下狱，处宫刑。出狱后，任中书令。他隐忍苟活，发愤著书，终于完成了不朽的巨著《史记》。

○63 《史记》：汉代司马迁著。原名《太史公书》。自《隋书·经籍志》标立史部，以《史记》居首，遂成定名。记事起自黄帝，止于汉武，首尾共约3000年。《史记》是我国第一部纪传体通史。全书共130篇，包括十二本纪（叙帝王）、八书（说制度）、十表（记时事）、三十世家（写诸侯）、七十列传（记其他人物，内有自传性的《自序》一篇），共52万余字。本书取材丰富，语言生动，形象鲜明，鲁迅高度评价它为"史家之绝唱，无韵之离骚"。

【按语】

扁鹊为虢太子治疗尸厥的记载，早已传为医林佳话。它反映了2000多年以前我国的针灸学成就，也是我国针灸医案的首创，

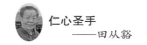

是研究古代针灸医学的重要史籍。从这篇医案中可以看出，秦越人是一个医学修养深厚、医术全面、技术高明的医学家。在为虢太子治病的过程中，他以自己的医疗实践，反对祈求鬼神的迷信活动。秦越人精通内、儿、妇产、五官等科，善于综合运用望、闻、问、切四诊和针灸、药熨、按摩、汤剂等疗法。他"随俗为变"，深受患者的爱戴。从这则医案中可以看出，他根据虢太子病之急缓，分而治之，以至虢太子完全康复。他先针刺三阳五会（百会穴），以求苏厥之效，使太子苏醒了。又用药熨法交替热熨太子两胁下，使太子起身坐起来，达到了"急则治标"之功。以后又进一步调适阴阳之气，使之平衡，以治其本，仅服药20天就使虢太子恢复了健康。

考三阳五会一穴，乃百会、三阳、五会、维会、天满、岭上、泥丸宫、巅上、岭上天满之别名，为手足三阳经和督脉之会。《针灸甲乙经》谓五脏六腑、奇经、三阳、百脉之所会，《会元针灸学》名三阳五会者，五之为言百也。

论其主治，《针灸资生经》云"百病皆主"，然总以开窍醒神之力最著。其性善升又为他穴所不及也。尸厥一病多由阴阳之气离散而致，针刺此穴具有回阳固脱、开窍苏厥的作用。加之热熨两胁下以补阳，故其效如神。针灸治疗尸厥，《素问·缪刺论》亦有论述。对于邪气客于手少阴、足少阴、手太阴、足太阴和足阳明络脉者，取神门、涌泉、少商、隐白和厉兑穴，其所取多为井穴，也可取得很好的效果。

8. 泄泻

【原文】

一人吐泻三日，垂死嘱咐后事，予①为灸天枢、气海三穴②，立止。

（虞抟《医学正传》）

【注释】

①予：指虞抟。

②三穴：即天枢两个穴，气海一个穴。

【按语】

天枢穴属阳明，内应横结肠屈曲回折之端，长于辅助肠中水谷之气化。《循经考穴编》云："天枢正当天地交合之际，为分清理浊之司。"通于中焦，有斡旋上下、职司升降之功。我国古代星相家以北斗第一星为天枢，主持天际各星运行之律，养生家取法此意，作脐轮周转，以人意法天道，喻本穴犹天之中枢。中枢一转，气机易行，故合气海纳气之本以助百脉相通。临床凡属中焦之气息升降失调者，咸取此二穴灸之。

9. 痢疾

【原文】

戊寅①冬，张相公长孙，患泻痢半载②，诸药不效。相公③命予治之，曰：昔翰林④时，患肚腹之疾，不能饮食，诸药不效，灸中脘、章门即饮食，其针灸之神如此。今长孙患泻痢，不能进食，可针灸乎？予对曰：泻痢日久，体貌已变，须元气稍复，择日针灸可也。华岭公子云：事已危笃⑤矣，望即治之。不俟⑥再择日期，即针灸中脘、章门，果能饮食。

（杨继洲《针灸大成》）

【注释】

①戊寅：明万历六年（1578 年）。

②半载：半年。载：年，一年为一载。

③相公：宰相的尊称。

④翰林：官名。明清两代翰林院掌编修国史及草拟制诰等。翰林为其长官学院学士，属官侍读、侍讲、修撰、编修、检讨、庶吉士的通称。

⑤危笃：危急沉重。

⑥不俟（sì）：不等待。

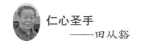
【按语】

章门为五脏之气出入交经之门。"章",有竟、尽之义。"乐竟为一章"(《说文解字》),"意尽语止亦曰章"(《难经·四十五难》)。《楚辞·九歌·云中君》云:"聊翱游兮周章。"周章犹周流也。本穴属足厥阴肝经,十二经脉流行至此行将终止是一周。所称章门,意指经气周流将尽,出入于此门户。《礼记》云:"四面有章。"章者,障也。取之,犹开四章之门,以通痞塞之气,故名"章门"。知本穴名称之由来,则于其效觉神而不觉奇也。

10.痞疾

【原文】

修弓杜匠,其子妇年三十,有孕已岁半①矣。每发痛,则召收生姬②,以为将产也。一二日复故,凡数次,乃问戴人③,戴人诊其脉涩而小,断之曰:块病也,非孕也。脉诀所谓涩脉如刀刮竹行,主丈夫伤精,女人败血。治法,下有病,当泻之。用舟车丸④百余粒,后以调胃承气汤加当归、桃仁,三两日又以舟车丸、桃仁承气汤⑤,泻青黄脓血,杂然而下。每更衣,以手向下推之,揉之则出,后二三日,又用舟车丸、猪肾散、通经散等,连下数日。俟晴明,当未食时,以针泻三阴交,不再旬⑥,病已失矣。

(俞震《古今医案按》)

【注释】

①岁半:一年半。

②收生姬:接生的老妇人。

③戴人:指张子和。

④舟车丸:又名舟车神佑丸。大黄二两,甘遂、大戟、芫花、青皮、陈皮各一两,牵牛四两,木香五钱。上药制成水丸。

⑤桃仁承气汤:桃仁五十个,大黄四两,桂枝、炙甘草、芒硝各二两(冲)。水煎,分三次服。

⑥不再旬:不到10天。

【按语】

凡有关气血闭塞的多种实证，泻三阴交多能有效。杨继洲的《针灸大成》云："经脉塞闭不通，泻之立通。"昔宋太子出苑，逢妊妇，泻三阴交，补合谷，胎应针而下。1978 年，余于江西黎川亦曾针三阴交而成功引产 7 个月之胎，且母婴均安。足见三阴交活血通下之力岂常穴之可比？

11. 水肿

【原文】

一人秋冬患肿，午前上甚，午后下甚，口渴乏力，脉涩弱，食减。此气怯，汗不能出，郁而为痿。遂灸肺俞、大椎、合谷、水分；用葛根、苏叶、白术、木通、海金沙、大腹皮、茯皮、厚朴、陈皮、黄芩、甘草渐愈。

（洪迈《夷坚志》）

【按语】

凡治肿者，必先治水，治水者，必先治气。人身之气，禀命于肺，肺气虚怯，则气不化精而化水矣。故灸肺俞以补肺气。然肺气无阳则不生，而大椎穴属督脉，回阳最速。二穴合用，正所以温阳益气，治其本也。水分穴，通利水道治其标也。合谷宣肺，为汗不能出而设，又因宣肺而能利水，有"提壶揭盖"之妙也。

12. 腰痛

【原文】

有妇人久病而腰甚疼，腰眼忌灸。医以针置①火中令热，谬刺②痛处，初不深入，既而疼止，则知火不负人之犹信云。

（王执中《针灸资生经》）

【注释】

①置：放置。

②谬刺："谬"同"缪"，即缪刺，又称交经缪刺。指左侧有病取右侧

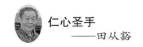

穴，右侧有病取左侧穴的交叉刺法。《素问·调经论》："身形有痛，九候莫病，则缪刺之。"

【按语】

火性炎热，最善逐寒凝而化血瘀。"久病而腰甚疼"，当有外邪所客也。外邪者，"风、寒、湿三气杂至而为痹"。此案当以寒痹为是，以寒邪性烈，凝结气血，其痛必甚。此由案中一"甚"字而测其病机也。如"久病而腰酸痛"，又当责之于肾虚也。一字之差，病机迥异，可不慎哉。

针置火中令热，即燔针、焠针、火针也。《灵枢·官针》称"燔针"，曰："焠制者，制燔针取痹也。"《素问·调经论》中称"焠针"，曰："病在骨，焠针药熨。"唐、宋、明、清各代医籍均明言火针。吴谦在《医宗金鉴》一书中前后印证云："火针者，即古人之燔针也。"

火针必先赤其针而后刺，针不赤则伤人。案云"置火中令热"，亦即令针发赤之义，不可误认"令热"即可。此处当活读活用之。

【原文】

许知可因淮南大水，忽腹中如水吼，调治得愈，自此腰痛不可屈伸。思之，此必肾经感水气①而得，乃灸肾俞三七壮，服麋茸丸愈。予谓腰痛不可屈伸，灸肾俞自效，不服麋茸丸亦可。

（王执中《针灸资生经》）

【注释】

①水气：在此指水湿之邪气。

【按语】

腰痛一症，旧有五辨：一曰阳虚不足，少阴肾衰；二曰风痹，风寒湿着腰痛；三曰劳役伤肾；四曰坠堕损伤；五曰寝卧湿地。凡湿气自外而入者，总皆表证之属。表为足太阳膀胱经所主。肾俞穴属膀胱经，灸之能疏通太阳经气，故能治外邪所致之腰痛不可屈伸。

张景岳云："凡病腰痛者，多由真阴之不足，最宜以培补肾气为主。"又云："腰痛之虚证十居八九。"灸肾俞能壮腰健肾，滋阴益气。不论外邪、内伤，凡腰痛不可屈伸者，肾俞皆可治之。

【原文】

一老人腰脚痛，不能行步，令①灸关元三百壮②，更服金液丹，强健如前。

（窦材《扁鹊心书》）

【注释】

①令：命令，在此作"使"讲。

②三百壮：指多次灸治艾炷的总和。

【按语】

关元为"男子藏精，女子蓄血之处，是人生之关要，真元之所存"（清代程知《医经理解》），"元阴元阳交关之所"（清代唐宗海《医经精义》）。灸之令元气旺，元气旺则气血行，气血行则能强筋健骨。故关元治老年人腰腿痛属气血亏虚者极效。若囿于腰痛必取殷门、委中、夹脊之说，不亦惑乎？

【原文】

吴孚先治君端之腰痛异常，从目内眦进药而愈。或问之曰：是乃睛明穴也，在目内眦红肉中，其脉行足太阳，经于腰背，下应足少阴，通于心。腹腰背之痛，以睛明进药，良有奇验。古来神圣有从耳进药者，病愈而耳聋，针之则愈矣。

（魏之琇《续名医类案》）

【按语】

目为经络之精华，荣卫之膏液，故有金珠玉液之称，幽户神门之号。有五轮而联五脏，具八廓而脏腑表里三阴三阳轮廓贯通。是以"治目"而腰痛愈。近代眼针诞生，治症甚多，究其源，乃五轮、八廓理论之发展。前贤孰料目能进药，更能针之耶？

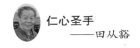
13. 痹证

【原文】

癸酉①秋，大理②李义河翁，患两腿痛十余载，诸药不能奏效。相公推予治之。诊其脉滑浮，风湿入于筋骨，岂药力能愈，须针可痊。即取风市、阴市等穴针之，官至工部尚书③，病不再发。

（杨继洲《针灸大成》）

【注释】

①癸酉：明万历元年（1573年）。

②大理：掌刑法的官。秦汉改为廷尉，隋复置大理寺卿、少卿；北齐为大理卿，历代皆沿称。《史记》："皋陶为大理，平民各伏得其实。"

③工部尚书：明代官名。掌管营造工程等事项。

【按语】

病分肌表、营卫、气血、脏腑、经络、筋骨。邪在表者，宜汗；在肌者，宜解；在营卫者，宜和；在气血者，宜调；在脏腑者，或宜于散，或宜于丸，或宜于膏。以上皆药之可愈也。然病在经络、筋骨，又非药力之所及，故曰"须针可痊"。

【原文】

庚辰①夏，工部郎许鸿宇公，患两腿风，日夜痛不能止，卧床月余。宝源局②王公，乃其属官③，力荐④予⑤治之。时名医诸公，坚执不从⑥。许公疑而言曰：两腿至足，无处不痛，岂一二针所能愈？予曰：治病必求其本，得其本穴会归⑦之处，痛可立而止，痛止即步履，旬日⑧之内，必能进部⑨。此公⑩明爽，独听予言。针环跳、绝骨，随针而愈。不过旬日，果进部，人皆骇异⑪。假使当时不信王公之言，而听旁人之语，则药力岂能及哉？是惟在乎信之笃⑫而已。信之笃，是以获其效也。

（杨继洲《针灸大成》）

【注释】

①庚辰：明万历八年（1580 年）。

②宝源局：又称宝泉局。明代铸造钱币的机构。

③属官：所属的下级官吏。

④力荐：竭力推荐。

⑤予：指杨继洲。

⑥时名医诸公，坚执不从：当时诸位名医，坚决不同意。

⑦会归：经脉经气会合聚集。

⑧旬日：10 天。

⑨进部：到工部，引申为上班工作。

⑩此公：指许鸿宇。

⑪骇异：惊奇。

⑫笃（dǔ）：诚笃。意为诚心诚意，深信不疑。

【按语】

许鸿宇所患之病，当属痹证。取环跳、绝骨穴针刺之，可收到祛风散寒、温经止痛的功效。环跳，属足少阳胆经穴，又是足少阳胆经和足太阳膀胱经的交会穴。胆经的循行，从头至足，其中经过环跳穴所在的股骨大转子部，再向下沿着大腿外侧，膝关节外缘，行于腓骨之前面，直下到腓骨下端，浅出外踝的前面，下行至足。膀胱经有一支脉，向下经过股骨大转子部的环跳穴，沿着髋关节外侧、大腿后面下行，进入腘窝，经腓肠肌下行至足，环跳穴因通过了这两条经脉自大腿至足的循行，所以凡髋、股、膝、腿、足各部因风、寒、湿之邪所致的疾患，取此穴皆可医之。正如《马丹阳天星十二穴治杂病歌》曰："环跳在髀枢，侧卧屈足取，折腰莫能顾，冷风并湿痹，腿髋连腨痛，转折重欷歔，若人针灸后，顷刻病消除。"古人又将它列为"回阳九针穴"之一，说明确是一个具有卓效的孔穴。绝骨，属足少阳胆经穴，为髓之会穴，在外踝尖上三寸凹陷中。《针灸甲乙经》曰："此穴

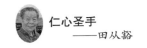
为三阳之大络。"袁古益说:"人能健步,以髓会于绝骨也。"杨氏在临床上以环跳、绝骨二穴合而用之,上下呼应,同气相求,有珠联璧合、通经接气之妙,乃"佗刺躄足而立行"的治疗方法,故"随针而愈"。从这一病案中可以看出杨氏丰富的临证经验,娴熟之针法。他"勤求古训,博采众方",用穴少精而效速,可谓执简御繁。

【原文】

壬申①夏,户部尚书王疏翁,患痰火炽盛,手臂难伸,予见形体强壮,多是湿痰流注经络之中,针肩髃,疏通手太阴经与手阳明经之湿痰,复灸肺俞穴,以理其本,则痰气可清,而手臂能举矣。至吏部尚书,形体益壮。

(杨继洲《针灸大成》)

【注释】

①壬申:明隆庆六年(1572年)。

【按语】

《内经》论痰,责之于脾;王纶论痰,首揭痰之本于肾,殊不知痰亦关乎肺乎。痰之生由乎湿,湿不化由乎气也。肺为气之总司,主行制节,气行湿化,何能聚以成痰?是知复灸肺俞穴而不取脾俞、肾俞之理。案中"湿痰流注经络"一说,素有争议。清代冯兆张《锦囊秘录》云:"脏腑津液受病为痰,随气升降,理之常也。若在皮里膜外及四肢关节曲折之地,而脏腑之痰何能流注其所?此即本处津液,遇冷遇热,即凝结成痰而为病,断非别部之津液受病成痰,舍其本位而移于他部者。况气本无形,故能无微不达,而液随气运,亦可藉气周流,若至津液受病成痰,则变为有形而凝滞,焉能随气流通于至微至密之所耶?"说理可谓明矣。痰之为病,有脏腑、四肢之别,医者可不知乎,故录之。

14. 痫证

【原文】

丁丑①夏，锦衣②张少泉公夫人，患痫证二十余载，曾经医数十，俱未验。来告予，诊其脉，知病入经络，故手足牵引，眼目黑瞀③，入心则搐叫④，须依理取穴，方保得痊。张公善书而知医，非常人也。悉听予言，取鸠尾、中脘，快⑤其脾胃，取肩髃、曲池等穴，理其经络，疏其痰气，使气血流通，而痫自定矣。次日即平妥，然后以法制化痰健脾之药，每日与服。

（杨继洲《针灸大成》）

【注释】

①丁丑：明万历五年（1577年）。

②锦衣：明官署名，锦衣卫的略称。明洪武十五年（1382年）设置，初为皇宫禁卫军，掌直驾侍卫。至明成祖欲以威慑诸臣，特命纪纲为锦衣卫指挥使，兼管巡察缉捕。

③瞀（mào）：眼花迷乱。

④搐叫：四肢抽搐、鸣叫。

⑤快：畅达。

【按语】

明代周子干《慎斋遗书》云："诸病不愈，必寻到脾胃之中，方无一失。"何以言之？盖凡治百病，脾胃实者，攻之则去，而疾易愈；脾胃虚者，攻之而益弱，反不能行其药力，而病所以不愈也。患痫证二十余载，曾经医数十而未验，非药不能去病，实脾胃不行药力故也。是以知痫证乃脾胃之病。故取鸠尾、中脘快其脾胃，以绝生痰之源。或曰：痰疾而取行气活血之肩髃、曲池。何也？殊不知痰之内阻，气血必为之瘀滞，故又须使气血流通，痰气不得郁结而内阻，则痫自定矣。此二穴与鸠尾、中脘相配，实有相辅相成、相得益彰之妙。《席弘赋》云："鸠尾能治五般痫。"可知其降气、解郁、化痰之力。后以化痰健脾之剂药之，

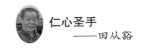

乃治本之法。针药同用，以图全功。究其病因，仅一"痰"字而已矣。

15. 虚劳

【原文】

一妇人伤寒瘥后，转成虚劳，乃前医[1]下冷药损其元气故也。病人发热、咳嗽、吐血、少食。为灸关元二百壮，服金液、保命、四神[2]、钟乳粉，一月痊愈。

(窦材《扁鹊心书》)

【注释】

①前医：指以前为之治疗的医生。

②金液、保命、四神：即金液丹、保命延寿丹、四神丹。

【按语】

虚劳一证，《黄帝内经》《难经》已有叙述，但言虚而无虚劳之名。迨汉代张仲景《金匮要略》，始立虚劳一门，以行阳、固阴为两大治法。刘守真云："感寒则损阳，感热则损阴。"病自下传上不过脾，自上传下不过胃。频下冷药，脾胃必先受之，阳气被损而虚火上泛，则诸证作矣。灸关元，服药物，旨在温补以导龙入海，引火归原而已矣。

16. 小便难

【原文】

存仁方云：尝记一人小便闭不通者三日，小腹胀几死，百药不效。余用甘遂末、大蒜，捣细和成剂[1]，安[2]脐中，令资[3]以艾灸二七壮。随后通用此方，无不效。

(朱橚《普济方》)

【注释】

①捣细和成剂：捣如糊膏状。

②安：加上，引申为"放在"。

③资：凭借、依托之意。

【按语】

小便不通，责之于命门火衰者多矣。《黄帝内经》云："膀胱者，决渎之官，气化而能出焉。"此理易明。或曰：气化之气，何耶？此气即命门之火也。命门火旺，则膀胱之水通，命门火衰，则膀胱之水闭矣。或曰：小便频数，由于命门之火衰也。火衰当小便大利，何反至于闭塞耶？清代陈士铎《辨证录》云："命门之火，必得肾水以相养，肾水旺而火乃旺；火旺者，水无力以制之也。无水之火，火虽旺而实衰；无火之水，水欲通而反塞。命门火衰而小水勤，衰之极者，勤之极，勤之极者闭之极也。"案中资以艾灸，即补火之衰，火旺则膀胱之水易通，甘遂、大蒜仅助之而已矣。

17. 梦遗①

【原文】

有士人②年少，觅灸梦遗。为点肾俞酸痛，其令灸而愈。则不拘老少，肾皆虚也。古人云百病皆生于心，又云百病皆生于肾。心劳生百病，人皆知之，肾虚亦生百病，人未知也。盖天一生水，地二生火，肾水不上升，则心火不下降，兹病所由生也。人不可不养心，不爱护肾乎。

（王执中《针灸资生经》）

【注释】

①梦遗：见《丹溪心法》。指在睡梦中遗精。多因心肾两虚、相火妄动或肾气不固等所致。

②士人：读书人。

【按语】

遗精一症，肾精必亏，亏则相火易动，精室被扰而遗矣。肾俞为肾之精气聚集之所，灸之能大补肾水，相火被遏而暂愈。古人云，精之藏制虽在肾，而精之主宰则在心。年少初省人事，心有妄思，心有所动，肾必应之，以致君火燥于上，相火炽于下，

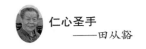

则水不能藏而精随以泄。是以此病当以治心为先，方为求本之道。《景岳全书》云："精竭则阴虚，阴虚则无气，以致为劳、为损，去死不远，可无畏乎……苟知惜命，先须惜精，苟欲惜精，先宜净心。"录之可为遗精者参考。

18. 面疾

【原文】

庚辰岁①，过扬，大尹黄缜庵公，昔在京朝夕相与，情谊甚笃，进谒留疑，不忍分袂。言及三郎患面部疾，数载不愈，甚忧之。昨焚香卜灵棋课②曰：兀兀尘埃久待时，幽窗寂寞有谁知，运逢宝剑人相顾，利遂名成总有期。与识者解曰：宝者珍贵之物，剑者锋利之物，必逢珍贵之人，可愈。今承相顾，知公善针，疾愈者期矣。予③针巨髎、合谷等穴，更灸三里，徐徐调之而愈。时工匠刊书，多辱④蟹米之助。

（杨继洲《针灸大成》）

【注释】

①庚辰岁：明万历八年（1580年）。

②灵棋课：其法以棋十二枚，刻上、中、下字，四掷而成卦，以其所掷面背相乘，得一百二十四卦。卦各有爻词。

③予：指杨继洲。

④辱：自谦词，即承蒙之意。

【按语】

本案妙在合谷、足三里相配。二穴均属阳明。夫阳明为多气多血之经，皆上循头面而有疏风解表、通经活络之效。合谷为手阳明之原穴，五行属火；足三里为足阳明之合穴，五行属土。二穴伍用，有火土相生之妙用。按"同气相求"之理，手、足阳明经经气相通。然合谷清轻上达，以升散为主；足三里补中升阳，有降浊之力。清升浊降，则气行血活，面疾乃愈。其焚香卜灵棋课之说独不可信，且为糟粕，当摒弃之。

19. 指挛

【原文】

有贵人①手中指挛，已而无名指、小指亦挛，医为灸肩髃、曲池、支沟而愈。支沟在腕后三寸。或灸风池，多有不灸支沟，只灸合谷云。

（王执中《针灸资生经》）

【注释】

①贵人：对他人的尊称。贵：敬辞，尊重之意。或谓公卿大夫及显贵之人。《仪礼》："君子者，贵人之子也。"《汉书》："夫怒，因嘻笑曰：将军贵人也，毕之。"

【按语】

肝为血海。《素问·平人气象论》云："藏真散于肝，肝藏筋膜之气也。"全身筋腱关节之运动，全赖肝之精气滋养，如肝之精气衰则筋不能动，甚则拘挛矣。症在指，实病在肝。《会元针灸学》云："曲池者，曲者屈肘之处也，池者阳经有阴气所聚，阴阳通化，治气分亦能养阴。"众穴中以曲池用之最妙。故《玉龙歌》云："两手拘挛筋骨连，艰难动作欠安然，只将曲池针泻动，尺泽兼行见圣传。"尺泽又名"鬼堂""鬼受"，为手太阴肺经之合穴，有降气行气之力，应《难经·六十八难》"合主逆气而泄"之理。通阳养阴，行气活血，指挛必已矣。除案中取穴，曲池、尺泽相配而相得益彰，亦笔者数十年针灸临床之心得也。

20. 瘰疬

【原文】

一男子患瘰疬，面肿硬，久不消，亦不作脓，服散坚败毒药，不应。令灸肘尖①、肩尖②二穴，更服益气养荣汤③，月余而消。一男子面硬，亦灸前穴，饮前汤，脓成，针之而敛④。

（薛己《外科发挥》⑤）

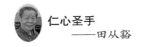
【注释】

①肘尖：经外奇穴。位于肘后部，屈肘成 90°，鹰嘴突起之尖端是穴。宋代窦汉卿《疮疡经验全书》："治瘰疬已成未成，已溃未溃，以手置肩上，微举起，则肘骨尖自现，是灸处。如患左灸左肘，患右灸右肘，左右俱患，两肘皆灸，以三四十壮为期，更服补剂。一年灸一次，三灸期疬自除。如患三四年不愈者，辰时灸起至酉时方止，三灸即愈，更服益气养荣汤。"

②肩尖：即肩髃穴。

③益气养荣汤：人参、茯苓、陈皮、贝母、香附、当归、川芎、黄芪、熟地黄、芍药各一钱，甘草、桔梗各五分，白术二钱，生姜三片。

④敛：收住。

⑤《外科发挥》：明代薛己（立斋）著。书刊于明嘉靖七年（1528 年）。全书共八卷，介绍外科主要病证 31 种，先于每病证纲领性地记述脉、证、治则，然后列举临证经验，并介绍各种治法，后附方剂。本书对临证有一定的参考价值。

【按语】

瘰疬一般只分急性、慢性两类，但临证以分虚、实更为实用。实则泻之，虚则补之。《景岳全书》云："若元气强则正胜邪，正胜邪则毒在腑，在腑者便是阳毒，故易发易收而易治；元气弱则邪胜正，邪胜正则毒在脏，在脏者便是阴毒，故难起难收而难治。"面肿硬不消，亦不作脓，阴毒之类也，服散坚败毒之治阳毒药以治阴毒，何能应之？肘尖为治瘰疬之要穴。《外科大成》云："肘尖穴，治瘰疬，三次除根。取穴令患者端坐，叉手平胸，肘后突出矢骨是。灼艾人须立于患人后，因穴在后面内侧小矢骨尖，以指按之，患处酸麻方是真穴，此乃大肘尖旁之小肘尖，仰手与小指对直者是也。按此骨尖小指即麻为验，此穴与肩尖穴多取不真，唯此取法最确。故表而出之，宜珍之，勿忽。"

21. 乳痈

【原文】

一妇人脓成胀痛，余欲针之，不从，数日始针，出败脓三四碗许，虚证蜂起，几至危殆，用大补两月余而安。若元气虚弱，不作脓者，用益气养荣汤补之，脓成即针。若肿痛寒热，怠惰食少，或至夜热甚，用补中益气汤兼逍遥散，补之为善。

（薛己《女科撮要》）

【按语】

脓成而后针之，不若初起时即散之。散之之法，有边针肩井边揉散肿块者；有用各种灸法施灸患处者；有用泥鳅、土豆、蒲公英、仙人掌等敷灸患处者，效皆不差。及早用之，或许可免化脓。《串雅外编》治此症方法独特："碗一个，用灯草四根十字排碗内，头各露寸许。再用纸条一寸五分阔，用水湿了，盖碗内灯草下，纸与碗口齐，将碗覆于患处，留灯草头在外，艾一大团放碗底，火灸之，艾尽再添，至碗内流水气，内觉痛止方住。甚者，次日再灸一次，必消。"此法可一试，亲自试验后便知其"必消"与否矣。

22. 难产

【原文】

张仲文疗横产[①]先出手，诸符药不捷，灸右脚小指尖头三壮，炷如小麦，下火立产。

（王执中《针灸资生经》）

【注释】

①横产：又名觅盐生，讨盐生。指分娩时儿手先下。

【按语】

"脚小指（趾）尖头"即至阴穴也。历代针灸文献多有"灸右脚小指（趾）尖三壮，下火立产，其效如神"之记载。更有《杂症奇穴主治歌》云："横逆难产灸奇穴，妇人右脚小指尖，炷

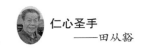
如小麦灸三壮，下火立产通神仙。"据国内研究资料统计，灸至阴穴转胎成功率可达 90％左右，"下火立产"之说，庶可信矣。然灸时可取双侧，大可不必拘泥于右脚也。

23. 疔

【原文】

一小儿胸患疔疮，外敷寒凉①，内服败毒，更欲呕不食，面色萎黄，右关脉浮数，按之微细。此脾胃复伤所致也。急用隔蒜灸，服异功散，倍加白术、半夏，翌日又服活命饮而愈。

（薛铠《保婴撮要》）

【注释】

①寒凉：指药性寒凉的药物。

【按语】

凡治疔疮，以疮毒得以外发为要，而疮毒之外发赖脾胃气之升达也。"外敷寒凉，内服败毒"，脾胃之气被遏，疮毒何以外发？且小儿脾胃尤弱，难培易伤，故小儿患疔，不若急用隔蒜灸法稳妥也。

24. 牙痛

【原文】

灸牙痛法：随左右所患，肩尖①微近后骨缝中，小举臂取之，当骨解陷中，灸五壮。予目睹灸数人皆愈，灸毕，项大痛，良久乃定，永不发。予亲病齿，百方治之皆不验，用此法灸遂差。

（苏轼、沈括《苏沈良方》）

【注释】

①肩尖：即肩髃穴。

【按语】

灸肩髃治牙痛，昔时多用之，今已不常用矣。如"鱼际主灸牙齿痛"（《十四经要穴主治歌》）、"列缺二穴……治齿痛立止，永不再发"（《古今医统大全》）、"耳垂下尽骨上穴，灸三壮，痛即止如神"(《景岳全书》)、"灸两耳当门尖上，三壮立已"(《寿世保元》)……古籍载之多矣。凡齿痛又分上下而取穴，如"阳谷治上牙痛……屡验神效"(《景岳全书》)、"凡下颚齿痛，灸肩井即效"(《汉药神效方》)。综观各书所载，上牙痛不外取人中、太渊、太溪(《针灸大成》)，承浆、风府、合谷、内庭(《医学纲目》)，足三里、足内踝二尖(《景岳全书》)；下牙痛不外取龙玄(在侧腕交叉脉)、承浆、合谷、腕上五寸两筋中间(《针灸大成》)，手三间、内庭(《景岳全书》)。当代则上牙痛多取下关，下牙痛多取颊车，取穴简明，易于记取也。古法取穴繁杂，然医者意也，意到则能由繁达简，由简及繁，发必中病矣。若囿于某病取某穴，何异于按图索骥哉？

25. 保健强身医案

【原文】

绍兴间，刘武军中步卒[①]王超者，本太原人，后入重湖为盗，曾遇异人[②]，授以黄白住世之法，年至九十，精彩腴润。辛卯年间，岳阳民家，多受其害，能日淫十女不衰。后被擒。临刑，监官问曰：汝有异术，信乎？曰：无也，惟火力耳。每夏秋之交，即灼关元千炷[③]。久久不畏寒暑，累日不饥，至今脐下一块，如火之暖[④]。岂不闻土成砖，木成炭，千年不朽，皆火之力也。死后，刑官令剖其腹之煌处，得一块非肉非骨，凝然如石，即艾火之效耳。故《素问》云：年四十，阳气衰而起居乏；五十体重，耳目不聪明矣；六十阳气大衰，阴痿，九窍不利，上实下虚，涕泣皆出矣。夫人之真元，乃一身之主宰，真气壮则人强，真气虚则人病，真气脱则人死。保命之法，灼艾第一，丹药第二，附子第三。人至三十，可三年一灸脐下三百壮；五十，可二年一灸脐下三百壮；六十，可一年一灸脐下三百壮，令人长生不老。余五十时，常灸关元五百壮，即服保命丹、延寿丹，渐至身体轻健，羡进饮食。六十三时，因忧怒，忽见死脉于左手寸部，

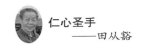

十九动而一止，乃灸关元、命门各五百壮，五十日后，死脉不复见矣。每年常如此灸，遂得老年康健。乃为歌曰：一年辛苦惟三百⑤，灸取关元功力多，健体轻身无病患，彭篯寿算更如何⑥。

（窦材《扁鹊心书》）

【注释】

①步卒：即步兵。

②异人：不寻常的人。

③灼关元千炷：艾灸关元穴一千壮。

④暖：温暖。

⑤三百：指艾灸三百壮艾炷。

⑥彭篯寿算更如何：用彭祖的高寿来计算又怎么样呢。彭篯：即彭祖。传说颛顼帝玄孙陆终氏的第三子，姓篯名铿，尧封之于彭城，因其道可祖，故谓之彭祖。年八百岁。

【按语】

灸法用于摄生保健，可谓源远流长矣。宋代名医窦材所著的《扁鹊心书》曰："阳精若壮千年寿，阴气加强必毙伤。"又曰："人至晚年，阳气衰……人于无病时，常灸关元、气海、命关、中脘，更服保元丹、保命延寿丹，虽未及长生，亦可保百年寿矣。"考关元联系命门真阳，为元气之根，为养生家聚气凝神之处，元阴元阳交关之所，故摄生保健未有不取关元者。窦材曰："保命之法，灼艾第一，丹药第二，附子第三。"诚真知灼见也。又近代实验研究证实，艾灸关元能增强机体的代偿能力，实为保健灸之要穴。

三、中南地区针灸资料总汇

本人于1953年3月初奉命派赴中南地区卫生部针灸师资训练班，担当针灸教学，并同时收集散在各地之有关针灸方面的资料及经验，由于时间仓促，经验收集难免是片面的、皮毛的，再加未经亲自实验，仅供大家参考。其中有很多病名是中医名称，为了保持原介绍的本来面目，未加修正，也有很多操作方法本无足可取，为使大家了解中医治法的多样性，以广其闻，便于今后针对其存在之问题，予以改进提高，所以也一并介绍出来。

1. 散在经验疗法

（1）内科

慢性风湿性膝关节炎

针环跳、血海、阳陵泉、阴陵泉、风市、阴市、昆仑、太溪、足三里及局部阿是穴。

鹤膝风

针患者阿是穴（针入肿胀膝内），并针髀关、风市、环跳等。

颜面神经麻痹

由地仓穴向颧髎、颊车、大迎三个方向平刺，针上、中、下三针，深度 1 ～ 1.5 寸，再合用其他穴位。又如，口斜久治不愈者，针患侧颊部黏膜之静脉瘀血处（用三棱针），并针颈部四五椎之间及深刺风池 1.5 寸。

中风不语及中风后遗症

中风不语：刺金津、玉液出血。经验体会：中风初期六脉平和，有鼾声者、老年者均不治；脉停滞有间歇者、呼吸短促者亦不治。

中风后遗症：一般用穴：百会、人中、承浆、合谷、大敦、间使、隐白、阳陵泉、曲池等。经验体会：肩关节有缝者及走路由内向外画圈者，针治效不佳。

下肢瘫痪

针曲泉并针与其对侧相对之处，以及踇指第 1 趾关节伸侧（斜向上刺），效甚佳。

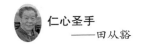
小腹痛

针飞扬有卓效。

足背内翻不能伸

针踝关节横线上2寸，胫骨外缘一横指处，并针解溪，针后立即能动。

牙痛

上牙痛针外踝尖5分；下牙痛针内踝尖5分。

里急后重

以大肠俞为顶角，每边约一横指作等边三角形，在三个角上针3针，直刺5分深，立即痊愈。

足跟痛

针跟腱中央或针足跟底部有特效。

前胸部突然受压迫后遗疼痛

自乳头画一水平线横过脊椎，在该线脊椎旁开1寸处，针5分深，立即见效。

嗅觉消失

针素髎效果很好。

小儿舌神经痉挛（哺乳时啼叫不安）

针哑门、合谷。

妇女腹胀气

针期门、气海、足三里、合谷效甚佳。

肝硬化、肝脾肿大、腹水

针肿块部，周围四针向中间斜刺，中央直刺一针（不刺入肿块内）。同时针足三里、中脘，对侧内关、尺泽放血。重者发烧不退，流鼻血，或经针1周无效者，不予治疗（因无效）。

黄疸

针胸9～12椎两侧旁开二横指处，每棘间一针，则黄疸指数显著降低。

子宫癌肿

针然谷、三阴交、血海、复溜，针后当时症状减轻。

乳腺癌肿

针癌灶周围四针向中间刺 1 针，皆针入肿瘤内，并内服中药单方：橘络核、皂角刺、蒲公英各等份。经验体会：硬者不易治，经针 1 周无效者不予治疗。

头晕、咽干

针两侧束谷、然谷、昆仑，针后立即舒适。

头晕、眼胀

针合谷、内关。

气喘、下肢浮肿（据患者称是支气管结核）

针昆仑气喘好转，加针内关、丰隆、足三里（若针足三里用时捻时停的手法 1 小时，据患者说浮肿立消）。

麻木

经一般针灸无效者，可用皮肤针浅刺（即梅花针叩刺），收效很好。

高血压

针血海最佳，针行间、合谷、三阴交亦好。

发热

针太溪、复溜。

贫血

多灸心俞、膈俞、胃俞、足三里、三阴交、中脘、肝俞。

肠结核

针灸复溜、足三里、肾俞。

精神不振

针内庭，灸大椎。

痢疾

间日痢：针灸大椎、后溪、间使，90% 有效。

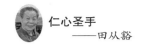
复发痢疾：灸膏肓、膈俞、合谷，60%有效。

无规则之发作：发作 1～2 小时前针灸少商、中冲、曲池、中府、风池、大椎、委中。

耳下腺炎

针颊车、翳风、曲池、血海、三阴交、合谷。

急惊风

针灸中脘、印堂、大椎、风池、内关、涌泉、秉风。

（2）外科

瘰疬

针百劳、肩井、肾俞、足三里，并灸曲池。

又法：在结核部用针乱刺，涂一些陈醋。

颌下瘰疬

用自中指尖至肘尖之伸侧长量一固定线，放于背正中线自尾椎尖端向上，用时以口横径长为宽，把中央部放于其上端，在两侧断端处刺出血，再隔姜片灸化泡，可一次治愈。

痔疮

针小肠俞、大肠俞、承山、二白，效果极佳。

疝气

患病 1 个月内者，针刺普通穴及大敦，留针半小时，于脐下 6 寸旁开 1 寸处灸 10 分钟，同时灸肾俞、八髎。

又法：主泻大敦，附加人中与口长横径呈倒 T 字形，放于脐下灸两端，左灸右，右灸左。取玉茎穴（耻骨下 5 分，阴茎根两旁），针灸皆可。

脊椎结核

14 岁女孩，第 4、5、6 胸椎突出如鹅卵大，下肢曾瘫痪，肌肉萎缩，病期 1 年余，经各大医院诊断为脊椎结核，住院多时，治疗无效，找杨先生针灸 6 个月后完全恢复正常，现已上学。

据杨先生谈：其治类似此例之症已有 40 多名患者，大部分病患痊愈，经过针治两周有效者，能治愈。冬季针仅能停止其发展，初春针灸疗速。

取穴：针患部阿是穴、足三里、曲池、委中、大椎、人中、百会、正中线背部穴位及四肢穴位，各穴交换使用，每次至少选10穴以上，并在患部下方 4～6 椎各棘突旁开五分处针刺。

胸锁乳突肌炎

针炎症部位边缘。

脚气（烂脚）

针申脉、照海。

（3）眼科

斜视

针睛明 1 寸多深（睛明取穴法：用指将眼球往外压迫，在内眼角与眉头之间沿眼窝壁直刺入）。

复视

针睛明，同时针鱼腰穴并向外横刺 1 寸多。针睛明对偏头痛亦有效。

夜盲

针睛明五分深，多留针，效佳（睛明取法：将眼睑分开，向内眼角斜向鼻侧刺入）。

流泪

针大、小骨空效果很好。

目翳

瞳孔上生云翳：针鱼腰。

瞳孔下生云翳：针四白。

（4）耳鼻喉科

副鼻窦蓄脓

针迎香（鼻窦外 5 分）、合谷、列缺、上星，并自印堂至发际分 3 等分，在印堂、发际及等分处针刺。

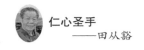

（5）妇科

月经困难

针血海、照海，并针血海后二横指，曲泉上 2 寸处。

2. 针灸中的形形色色

（1）操作方面

口内温针

汉口米斡青是在针前把金针顺含口内，针柄露外，两手定穴并取针刺入，似木匠钉钉样。

切手刺入或送入

这样进针者非常多，如陈铎，是用左手拇指切穴，由右手持针并将针体缓缓送入或一下刺入。

咳嗽进针

汉口王瑞卿在刺针时先让患者咳嗽一声，乘势将针刺入，在行针时连声让患者呼呼呼或吸吸吸。

盐水洗

听广西江一萍谈：在桂南有一老先生，针前把针先用盐水洗过之后再用。

画龙式消毒

陈铎在消毒时，用一根酒精棉棒在皮肤上画一画就完了。

扎排针

局部隔 1 寸扎一针，陈铎由左合谷、列缺、手三里、曲池、肩髃、肩井、大椎至右到肩井、肩髃、曲池、手三里、列缺、合谷。

隔衣针

这是最常见的，杨济生不论隔皮衣、棉衣都是隔衣刺入，谈不到消毒。

摇针刮针法

汉口林禅老先生，针入后摇针柄、刮针柄。

衣袖上作准备

汉口江汉区联合诊所的赵先生，在针前先把准备用的几根针全部扎在自己的左袖上，使用时从衣袖上取下来用。

立位刺针

汉口柴少昇让患者立位刺委中、承山等穴，而杨济生老先生让患者站着刺环跳穴。

太乙神针

武汉陈铎用艾绒加药物卷成很紧的直径 1 寸的艾卷，点着后再用数层红布包在燃头端，在皮肤上来回灸。

灸中针

湖北刘天健说，在常德有一胥长松先生，治风湿性疾患用艾卷把针卷在燃端，针尖向外浸于油桶内，用时取出带针艾卷，点火后在皮肤上隔纸几张，把艾卷在纸上雀啄。针后去纸，看时针孔皆出汗珠，疗效很好。

（2）工具方面

七号针与皮肤针

承淡安自制的皮肤针是骨质作柄及头，头为盒状，有间隔 2 分左右的 7 根银针，自盒底透出 3～4mm 长。

另有孙惠卿用的七星针，人叫梅花针，是用竹筷夹七根一束的缝衣针，治病时直接用以叩刺皮肤。

环针

据河南李世珍讲，河南镇平县木札庙有一周姓中医，不论穴位多少，只用一支针。其针粗如锥子，3 寸多长，一端有环，治病时以右手中指套入环内，令病人呼口号，骑马蹲裆式进针。

长柄针

江苏承淡安制的针，针柄长有 1.5 寸，可用三根指捻转针柄。

短粗针

汉口林禅自用针，状如做鞋底用的粗针，均长 1 寸左右，针

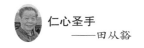

环跳穴亦用此针。

长针

据江西丁楷荣说，他的老师用一根金针，长约 8 寸，可在手指上环成戒指，把针头卷入，用时用手捋出，仅捋 1～2 下就能很直，然后持针柄捻入进针。

（3）取穴

听宫穴

耳垂稍后下方针 3～5 分深。

列缺穴

桡骨头上桡骨外侧面中 1.5 寸旁，向上斜刺 1～1.5 寸。

阳陵泉

腓骨头后下方 1 寸处。

行间

踇长伸肌腱内侧缘，跖趾关节处。

真内庭

踇趾屈侧第 1、2 趾骨关节屈部中央。

假内庭

踇趾伸侧第 1、2 趾骨间。

真涌泉

足掌正中偏内前方 6～9 分处。

真劳宫

在第 3、4 掌骨间，相当于卷无名指后指尖至处。

假劳宫

在第 2、3 掌骨间，相当于中指屈指至处。

（4）其他

挑羊毛疔

操作方法：用圆利针针尖先挑破所取部位的表皮，继而逐渐向深处挑，至 2～3mm 深度，见有白色纤维样物质，用力挑出皮外并挑断。

部位：前胸取 3 个、后背取 4 个部位。

前胸：由华盖穴起始，每隔 1 寸取 1 个部位。

后背：由陶道穴起始，向下每椎间取 1 个部位。

该病症为突然发病，高热，烦躁不安，全身不适，呕吐，恶心，有时昏迷。若不及时治疗多死亡，壮年人易患之。

挑瘰病

操作方法：同于挑羊毛疗，每周 1 次，每次 1～3 处。

部位：于患者锁骨上窝部，发现有发线样投影处即挑之（已破溃或未破溃之淋巴腺肿，效均极佳）。

腿浮肿

针足三里，捻针时让患者吹气，反复捻针达 1 小时起针，浮肿可立即消退。

胃痛剧烈，其他方法治疗无效者

将肩胛间部的肌肉提起，由脊椎向外方，用圆利针横刺 1 寸深，在 6～7 胸椎上下两侧，每隔 1 寸针 1 针，每侧针 7 针。

癫痫

用一针三穴法：由神门横刺经大陵至太渊。

鸡爪针

《灵枢》载："五针反合谷合刺，重者鸡足取之。"（五针即合刺，亦即鸡爪针）

章门：于章门穴上、中、下向内侧呈放射状横刺 3 针，针 1.5～3 寸深，似入脾部（约达腹膜），治疗黑热病。

大肠俞：于大肠俞穴处分上、中、下向外侧呈放射状横刺 3 针，针 2 寸深，治疗顽固性便秘。

合谷：同于上法，用鸡爪针刺入掌侧面，针 1.5～2 寸深，治疗手软瘫。

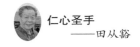

针骨

方法：取骨部疼痛最剧烈处，直接刺入该骨部（或骨端）。据说针入骨内可能仅是针入骨膜，对骨部痛效极佳，针后可立即见效。

疼痛病及麻木病

遇疼痛病针局部阿是穴或附近穴。遇麻木病时针远隔部穴，这样取穴针刺治疗效果好。

针灸配合推拿

方法：针刺前后在穴位上推拿，有时在针穴附近部位配合推拿。每次针穴不必过多。

疗效：据说针灸与推拿配合，效果较单用针刺佳。曾见一高血压患者，头晕明显，针列缺上 1.5 寸处并推拿臂颈部，患者诉说当即头晕显著减轻。

单方一则

治疳积：胡黄连、杭白菊、炒神曲、鸡内金、全当归、僵蚕、使君子、党参、炒麦芽、白术、花桦柳、云茯苓各适量。水煎服，治小儿疳积效极佳。

3. 诸医介绍

杨济生（1896—1975 年），山东观城人，生于中医世家，临床不仅以大方脉见长，在针灸方面也有许多独到之处。他针灸主张选穴要少而精，取穴要准，手法要稳，强调聚精会神，扎针时要眼到、手到、气到，行针手法讲究手不离针。他是最早参加针刺麻醉研究的中医专家。此外，他和张协和同志共同研制成功了"经络测定仪"。这一成果，开创了用现代科技手段证实中医经络理论的先河。

李世珍（1927—　　），河南南阳人。早年随父学习中医。1953 年结业于卫生部针灸师资班，曾任张仲景国医大学临床医务部主任、针灸教研室主任、专家委员会副主任，大连张仲景学说研究中心董事，河南中医学会理事，河南针灸学会理事。他重视整体治疗、辨证选穴和同病异治、异病同治、治病必求于本的法则。他培养了大批针灸专业人材，发表论文 20 余篇。

承淡安（1899—1957 年），江苏江阴市人，是民国及中华人民共和国初期著名的针灸医家、学者和教育家。出生于中医世家，少时随父亲学习针灸及儿科，后又师从名医瞿简庄，通内、外、儿各科，尤以针灸见长。1928 年，在苏州望亭创办中国最早的针灸学研究社，后又在无锡堰桥重建中国针灸学研究社，并扩建为中国针灸讲习所。1933 年 10 月，创办中国历史上最早的针灸刊物《针灸杂志》。1934 年秋，赴日本考察该国针灸现状和办学情况，回国后创办了中国近代针灸专业学校"中国针灸讲习所"。抗战期间，他辗转全国，坚持行医、授课。历任江苏省中医进修学校（南京中医药大学前身）校长，任中华医学会副会长，中国科学院学部委员，第二届全国政协委员。他博览医籍，整理研究针灸学文献，造诣颇深，著述颇丰，有《中国针灸治疗学》《经穴图解》《校注十四经发挥》等。

王瑞卿（1888—1966 年），字凤兴，河南沁阳人。少时习医，后移居兰州，悬壶应世。1949 年至重庆，翌年定居武汉。王氏精于针灸，独成一派，善治骨蒸劳热、中风、妇女病、不育不孕及各种疑难杂症。历任武汉市中医院顾问，为湖北省知名中医。

刘天健（1918—1986 年），湖南常德市人。出生于中医世家，1933 年 2 月开始跟随祖父刘石渠学医。1938 年 2 月就读于常德名医数人创办的"私立常德国医专科学校"（学校为大专性质），1939 年 1 月因日军侵湘而停学。1952 年 12 月～1953 年 4 月，考取了在武汉举办了一期的"针灸师资训练班"，学习成绩优异，1953 年 5 月被分配到湘雅医学院附属医院担任中医针灸工作，成为湖南省在正规医院开设针灸专科的第一人。曾任常德市中医师工会主任，常德市卫协副主任，系长沙市第一届中医代表会议代

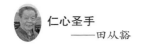

表，湖南中医学会与针灸学会会员。

颜幼斋（1916—　　），广西桂林市人。幼承庭训，1934年毕业于江苏无锡中国针灸学讲习所。1954年任广西省卫生厅针灸训练班教员，讲授朱琏的《新针灸学》，推广针管进针法。曾任广西针灸学会副主任委员。

蔡任洪，为民国时期广西桂林有造诣的专业针灸医师之一。

梁润云，民国33年毕业于香港针灸专科学院，于民国34年创建广东省茂名市河东针灸诊所，是茂名地区用针灸治疗疾病最早的医疗机构。

孙惠卿（1883—1968年），原名嘉徵，浙江绍兴人，幼时随父迁居武汉。光绪二十九年（1903年），肄业于湖北武备学堂。1926年任北洋军阀蒋茗山部军需。1929年闲住北京。1935年回武汉，时独子患淋巴结核死亡，孙氏在悲痛之余，潜心钻研医学，从民间的刮痧、用柳条抽打疟疾病人身体等治病方法中得到启示，开始研究梅花针术。起初只是单纯治疗淋巴结核病，以后治疗范围逐步扩大到风湿性关节炎、神经官能症、急慢性肠胃炎、神经性皮炎、面部神经麻痹及哮喘等疾病，先后在汉口汉润里、长清里设寓应诊。1954年，当选为武汉市第一届人民代表大会代表、市政协委员。同年调入中国中医研究院（现名中国中医科学院）针刺疗法研究所工作。著有《刺激神经疗法》一书。孙氏在长期从事梅花针的研究工作中，积累了丰富的实践经验，掌握了独特的梅花针刺技术（亦称刺激神经疗法）。通过敲、摸、推、压、捏等手法，并以酸、痛、麻、木等为病理阳性反应，以结节、系索、泡状软性等障碍物作为诊断疾病的依据，这个依据与神经解剖中所述的脊髓分节段同内脏的相互关系大致相同，与膀胱经背部腧穴同脏腑的相互关系也有相似之处。他擅长的脊柱两侧检查诊断法与中医的望、闻、问、切相结合，能初步检查诊断出各脏腑器官所患的疾病。检查中发现的阳性病变反应，往往是针刺治疗的重点，对治疗有着指导意义，同时也起到检查疗效的作用。孙氏弹刺手法运用自如，利用腕力在皮肤上进行刺激，平、稳、准，弹而有力，并总结出弹、快、轻、平"四要"和慢、压、针、拖"四不要"等经验。1956 年 10 月 26 日苏联《友好报》和 1958 年 3 月 7 日《人民日报》都发表了介绍孙氏的刺激神经疗法的报道文章。

第四章
医案选编

　　本章共收录田从豁教授的内科、骨伤科、皮肤科、五官科、儿科、妇科等科的 28 个病种计 48 个医案，所选医案均由近 7 年来跟随田从豁教授侍诊的弟子整理记录并分析，显示了近年来田从豁教授的针灸用药特点。

一、内科病证

（一）头痛

病案 1：风寒头痛

田某，男，55 岁。2008 年 12 月 16 日初诊。

主诉：右侧头痛反复发作 1 年余。

现病史：患者去年 3 月因感受外寒后出现右后侧头痛，连及右眉棱骨及右鼻部酸楚胀痛，行头颅 CT、脑血管超声检查均未见明显异常，两个月后自愈。此后每遇寒凉后均出现上述疼痛症状，于外院就诊，诊断为偏头痛。刻下症见：受风寒后再次出现右后侧头痛，连及右眉棱骨及右鼻部酸胀痛，晨起症状加重，时伴有恶心、欲吐，恶寒，纳食可，二便调。

舌脉：舌质暗红，舌苔白腻，脉沉迟。

病因病机：此为素体虚弱之人，复感风寒之邪，邪气痹阻局部经脉，"不通则痛"，每因邪气外感而致头痛。

中医诊断：头痛。证属风寒外束，经脉阻滞。

西医诊断：偏头痛。

治法：疏风散寒，通经止痛，补益阳气。

治疗：

（1）针灸：毫针刺大椎、风池、角孙、太阳、鼻通、列缺、足三里（均右侧直刺取穴），采用平补平泻手法，留针 30 分钟。

（2）大椎处刺血拔罐，留罐 5 分钟，出血约 3mL。

2008 年 12 月 23 日 2 诊：右侧头痛改善，余症同前。针灸处方：毫针刺大椎、风池、头维、攒竹、角孙、太阳、鼻通、列缺、足三里（均右侧直刺取穴），采用平补平泻手法，留针 30 分钟。大椎三棱针刺血拔罐，留罐 5 分钟。头维三棱针刺血。

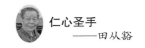
2008 年 12 月 30 日 3 诊：右侧头部疼痛减轻，伴有轻度恶心、欲吐，纳食可，二便调。针灸处方：毫针刺大椎、风池、头维、攒竹、角孙、太阳、鼻通、列缺、阳辅、足三里（均右侧直刺取穴），采用平补平泻手法，留针 30 分钟。大椎拔罐，留罐 5 分钟。

2009 年 2 月 16 日 8 诊：患者第 8 次复诊并第 8 次接受针刺治疗。右侧头部疼痛基本缓解，已无明显恶心、欲吐感，纳食可，二便调。针灸处方：大椎芒针刺，百会丛针刺，风池、攒竹、鼻通、肓俞、足三里、丰隆毫针刺，采用平补平泻手法，留针 30 分钟，背部膀胱经拔罐。随访半年，未再发此疾。

【按语】偏头痛系中医"头痛"的范畴，本案头痛病因有内虚与外感两方面。内虚：患者为中年男性，素体虚弱，反复感寒而致偏头痛；外感：有风邪与寒邪两大因素，外感风邪，侵袭于经络，上犯巅顶，清阳之气受阻，气血不畅，阻遏络道，而致头痛。《素问·风论》指出"伤于风者，上先受之"，认为头痛之因是由于风。风何以致痛？这与其善行而数变的特性有关，《医学入门·丹台玉案》言："其性易入，其气易感，头之诸阳内聚而拒风，风之势内外攻以抗阳，风与阳相争，两不肯伏，交战至于高之分而头之诸经始病矣。"至于寒邪，与风相兼，上犯头面，寒性凝滞，主收引、主痛，正如《素问·痹论》所云："痛者，寒气多也，有寒，故痛也。"

针对上述病机，针刺治以疏风散寒，通经止痛，补益正气。大椎穴为督脉与手足三阳经的交会穴，具有助阳、祛风散寒的作用。风寒外感首先犯肺，鼻为肺窍，针取列缺、鼻通等穴，具有宣肺散寒、拒邪于外的作用。头两侧为少阳经走行之处，取少阳头部经穴（如角孙），配合其他头部穴位（如太阳、攒竹、头维等），共同达到疏通局部经脉、加速气血运行的作用，从而达到了瘀塞通开、涩阻输利、"通则不痛"的效果。足三里为足阳明胃经的合穴，阳明经多气多血，取足三里具有强健脾胃的功能，可补益后天，后天脾胃功能强健则气血化生有源，正气渐旺，抗邪有力。大椎、头维处间断放血，实取祛瘀生新之效，风寒之邪反复侵袭人体，日久气血凝滞，放血疗法则使瘀血去、新血生，同时，大椎穴为督脉与足三阳经之交会穴，此处拔罐还具有提升人体正气、抗邪外出的作用。以上诸穴配合应用，达到了补虚、祛邪、通经、止痛的目的。

病案 2：瘀血头痛

杨某，女，45 岁。2012 年 11 月 6 日初诊。

主诉：头痛 20 余年。

现病史：头痛每月发作 3～4 次，多因劳累、紧张、受寒等因素诱发。月经前多发，左侧为主，呈剧烈跳痛，痛剧则伴恶心呕吐，颈肩部僵紧感，平素月经量少，色暗，伴痛经。纳可，二便正常，睡眠一般。

既往史：颈椎病。

检查：颈肩部肌肉僵硬。

相关检查报告（2012-6-12）：颈椎 MRI：$C_{4～6}$ 脊髓受压，椎管狭窄。胸椎 MRI：$T_{1～2}$、$T_{5～6}$、$T_{6～7}$ 椎间盘轻度膨出，胸椎侧弯，$T_{4～5}$ 增生。腰椎 MRI：$L_{3～4}$、$L_{4～5}$、L_5 至骶椎间盘膨出，腰变形，$L_{2～5}$ 增生。

舌脉：舌暗红，边有齿痕，苔薄白，脉细滑，寸弱。

中医诊断：头痛。证属瘀血头痛。

西医诊断：紧张性头痛。

治法：行气活血，通络止痛。

治疗：

（1）针灸：①取穴：大椎、风池、C_4 夹脊、百会、通天、太阳、头维、列缺、肓俞、关元、归来、足三里、三阴交。②刺灸法：大椎向下平刺，风池朝向对侧鼻尖方向刺，C_4 夹脊向中线方

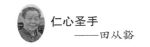
向斜刺，百会丛针刺，通天、头维斜刺，太阳直刺，列缺向上斜刺，肓俞、关元、归来、足三里、三阴交直刺。使用 1.5 寸毫针，采用平补平泻手法，脐周加温灸盒灸，留针 30 分钟。

（2）中药（自拟方）：生地黄 30g，川芎 10g，细辛 3g，白芷 10g，地龙 10g，菊花 10g，全虫 3g，王不留行 12g，红花 6g，桃仁 10g，甘草 10g。7 剂，水煎服，每日 1 剂。

2012 年 12 月 25 日 2 诊：上次针灸后头痛已明显好转，1 个月后头痛不明显，不影响生活。此次月经头痛又作，疼痛以全头及双太阳穴为主，但疼痛不剧烈。月经第 2 天，经量少，为咖啡色，小腹隐痛。舌暗红，边有齿痕，苔薄白，脉细滑。针灸取穴：大椎、风池、百会、太阳、头维、列缺、肓俞、关元、归来、足三里、三阴交。用 1.5 寸毫针，平补平泻手法，脐周加温灸盒灸，留针 30 分钟。中药（自拟方）：乌梅 10g，黄连 3g，黄柏 6g，党参 10g，当归 10g，制附片 3g（先煎），桂枝 3g，川椒 3g，干姜 3g，细辛 3g，白芷 6g，川芎 6g。7 剂，水煎服，每日 1 剂。

【按语】头痛是临床常见的症状之一。其致病原因虽属多端，但辨证的关键首当分清外感、内伤，明辨虚实。一般说来，外感头痛多由风邪所致，但还需分清夹寒、夹热、夹湿的不同。内伤头痛以气虚、血虚、肾虚、肝阳、痰浊、瘀血致病为多见。临床症状往往错综复杂，如血虚夹肝阳、肝阳夹痰浊、气虚夹瘀阻、内伤夹外感者，必须分清主次，明辨标本，施治方可中的。对头痛的治疗，当因证制宜。因外邪所致者，以祛邪为急；因内伤所致者，以扶正为先；本虚标实者，或先予治标，继则扶正，或标本兼顾。

患者头痛 20 多年，为内伤头痛，久痛入络，血瘀络痹，故头痛剧烈。患者月经量少，且头痛多在月经前后，血脉瘀阻而月信已至，经血欲下而不畅，故头痛加剧。此外，患者颈项部僵紧感，多在感受风寒或劳累后出现，为局部经脉气血不畅达，风邪上袭，寒主收引，筋脉收引而疼痛加重。

针灸以疏经止痛为主，中药以活血止痛为法。大椎是手足三阳经与督脉的交会穴，是阳气的集中点或窗口，犹如上下内外的枢纽，可代表督脉监督并调节诸阳经经气的上传下达，完成统帅协调脏腑经络功能活动的作用。故针灸大椎穴能振奋督脉之气，使阳气上达。风池属足少阳胆经穴，其位于项部后发际陷者中，刺激局部可以改善头颈部的血液循环，起到调整头部气血的作用；且风池为足少阳经与阳维脉之会，阳维与阴维络于周身，阳维存蓄阳经流溢之气血，故针刺风池能起到使气血灌注周身而通阳疏络的作用。百会属督脉，为诸阳之会，有升阳醒脑的作用。《针灸甲乙经》曰："顶上痛，风头中，目如脱，不可左右顾，百会主之。"丛针刺法，即在百会穴左右 5 分处各针一针，针尖方向指向百会穴，可以加强百会穴的作用。头维属足阳明胃经穴，为足少阳经、阳维脉之会。《针灸甲乙经》曰："寒热，头痛如破，目痛如脱……头维主之。"通天属足太阳膀胱经穴，足太阳经之脉上颞交巅，脉气从此上交督脉之百会，百会位于巅顶，为一身最高之处，寓有天象，通天之意指脉气通达天顶，具有疏散头部和颈项之风、活络止痛的作用。《针灸甲乙经》曰："头项痛重……通天主之。"观上，百会统领诸阳经，通天疏足阳明之脉，风池疏足少阳之脉，头维疏足阳明之脉，并调阳维脉，以此调节诸阳经气血，起到经气上达、活络止痛的效果。太阳为经外奇穴，具有疏理局部经络气血、醒脑活络止痛的功效。肓俞、关元、归来为田老调节女性月经的常用穴组，有补益肾经、通经活络的作用。列缺属手太阴肺经，为其络穴，是八脉交会穴之一，通于任脉，可疏散风邪。足三里、三阴交分别属足阳明胃经穴和足太阴脾经穴，具有健脾和胃、补益气血的作用。中药方以川芎、地龙活血通络；桃仁、红花活血化瘀；白芷疏散头面之风；

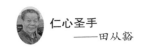
细辛温经止痛；全虫善走窜，可通络止痛；生地黄益阴清热养血，祛除邪热；甘草调和诸药。全方共奏活血通络止痛之效。

（二）哮喘

病案 1：过敏性哮喘之喘憋、胸闷

李某，女，62 岁。2008 年 12 月 23 日初诊。

主诉：喘憋 10 余年，加重两个月。

现病史：患者 10 余年前因对敌敌畏过敏而出现喘憋、胸闷、气短、咳嗽有痰，经中、西药物治疗后病情好转。现每于秋冬季节发病，至夏季好转。两个月前，患者外感发热后喘憋加重。刻下症：喘憋，胸闷，气短，咳嗽，咳白色泡沫样痰，易咳出，纳不佳，喜热饮，口干苦，大便 5～6 次/日，不成形，小便可。

检查：双肺呼吸音粗，喉中哮鸣音明显，未闻及明显干湿啰音。精神可，面黄。

舌脉：舌红，苔薄白、水滑，脉弦滑。

病因病机：该患者因吸入刺激性物体，致肺宣降失调则喘、咳；气郁上焦则胸闷、气短；后每于秋冬季节发病，知病留伏邪在肺，肺为贮痰之器，上焦气机升降不利，致津液凝聚，痰浊内蕴，新感引动伏邪则为哮；痰湿困脾，脾气不健，则纳食不香，水湿下注则便溏；久病伤肾，肾虚水湿不得蒸化，痰浊更甚，肾不纳气，痰与气结于胸中。结合舌脉可明确辨证。

中医诊断：哮病。证属痰饮阻络，肺肾不足。

西医诊断：过敏性哮喘。

治法：宽胸化痰，降气平喘，健脾益肾。

治疗：

（1）针灸：①处方：百会、风池、大椎、定喘、风门、肺俞、肾俞、关元俞。②刺灸法：毫针刺，平补平泻，留针 30 分钟。腰骶部加温灸器灸。

（2）中药：全瓜蒌 12g，薤白 10g，炒苏子 15g，莱菔子 15g，杏仁 10g，川贝母 6g，黄芪 15g，桑白皮 10g，地龙 10g，穿山龙 10g，桔梗 10g，甘草 10g。7 剂，水煎服，每日 1 剂。

2008 年 12 月 30 日 2 诊：咳嗽稍好，余症同前，稍减轻。舌暗淡，苔薄白、水滑，脉沉滑，尺弱。前方加党参 15g，白术 10g，云苓 10g。针灸处方：风池、大椎、中府、尺泽、合谷、足三里、三阴交、肓俞、中脘、阴交、水分，采用平补平泻手法，留针 30 分钟，脐周部加温灸器灸。

2009 年 1 月 6 日 3 诊：诸症减轻，喘息、气短、胸憋闷不适均较前好转，咳嗽稍好转，咳白色泡沫痰，易咳出，纳食增多，口干口苦减轻。方药同前。针灸处方：风池、大椎、天突、中府、尺泽、列缺、中脘、天枢、大横、章门、足三里、三阴交，采用平补平泻手法，留针 30 分钟，脐周部加温灸器灸。

3 诊后，患者诸症基本得到控制，未诉特殊不适。

2009 年 2 月 17 日 4 诊、2009 年 3 月 10 日 5 诊症状明显好转，继续巩固治疗，针药不变。

【按语】哮病是由于宿痰伏肺，遇诱因引触导致痰阻气道，气道挛急，肺失肃降，肺气上逆所致的发作性痰鸣气喘疾患。《医学入门》说："呼吸气促者谓喘，喉中有响声者谓哮。"本案特点为肺系气机失调在先，致喘、咳，气郁上焦，久病致虚，肺肾气不足，后有伏痰致哮，复感外寒发热，当先治其标，疏风清热，后治其本，宽胸化痰，降气平喘，再予健脾益肾。

初诊时患者主要症状为喘憋、胸闷，应为外感风热引动伏饮而致肺气不宣。方中以瓜蒌宽胸化痰，与薤白相配，通阳散结，则喘憋、胸闷不适可缓解；炒苏子降气平喘，莱菔子降气化痰，二者相配，气行痰消；桔梗、杏仁一升一降，以恢复肺脏宣肃功能；川贝润肺化痰；穿山龙、地龙清热化痰，其中地龙尤善治疗喉间哮鸣；桑白皮泻肺平喘，更可清风热余邪；患者便溏纳差，

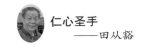

以黄芪益气补中，兼以补肺；甘草祛痰止咳，并助黄芪补脾益气，兼以调和诸药。百会为手、足三阳经与督脉之交会穴，可宣调、振奋一身之阳；风池、大椎可疏风清热；定喘为止哮平喘之经验效穴；《行针指要歌》称"或针嗽，肺俞、风门兼用灸"，风门清轻升散，肺俞肃降下行、补虚疗损，二穴相合，一升一降，一清一补，可疏风散寒、宣肺止咳、肃肺平喘；肾俞、关元俞可培补先天，温养后天，使纳气平喘之功益彰；腰骶部加灸，可增强振奋阳气、散寒通络之功。

2 诊时，汤药加党参、白术、茯苓，以增强健脾祛湿之效。针灸处方增加中府，其为手太阴肺经的募穴，为肺脏之气结聚之处，可调节肺气；尺泽为手太阴经之合穴，"合治内府""合主逆气而泄"，可宣肺平喘；合谷、足三里、三阴交可疏调一身之气血；肓俞、中脘、阴交、水分可健脾利湿，使痰无所生；脐周加温灸器灸，可温中化寒，促进气血流动。

3 诊时，喘憋、胸闷好转，症状以咳嗽、咳痰为主，口干苦。针灸处方加天突，其为任脉穴，可宣肺化痰，下气平喘；列缺为手太阴肺经之腧穴、络穴，通于任脉，有疏风解表、宣肺平喘之效，配合天突可通调任脉经气，宣肺理气止咳；去水分、阴交、肓俞，选用天枢、大横，调节经行中焦之阳经气血，和胃降逆；章门为足厥阴肝经之腧穴、脾之募穴，八会穴之脏会，主五脏疾病，可理气散结。4 诊、5 诊在 3 诊的基础上继续巩固治疗。获良效。

病案 2：过敏性哮喘之咳嗽、喘憋

刘珍珍，女，25 岁。2012 年 12 月 28 日初诊。

主诉：咳嗽、喘憋反复发作 2 年余。

现病史：2010 年 10 月因工作原因来到北京，自觉天气干燥，随后出现咳嗽，咳痰，反复发作，一直未愈。经检查诊断为"过敏性哮喘"。现时有咳嗽，有时有痰，胸闷，遇冷空气、油烟、

粉尘后喷嚏、咳嗽加重，无流涕及眼痒。症状每于秋冬季节加重，夏天缓解。畏寒，易感冒，纳食可，二便调。脾气急躁，冬季四肢关节疼痛。

既往史：平素月经规律，量偏少，颜色正常，无痛经。

舌脉：舌淡红，苔薄白，脉沉细。

中医诊断：哮喘。证属肺肾两虚，痰浊蕴肺。

西医诊断：过敏性哮喘。

治法：宽胸化痰，降气平喘，补益肺肾。

治疗：

（1）针灸：①处方：大椎、风池、定喘、尺泽、孔最、肓俞、足三里、三阴交。②刺灸法：毫针刺，平补平泻，留针30分钟。

（2）中药：全瓜蒌12g，薤白10g，党参10g，白术10g，陈皮10g，法半夏6g，茯苓10g，地龙10g，穿山龙15g，桑白皮10g，紫菀10g，百部10g，川芎10g，牛膝10g，甘草10g。7剂，水煎服，每日1剂。

2013年1月25日2诊：咳嗽至今，无痰，无流涕，胸闷，不喘，咽痛。针刺取穴同上。中药：前方加生黄芪30g，防风9g，板蓝根15g，枇杷叶10g。7剂，水煎服，每日1剂。

【按语】该患者因工作来北京，环境改变，致肺宣降失调，出现喘、咳，气郁上焦则胸闷、气短；后每于秋冬季节发病，知病留伏邪在肺，肺为贮痰之器，上焦气机升降不利，致津液凝聚，痰浊内蕴，新感引动伏邪，则为哮；患者素体阳气不足，卫外能力差，故易外感，阳虚失于温煦，故四肢关节怕冷疼痛。本案特点为素体阳气不足，环境改变后致肺系气机失调，致喘、咳，气郁上焦，当先治其标，疏风清热，后治其本，宽胸化痰，降气平喘，再予健脾益肾。

田老认为，该病的病位在督脉、手足太阴经及阳明经。穴

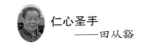
用风池、大椎，可疏风清热；定喘为止哮平喘之经验效穴；肓俞可培补先天，温养后天，使纳气平喘之功益彰；尺泽为手太阴经之合穴，"合治内府"，"合主逆气而泄"，配合郄穴孔最可宣肺平喘；足三里、三阴交，可疏调一身之气血；肓俞可调肾健脾利湿，使痰无所生。

初诊时患者主要症状为喘憋、胸闷，应为外感风热引动伏饮而致肺气不宣。方中以瓜蒌宽胸化痰，与薤白相配，可通阳散结，则喘憋、胸闷不适可缓解；穿山龙、地龙可清热化痰，其中地龙尤善治喉间哮鸣；桑白皮泻肺平喘，更可清风热余邪；陈皮、法半夏、茯苓可化痰降气，助平喘止咳。

2诊时因有咽痛，考虑热毒上蕴，故加清热解毒利咽之板蓝根，另加黄芪、防风以益气补中，兼补肺固表。

（三）面瘫

病案 1：发病 3 天

周某，男，36 岁。2008 年 12 月 23 日初诊。

主诉：左侧口眼㖞斜 3 天。

现病史：患者 3 天前因感受风寒而出现口眼㖞斜，面部不适，左侧额纹消失、鼻唇沟平坦，左目流泪，遂前来就诊。刻下症：左口角㖞斜，左目闭合不全、流泪，左耳后不痛。

检查：双侧眼裂不对称，左侧大于右侧，左侧额纹消失，左鼻唇沟变浅、鼓腮示齿无力，左耳后无明显压痛。

舌脉：舌淡，苔薄白，双侧脉细弦。

病因病机：患者为无业人员，平素生活起居不规律，近日较劳累，正气耗损，虚邪贼风乘虚而入。

中医诊断：面瘫。证属风寒阻络。

西医诊断：周围性面神经麻痹。

治法：祛风散寒，通经活络。

治疗：大椎穴予芒针（长度170mm）透刺，留针30分钟后出针。于大椎穴处以三棱针行刺络术，然后拔罐放血约10mL，留罐5分钟起罐。于左侧地仓、上关、四白、下关、阳白、攒竹穴以1.5寸毫针刺入约1寸，以鲜姜切成约3mm厚、面积约20mm×20mm的姜片，以三棱针将其刺透若干小孔，以利艾灸渗透。将姜片插于针上紧贴皮肤，以1寸艾条插于针柄，点燃艾条行隔姜温针灸，同时于左侧翳风穴以毫针针刺。留针30分钟出针，艾条燃尽约10分钟。针后患者即感面部舒适，肌肉放松，活动度增强。

2009年1月6日2诊：查其精神明显好转，五官明显端正，自觉面部肌肉明显松弛，面肌活动好转，面瘫侧眼睑闭合良好，稍有流泪，口角运动稍向右偏。于左侧合谷、承浆、颧髎、太阳、下关、阳白、迎香、鱼腰、攒竹、足三里针刺治疗，同时于颧髎、太阳、下关、阳白、迎香、鱼腰、攒竹穴隔姜温针灸，方法同前。

2009年1月16日3诊：精神可，五官大致端正，左侧面部肌肉感觉略差，已不流泪。面部活动基本正常。此为外感风寒之邪荡涤，经络疏通，法当同前，3诊而愈。

【按语】面瘫为针灸科的常见病症，实为真中风。本病多由正气不足，脉络空虚，卫外不固，风邪乘虚入中经络，导致气血闭阻，面部三阳经络失于濡养，以致肌肉纵缓不收而发。现代医学认为，本病可因风寒导致营养面神经的血管痉挛，致局部缺血、水肿，使面神经受压，神经营养缺乏，甚至引起神经变性而致病。因此，根据经络辨证，取诸经之会的大椎穴刺络拔罐，以助阳祛风寒，再取手三阳经穴，加以局部温针隔姜重灸，以达祛风散寒、通经活络之目的。一次针灸后祛除病邪，二次针灸不忘扶正，加针足三里，其为足阳明多气多血之合穴，意在扶助正气，疗效明显，三次针治而病愈。

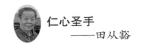

病案 2： 发病 2 个月

张某，女，58 岁。2011 年 5 月 5 日初诊。

主诉：右侧口眼㖞斜 2 个月。

现病史：患者 2 个月前吹风后出现右侧口眼㖞斜，右眼闭合差，右耳后疼痛明显，于当地医院查头颅 CT 大致正常，曾口服激素、维生素治疗，症状无好转。现症：右侧口眼㖞斜，右眼流泪较多，纳差，失眠，难以入睡，性情急躁。

既往史：既往有高血压病史，现服降压药，血压控制在正常范围内。

实验室检查：头颅 CT 大致正常。

舌脉：舌尖红，有齿痕，苔薄白，脉沉细。

中医诊断：口㖞。证属气血不足，风寒阻络。

西医诊断：周围性面神经麻痹。

治法：针药并用，疏风散寒通络。

治疗：

（1）针刺：翳风、攒竹、太阳、地仓、大迎、颊车、承泣、足三里、三阴交、大椎。隔姜灸、苇管灸。留针 30 分钟，每周针灸两次。

（2）中药：黄芪 30g，炒白术 10g，防风 10g，地龙 10g，僵蚕 6g，威灵仙 10g，续断 10g，钩藤 15g，炒蒺藜 10g，当归 10g，川芎 10g，丹参 15g，牛膝 10g，羌活 10g，女贞子 10g。7 剂，水煎服，每日 1 剂。

2011 年 5 月 19 日 2 诊：针后两周，病情明显好转，仅余下右侧眼睑下垂。针刺同前，中药上方加全蝎 3g，7 剂，水煎服，每日 1 剂。

【按语】患者属风寒袭络，故重用灸法。大椎为督脉、手足三阳经的交会穴，补之可鼓舞一身之阳，与翳风相合，以和阳祛风；足三里为足阳明经之合穴，手足阳明为多气多血之经，合穴又为气血汇聚、旺盛之输，取其调和气血；三阴交为足三阴经的交会穴，可通调足三阴经之气。三穴合用，以达补益气血之功效。而面部诸穴，取之可促进经脉气血畅通，达到疏风、活血、通络牵正的目的。患者为老年女性，正气不足，复感风寒，中于经络，苇管灸及隔姜灸有加强祛风散寒的作用。风邪乘虚而入，故应益气实卫、祛风通络。黄芪"入肺补气，入表实卫，为补气诸药之最"（《本草求真》），取其善补脾肺之气，俾脾气旺则土能生金，肺气足则表固卫实。白术可益气健脾，助黄芪培土生金。二者合用，既可补脾胃而助运化，使气血生化有源；又能补肺气而实肌表，使营阴循其常道，如此则邪不易内侵。防风、羌活走表而祛风邪，黄芪得防风则固表而不留邪，防风得黄芪，则祛邪而不伤正。地龙、僵蚕、威灵仙、钩藤、炒蒺藜共用可祛风通络。当归、川芎、丹参可补血活血，有"血行风自灭"之效。患者失眠，难以入睡，情绪急躁，予牛膝、续断、女贞子以补肝益肾。诸药合用，共收疏风通络之功。复诊加全蝎，与僵蚕配伍，形成牵正散，全蝎善于通络，僵蚕有化痰之功，二者配伍可祛风止痉。

（四）中风

病案：言语不利伴右上肢活动不利

李某，男，49岁。2008年11月7日初诊。

主诉：言语不利伴右上肢活动不利7月余。

现病史：患者2008年4月3日无明显诱因突然出现双上肢舞动，遂往河北医科大学第二医院检查。头颅CT示左侧内囊前支可疑腔隙性梗死。DSA示右侧颈内动脉起始部闭塞90%，左侧颈内动脉完全闭塞。当日即行左侧颈内动脉溶栓治疗，并行全脑血管造影术，手术顺利。术后遗留肢体活动不利，言语不能，术后两个月方能说简单字，先后在当地医院、北京301医院、北

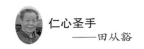

京康复医院治疗数月，病情好转。就诊时患者症见言语不利，仅能说简单字词，理解力正常，右上肢活动欠利，无头晕、胸闷，饮水不呛，纳食可，眠佳，二便调。

检查：不完全性运动性失语。右上肢屈曲，肌张力高，肌力3级，肱二头肌腱、肱三头肌腱反射亢进，左侧肢体及右下肢肌力正常。2008年4月5日复河北医科大学第二医院检查，头颅CT示左侧额颞顶大面积脑梗死，右侧丘脑腔梗，中脑密度欠均匀。

病因病机：患者平日气急易怒，嗜食肥甘厚味，嗜酒，致体内痰湿、瘀血由生，久之则肝肾易损，酿成本虚标实之证，导致体内气血阴阳失调，气血上冲，阻塞舌窍，故见言语不利；气血不荣于肢体，故见右侧肢体痉挛、无力。

舌脉：舌质淡暗，边有齿痕，苔薄白，脉沉细，尺弱。

中医诊断：中风后遗症。证属脾肾不足，经脉阻滞。

西医诊断：脑梗死后遗症。

治法：补益脾肾，疏通经脉。

治疗：

（1）针灸：风池、风府、廉泉。右侧取穴：肩髃透针鸡爪刺、曲池鸡爪刺、外关、合谷。双侧取穴：脾俞、肾俞、关元俞、次髎。以28号1.5寸毫针刺，采用平补平泻手法，留针30分钟，腰骶部加温灸器灸。

（2）自拟方：黄芪30g，党参10g，桂枝6g，当归10g，川芎10g，地龙10g，白术10g，云苓10g，透骨草10g，路路通10g，乳香10g，没药10g，补骨脂10g，女贞子10g，甘草10g。水煎服，每日1剂，共7剂。

2008年11月11日2诊：症状同前，继服自拟方。针灸处方：百会丛针刺，风府、人中对刺，曲池（右）透刺，手三里（右）斜刺，外关（右）直刺，八邪（右）毫针刺，足三里（右）直刺，采用平补平泻手法，留针30分钟，足三里加温针灸。

2008 年 11 月 14 日 3 诊：症状同前，自拟方加葛根 10g，秦
艽 10g，桑寄生 10g。针灸处方：百会丛针刺，风府、人中对刺，
廉泉毫针刺，曲池（右）透刺，手三里（右）斜刺，外关（右）
直刺，八邪（右）毫针刺，足三里（右）直刺。采用平补平泻手
法，留针 30 分钟，足三里加温针灸。

2008 年 11 月 18 日 4 诊：语言较前稍流利，右上肢活动较前
灵活，理解力正常，语速缓慢，能表达清楚，继服上方。针灸处
方：舌下瘀脉快刺不留针，百会丛针刺，风府、人中对刺，廉泉
毫针刺，肓俞直刺，肩髃（右）、曲池（右）透刺，手三里（右）
斜刺，外关（右）直刺，八邪（右）毫针刺，双侧足三里直刺，
采用平补平泻手法，留针 30 分钟，脐周加温灸盒灸。

2008 年 11 月 22 日 5 诊：精神佳，语言较前稍流利，说长
句仍费劲，近几日觉右上肢痛，疼痛定位不明确。自拟方：黄芪
30g，党参 10g，桂枝 6g，云苓 10g，白术 10g，地龙 10g，秦艽
10g，路路通 10g，透骨草 10g，桑寄生 10g，川续断 10g，葛根
10g，女贞子 10g，丹参 15g，僵蚕 6g。针灸处方：舌下瘀脉快
刺不留针，百会丛针刺，风府、人中对刺，廉泉毫针刺，地仓直
刺，肓俞直刺，肩髃（右）、曲池（右）透刺，肩前（右）、肩贞
（右）对刺，手三里（右）斜刺，外关（右）直刺，八邪（右）
毫针刺，双侧足三里直刺，采用平补平泻手法，留针 30 分钟。

2008 年 11 月 25 日 6 诊：语言较前稍流利，说长句仍费劲，
右上肢痛不明显，继服前方，针灸治疗同前。

2008 年 11 月 28 日 7 诊：症状同前，继服前方。针灸处方：
舌下瘀脉快刺不留针，百会丛针刺，风府、人中对刺，廉泉毫针
刺，地仓直刺，肓俞直刺，肩髃（右）、曲池（右）透刺，肩前
（右）、肩贞（右）对刺，手三里（右）斜刺，外关（右）直刺，
八邪（右）毫针刺，双侧足三里直刺，采用平补平泻手法，留针
30 分钟。

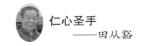

2008年12月2日8诊：语言较前稍流利，说长句仍费劲，右上肢痛不明显，继服前方。针灸处方：舌下瘀脉快刺不留针，百会丛针刺，风府、人中对刺，廉泉毫针刺，地仓直刺，肓俞直刺，肩髃（右）、曲池（右）透刺，肩前（右）、肩贞（右）对刺，手三里（右）斜刺，外关（右）直刺，八邪（右）毫针刺，双侧足三里直刺，采用平补平泻手法，留针30分钟。

2008年12月9日9诊：精神佳，右上肢稍屈曲，右手活动可，步态正常，语言较前稍流利，说长句仍费劲，右上肢疼痛无，右上肢活动较前改善，继服前方。针灸处方：舌下瘀脉快刺不留针，百会丛针刺，风府、人中对刺，廉泉毫针刺，地仓直刺，肓俞直刺，肩髃（右）、曲池（右）透刺，肩前（右）、肩贞（右）对刺，手三里（右）斜刺，外关（右）直刺，八邪（右）毫针刺，双侧足三里直刺，采用平补平泻手法，留针30分钟。

【按语】本案患者因脾肾不足、痰瘀阻络而致半身不遂，针灸注重取穴，同时注重针刺手法，具补益脾肾、祛邪通络之功，采用透刺、鸡爪刺等多种手法，能提高针刺疗效，具舒经活络之效。大量灸，具振奋阳气、温通气血之效。同时口服汤药，黄芪、党参、白术、云苓具补益肺脾之效，桂枝、地龙、路路通等可舒经通脉，活血化瘀，共达标本兼治之效。《素问·痿论》中指出："治痿独取阳明。"因阳明为多气多血之经，"五脏六腑之海，主润宗筋，宗筋主束骨而利关节也"。故对于中风病恢复期患者，多取阳明经穴位，可起到疏通经络、通利关节的作用，穴位如手三里、足三里，同时配合阴经穴位，采用醒脑开窍针法。针对中风病"窍闭神匿"的病机特点，田老提出"开窍启闭"的治疗中风病法则，主要选取廉泉、人中、肓俞等阴经穴为主，以改善元神之府——大脑的生理功能为主，以疏通肢体经络之气为辅。同时在病变局部取穴，《素问·生气通天论》曰："阳气者，大怒则形气绝而血菀于上，使人薄厥。"《素问·调经论》：

"血之与气，并走于上，则为大厥，厥则暴死，气复返则生，不返则死。"认识到气血逆乱及"血菀于上"是中风发病的重要病机。而偏瘫病位在脑，波及经脉、经筋等，头颈部局部取穴，如百会、大椎、风府、人中等，是遵循"治病必求于本"的原则。"头为诸阳之会"，手足三阳经皆上循于头部；督脉"上至风府，入于脑"；六阴经中，除手少阴经与足厥阴经直接到头面外，所有的阴经经别合入相表里的阳经之后均到达头面部。根据气街理论，头部是四个气街之一，是经气汇聚通行的共同通道。针刺头部腧穴，能疏通脑部气血，调节全身经络，达到治疗该病的目的。舌下瘀脉快刺不留针，刺出少量瘀血，能开通舌窍，祛瘀生新，舌为阴阳脉交通之处，针刺后通利阴阳，能快速恢复言语功能。取脾俞、肾俞，补益本脏，此所谓治本，同时配合肩髃、曲池、肩前、肩贞、八邪等疏利经脉之穴，更能开通闭塞，加速气血运行，营养患肢，快速恢复功能。

方药分析：君药黄芪、党参补气健脾，臣以桂枝、当归、白术、云苓、补骨脂、桑寄生、川续断等加强补益后天，具有补血之功效，佐以行气活血、化瘀通络之药，如川芎、地龙、透骨草、路路通、乳香、没药、丹参等，甘草为使药，调和诸药。

（五）胃痛

病案 1：虚寒胃痛

杨某，男，40 岁。2008 年 12 月 9 日初诊。

主诉：间断性胃痛、腹泻伴晕厥发作 17 年。

现病史：患者 1991 年食糖葫芦后短时间内（夜里）突发胃脘部牵扯样痛，肛门有下坠感，急欲大便，入厕后随即晕倒在地，伴全身汗出，小便失禁，数秒后患者自行缓解，神清，排大量稀便，随即症状消失。自此患者每食寒凉之物或进食量过多即在短时间内（数分钟到 1 小时不等）出现腹痛伴腹泻，每日 3 ~ 5

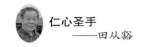

次不等，次日自行缓解。1999 年至今犯胃痛、腹泻伴晕厥共 8 次，2005 年于北京宣武医院诊为胃肠功能紊乱。刻下症：胃脘部隐痛，偶有腰酸，纳食较差，不敢食寒凉之物，二便调，面色微黄，余无明显不适。

舌脉：舌质暗红，苔薄白、水滑，脉沉弦细。

中医诊断：胃痛。证属脾胃虚寒。

西医诊断：胃肠功能紊乱。

治法：通调腑气，温胃止痛。

治疗：取中脘、下脘、天枢（双）、气海直刺，留针 30 分钟，脐上部加温灸盒灸。

2008 年 12 月 16 日 2 诊：自觉纳食改善，胃脘部隐痛不明显，腰酸亦见好转，精神较前好转，面色红润，余症同前。针灸处方：期门向上斜刺，天枢、中脘、关元、三阴交直刺，采用平补平泻手法，脐周加温灸器灸，留针 30 分钟。大椎、脾俞、肾俞拔罐，留罐 5 分钟。

2008 年 12 月 23 日 3 诊：纳香，胃脘无明显疼痛，腰酸改善，精神佳，面色红润，余症同前。针刺加用双侧足三里，直刺，平补平泻。

2008 年 12 月 30 日 4 诊：自觉全身舒适，纳食功能正常，无明显胃脘部疼痛，腰部自觉轻松，自觉能抵抗一定的寒凉，二便调，余无明显不适。针灸处方：取天枢、中脘、关元、梁门、肓俞、气海、足三里、三阴交直刺，采用平补平泻手法，留针 30 分钟，脐周加温灸器灸。大椎、脾俞、肾俞拔罐，留罐 5 分钟。

【按语】本案胃肠功能紊乱属于中医"胃痛"的范畴。胃为阳土，喜润恶燥，为五脏六腑之大源，主受纳、腐熟水谷，其气以和降为顺，不宜郁滞。该患者贪食寒凉之物，饮食不节，以致胃气阻滞、胃失和降而发生胃痛，正所谓"不通则痛"。脾与胃同居中焦，以膜相连，一脏一腑，互为表里，共主升降，故胃病多牵连致脾，若饮食不节或寒邪内伤，日久均能引起脾气虚弱，运化失职，气机阻滞而为胃痛。患者脾阳不足，则寒自内生，胃失温养，致虚寒胃痛。田从豁教授认为，不论胃痛的病理病机如何复杂，总因脾升胃降之气机功能受损，脾胃气机郁滞，"不通则痛"，脾胃运化水谷之功能失常，气血化生乏源，"不荣则痛"。治疗上，田从豁教授以"调和"为先，通调腑气，温胃止痛，针对本案虚寒之本质，针刺以调和气机为主，临床上针对虚寒型胃痛，采用温中补虚、缓急止痛之法。田老腹部四穴，即天枢（脐旁），中脘（脐上），下脘（脐上），气海（脐下），关元（脐下），脐上、脐下各选一穴即可。其中，中脘是胃募、腑会，天枢是大肠募穴，关元为小肠募穴，胃肠之疾取募穴，乃阳病从阴而治之法。三穴并用，以刺激、调整胃肠气机为主，疏导胃肠道为辅，且上述募穴具有很好的补益调整本腑之功效。关元、气海又为补气升阳之要穴。"肚腹三里留"，故取足三里意在健脾养胃，补充气血。大椎、脾俞、肾俞拔罐为生助阳气，抵御外感内生之寒邪，同时亦有祛邪外出之意。上述诸穴共同应用，针对病机，可调整胃肠气机，使气血调和，阳气渐复，配合期门，意在防止肝气犯胃，有"未病先防，既病防变"之意。加用温灸，有增强振奋阳气、顾护正气之效。

病案 2：过食辛辣

李某，男，44岁。2008年12月16日初诊。

主诉：间断胃痛3年。

现病史：患者3年前因食用辛辣食物后出现胃脘部疼痛。其后胃部长期隐痛，食用辛辣刺激食物后加重，口干口渴，不欲饮，偶尔右眼眶处疼痛，痛及颈项部，伴恶心、欲吐，多在夜间发作，影响睡眠。畏寒，喜热饮，纳一般，大便每日一行，时干时稀，小便可。

检查：胃脘部轻压痛。

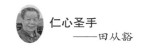

辅助检查：胃镜：浅表糜烂性胃炎；胃溃疡；十二指肠球炎（2008-11-11 中日友好医院）。病理检查：胃窦黏膜中度急慢性炎；浅表性胃炎形成（2008-11-15 中日友好医院）。

舌脉：舌淡嫩，苔薄白腻，脉沉。

病因病机：该患者年轻时偏嗜辛辣之品，伐伤胃气，气机升降失调而作痛；辛燥之品停于胃腑伤津耗液，则口干口渴，久则损脾，脾虚则喜热饮，大便时干时稀，阳气不得布达机体则畏寒；脾失健运，气血生化乏源，气血亏虚，脑脉失养而致头痛，伴恶心、欲吐。结合舌脉，可明确辨证。

中医诊断：胃痛。证属脾胃虚弱。

西医诊断：胃溃疡、十二指肠球炎、浅表糜烂性胃炎。

治法：健脾和胃。

治疗：取中脘、梁门、水分、肓俞、阴交、足三里、三阴交，毫针直刺，平补平泻，留针 30 分钟，脐周加温灸盒灸。

2008 年 12 月 30 日 2 诊：初诊后诸症明显缓解，但近日有所反复，胃脘部仍隐痛，食后甚，偶有胃胀。昨夜 4 时因右眼眶及颈项部痛而醒，伴恶心、欲吐，口服止痛药后症状缓解。大便时干时稀。舌淡暗，边有齿痕，苔白腻，脉沉。针灸处方：右侧攒竹、风池、太阳、大椎、中脘、梁门，双侧肓俞、足三里，平补平泻手法，留针 30 分钟，脐周加温灸盒灸。大椎放血拔罐，留罐 5 分钟。

2009 年 1 月 6 日 3 诊：经 2 诊针刺治疗后，患者诸症缓解，昨晚双侧攒竹穴处疼痛，痛及全头，口服止痛药后缓解，现觉头昏沉，胃中嘈杂不舒，食后或饥饿时出现，口干渴，不欲饮水，二便调。舌紫暗，边有齿痕，苔白腻、水滑，脉沉弦细。针灸处方：原方去大椎，留针 30 分钟，脐周加温灸器灸。口服成药：加味逍遥丸 6g × 10 袋 /6g bid。

3 诊后，患者胃痛及头痛基本得到控制，余症均减轻。

【按语】患者初诊是以胃痛求诊。胃痛是由于脾胃受损、气血不调所引起的胃脘部疼痛。往往兼见胃脘部痞满、胀闷、嗳气、吐酸、纳呆、胁胀、腹胀等症。常反复发作，久治难愈，上消化道钡餐造影或胃镜检查多有阳性所见。西医学的急、慢性胃炎，消化性溃疡，胃神经官能症，以及部分肝、胆、胰疾病见有胃脘部位疼痛者，可归为本病。本案有明显的饮食不节史，长期食用辛辣刺激之物，伐伤胃气，气机升降失调而作痛；辛燥之品停于胃腑伤津耗液，则口干口渴，久则损脾，脾虚则喜热饮，大便时干时稀，阳气不得布达机体则畏寒。治当和胃健脾，温阳止痛。取穴：中脘为胃之募穴，内应胃腑，取之可直达病所，为治疗胃病之主穴，配以梁门，可增强疏调胃气之功；水分、肓俞、阴交为经验用穴之"脐周四穴"。新病、病机简单者，多用正治法；久治不愈者，病机一般较为复杂，可用寒因寒用、热因热用等反治法。本病脾胃虚寒日久，正治法本当多取阳经穴，调阳气以祛邪外出，而脐周四穴为阴经之穴，取之意在"寒因寒用"，以阴经祛阴邪。足三里为足阳明经腧穴，胃之下合穴，以升阳益胃为主；三阴交为足太阴脾经腧穴，又是足三阴经之交会穴，以滋阴健脾为要。二穴伍用，阴阳相配，相互制约，相互促进，健脾和胃，止痛消胀，益气生血。足三里合中脘，可通调腑气，和胃止痛。脐周加温灸器灸，增强温阳祛寒之力。

2诊时，患者胃痛稍有改善，然头痛剧烈，治当先急后缓。该患者疼痛处为右眼眶及颈项部，属阳明经所过，"阳明多气多血"，治当调和气血、舒经活络。取穴以右侧攒竹、太阳、风池为主，调和局部气血、通经活络、行瘀止痛，治标；中脘、肓俞、足三里补益脾肾，治本；大椎乃督脉与三阳经的交会穴，针刺可宣通阳气，在该穴刺血拔罐，有祛瘀生新、调督通阳之效，使阳生阴长，共奏调理脾胃之功。

3诊时，患者胃中嘈杂，头痛再发，考虑其头痛反复发作是

231

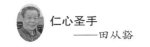
因胃痛日久，脾失健运，气血生化乏源，气血亏虚，脑脉失养而致。此次急性发作，治疗同前，去大椎，以防阳气升举太过而上冲头目；胃中嘈杂，为胃病日久旁及于肝，配合加味逍遥丸，疏肝健脾补血，共奏调理肝脾之功。

（六）胃癌

病案：正气不足，毒邪壅滞

杨某，男，68 岁。2008 年 12 月 9 日初诊。

主诉：胃脘部痞闷两年余，加重两个月。

现病史：患者长期喜食寒凉之物，年轻时平素工作紧张，饮食不规律，两年前开始出现胃脘部痞闷不适，纳食较差，于外院诊断为胃癌，近两个月上症加重。刻下症：胃脘痞闷不适，咽喉部、食道部堵塞感明显，食后尤甚，胃脘部隐痛，纳食较差，腹胀，形体渐消瘦，乏力，畏寒，伴呃逆、矢气，左上背疼痛，不敢触碰，大便干，2～3 日一行，小便频，夜尿多。

检查：患者面色萎黄，形体消瘦，精神差，胃脘部压痛阳性。

舌脉：舌质暗红，舌苔白腻、少津，脉弦滑。

病因病机：此由气机不利，正虚为本，加之淫邪外袭，饮食不节，情志不遂，内外交争而致。癥瘕积于胃脘，有形之物及无形之气升降失常，故胃脘部有痞闷感，并伴有腹胀、呃逆、矢气。癥瘕生于胃脘，气血凝滞，阻滞气机，湿痰、瘀血、痰毒凝滞，故可见胃脘疼痛，脾胃功能运行失常，影响纳食、腐熟、运化之功能，气血化生乏源，可见形体消瘦，面色萎黄，精神差。

中医诊断：胃痞。证属正气不足，毒邪壅滞。

西医诊断：胃癌。

治法：扶正祛邪。

治疗：

（1）针灸：选取中脘、下脘、肓俞、气海、关元、足三里、三阴交、丰隆，直刺，采用平补平泻手法，留针 30 分钟，脐周加温灸盒灸。继针其背腰部，选取大椎、心俞、膈俞、脾俞、胃俞、肾俞，向下刺，留针 20 分钟，肾俞加温灸盒灸。

（2）中药：生白术 15g，山药 15g，枳壳 10g，益智仁 15g，木香 10g，砂仁 9g，陈皮 10g，茯苓 15g，柴胡 10g，赤芍 12g，香附 10g，土茯苓 15g，炒三仙 30g，半支莲 20g，白花蛇舌草 15g，黄芪 30g，甘草 6g。水煎服，每日 1 剂，共 7 剂。

2008 年 12 月 16 日 2 诊：进食功能改善，余症同前，针药同前。

2008 年 12 月 23 日 3 诊：饮食增加，胃脘部痞闷感及腹胀较前改善，胃脘部疼痛较前减轻。针药同前。

2008 年 12 月 30 日 4 诊：症状改善较明显，咽喉部、食道部堵塞感已不明显，胃脘部隐痛连及左上背疼痛较前明显减轻，纳食增加，腹胀减轻，精神状态较前好转，偶有呃逆、矢气，大便仍干，2～3 日一行，小便频，夜尿多。针药同前。

2009 年 2 月 10 日 5 诊：咽喉部、食道部堵塞感已不明显，胃脘部隐痛及堵塞感减轻，纳可，食量少，腹胀减轻，复查血色素升至 8.5g，无明显乏力，精神状态较前好转，偶有呃逆、矢气，大便仍干，2～3 日一行，小便频，夜尿多。予自拟方：太子参 15g，黄芪 15g，白术 10g，云苓 12g，青皮 10g，陈皮 10g，薏苡仁 10g，大腹皮 10g，王不留行 12g，丹参 10g，白花蛇舌草 10g，乌梅 6g，竹茹 6g，甘草 10g。7 剂。针灸处方：取上脘、中脘、梁门、肓俞、气海、足三里、丰隆直刺，采用平补平泻手法，留针 30 分钟，脐周加温灸盒灸。

2009 年 2 月 10 日 6 诊：胃脘部痞闷感及腹胀较前改善，胃脘部疼痛较前减轻。余症均有明显改善，针药同前。

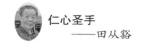
【按语】胃癌属于中医"胃痞、癥瘕"的范畴。田从豁教授认为，本例患者胃癌的发生是因气机不利，正虚为本，加之六淫外袭，饮食不节，情志不遂，内外交争而致。①外邪因素：患者喜食寒凉之物，正如《灵枢·九针论》所说，"积之始生，得寒乃生，厥乃成积也"，"寒温不对，邪气胜之，积聚已留"，寒邪留滞经络，气血不运而发癌瘤。②饮食因素：患者年轻时工作紧张而致饮食长年不规律，暴饮暴食，饮食无度，日久脾胃功能受损，胃失腐熟，脾失健运，气血无以化生，而致气血两亏，如《卫生宝鉴》谓："凡人脾胃虚弱，或饮食过度，或嗜食生冷，健运失职，致成积聚结块。"③情志因素：患者长年工作紧张，久思久劳，心情抑郁，忧思伤脾，脾伤则气结，气结则津液不能输布，聚而成痰；恼怒伤肝，肝伤则气郁，气郁则血液不能畅行，积而为瘀，痰瘀互结，壅塞腔道，阻隔胃气，而致噎塞难下，食入呃逆。正如《素问·通评虚实论》所云："隔绝闭塞，上下不通，则暴忧之病也。"④气机不利，正虚为本："气者，人之根本也。"田从豁教授认为，正常情况下，气在全身上下通畅无阻，升降出入无所不至，行推动、温煦、防御、固摄和气化之功能，维持人体的生理活动和机体健康。若气机运行阻滞，或运行逆乱，或升降失调，出入不利，则影响脏腑功能而产生血瘀、湿聚、痰凝、热毒等病理产物。患者为老年男性，长年久病，脾胃功能严重受损，气血生化乏源，亦致肝肾精血不足，正气亏损，脏腑功能失调，无力抗邪。总之，田从豁教授认为，胃癌不外虚、毒、痰、瘀四端，而且四者之间往往相互夹杂、相兼为患，临床证候复杂多变。痰凝血瘀、毒蕴正亏是其根本病机，六淫、七情、饮食所伤等均是直接或间接促成癌瘤的因素。针刺处方分析：神阙穴上方为中脘、下脘，两侧为肓俞，下方为气海、关元，脐上、脐下各取一穴，称为"脐周四穴"，是田老的经验用穴。肓俞为足少阴经与冲脉的交会穴，为肾脉入肓膜之处，取之以益肾补精，补益先天；中脘为胃之腹募穴，配合下脘，调理脾胃，巩固后天，从而达到先后天双补的目的；关元穴为任脉与足三阴经之交会穴，具有调理阴经的作用；气海具有补气升阳、固护人体正气、祛邪外出之功效，与"脐周四穴"配合应用，共奏振奋正气、祛邪之功；同时加用足三里及三阴交，以达到调理脾胃、补中益气、扶正祛邪、阴阳共治之功；心俞、脾俞、胃俞、肾俞等背俞穴共同应用，调理补益本脏，重在治本；丰隆为足阳明胃经之络穴，脾胃共治，具有祛痰化湿之功；膈俞为血会之穴，配合应用，具有祛痰活血之效，重在治标。上述诸穴共同应用，标本兼治。方药分析：君以黄芪、白术补气健脾，托扶正气，臣以山药、益智仁等补益五脏，固护正气，佐以枳壳、木香、砂仁、陈皮、茯苓、柴胡、赤芍、香附、土茯苓、炒三仙、半支莲、白花蛇舌草等，共奏祛痰化湿、行气活血、解毒之功，甘草为使药，调和诸药。加用温灸，有增强振奋阳气、顾护正气之效。

（七）腹泻

病案 1：脾肾虚寒

杨某，女，44 岁。2013 年 6 月 14 日初诊。

主诉：腹泻 6 年。

现病史：患者腹泻已 6 年。每日大便 2～3 次，不成形，有时腹胀，大便后自觉脐部不适感，遇冷即腹泻，曾在外院多次检查，诊断为慢性肠炎。畏冷，腰膝冷痛，纳一般，夜眠一般。

既往史：甲状腺功能减退 1～2 年，桥本甲状腺炎 10 多年。

舌脉：舌淡略胖，苔薄黄，脉滑。

中医诊断：泄泻。证属脾肾虚寒。

西医诊断：慢性结肠炎。

治法：温补脾肾，固涩止泻。

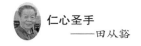

治疗：

（1）针灸：①取穴：天枢、水分、气海、足三里、膝眼、太溪、肓俞。②刺灸法：使用 1.5 寸毫针直刺，平补平泻，留针 30 分钟。脐部加温灸盒灸。

（2）给予腹泻中国灸 2 盒，嘱其每日自行贴于关元穴处。

【按语】 泄泻是指大便次数增多，粪质溏薄或完谷不化，甚至泻出如水样便。古有将大便溏薄者称为泄，大便如水样者称为泻。现在临床上一般统称为泄泻。主要由于湿胜与脾胃功能失调，而致清浊不分，水谷混杂，并走大肠而成。一年四季均可发生，但以夏、秋两季较为多见。急性者多由于进食生冷不洁食物，或兼受寒湿暑热之邪，客于肠胃，邪滞交阻，气机不和，胃肠的运化与传导功能失常，清浊不分而成泄泻；慢性者因脾胃素弱，或由肝气恣横，乘侮脾土，或由于肾阳不振，命门火衰，脾土失温，水湿积滞泛溢肠间，均导致泄泻。急性泄泻因感受外邪或饮食所伤，实证居多；慢性泄泻因脏腑功能失调，脾土受侮，虚证居多。若急性者迁延失治，也可转成慢性，慢性者每因感受新邪而急性发作成为虚实夹杂之证。

此患者腹泻已 6 年，大便不成形，为脾气虚弱，清阳之气不能升发，运化失常。脾虚运化无权，故腹胀闷满不舒，平素怕冷，感寒则泄泻加重，为脾脏虚寒之象。《景岳全书·泄泻》曰："肾为胃之关，开窍于二阴。"命门火衰，不能温煦脾土，故大便下泄。腰为肾之府，腰膝冷痛为肾脏虚寒之象。舌淡胖亦为虚寒之象，脾土运化无力，水液代谢失调，故见脉滑。

天枢属足阳明胃经，为大肠的募穴。天枢具有双向调节作用，此处具有固涩止泻的作用。足三里属足阳明胃经，为胃经之合穴，属土，《针灸甲乙经》曰："肠中寒，胀满善噫，闻食臭，胃气不足，肠鸣腹痛泄，食不化，心下烦，三里主之。"足三里具有调理脾胃气机的作用。气海属任脉，为先天元气汇聚之处，主治"脏气虚惫，真气不足，一切气疾久不差"(《铜人腧穴针灸图经》)。温灸气海以益气助阳，固涩止泻。泄泻为脾气升清功能失调所致，而气海可调整气机，正如《胜玉歌》中所说："诸般气症从何治，气海针之灸亦宜。"太溪属足少阴肾经，为输穴、原穴。原穴是脏腑原气经过和留止的部位，针刺太溪具有补益肾经的作用。肓俞属足少阴肾经，位于脐中旁开 0.5 寸。脐中，即神阙穴，为任脉腧穴。神阙为人体的重要部位，胎儿赖此从母体获得营养而具形神，喻为元神之阙门，故名。肓俞穴与神阙穴相邻，因神阙穴禁不可刺，故田老常针刺肓俞穴来补益肾精。膝眼为治疗兼证膝部冷痛所设。膝眼为经外奇穴，《备急千金要方》曰："膝眼穴在膝头骨下两旁陷者宛宛中。"针刺膝眼可调整局部气血，温阳活络。

病案 2：虚寒痢

郑某，男，40 岁。2013 年 2 月 26 日初诊。

主诉：腹痛伴脓血便 3 个月。

现病史：患者 3 个月前发病。先出现大便秘结，后转为脓血便。曾在当地医院住院，诊断为溃疡性结肠炎。治疗后症状好转。现服美沙拉嗪，晨起大便前腹胀腹痛，便稀溏甚至脓血便，带有白色黏冻状物质。平素消瘦，乏力，畏冷，眠不实。

检查：肠镜示溃疡性结肠炎。

舌脉：舌淡，苔薄白，脉滑弦细。

中医诊断：痢疾。证属虚寒痢。

西医诊断：溃疡性结肠炎。

治法：温补脾肾，收涩固脱。

治疗：

（1）针灸：①取穴：天枢、气海、水道、足三里、三阴交。②刺灸法：上述诸穴均直刺，使用 1.5 寸毫针，平补平泻，留针 30 分钟。腹部神灯照射。

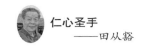

（2）中药：黄连 6g，诃子 10g，使君子 10g，三棱 6g，青皮 10g，陈皮 10g，青蒿 10g，枳壳 6g，焦槟榔 10g，苍术 10g，厚朴 10g，焦神曲 10g，草果 10g，甘草 10g。14 剂，水煎服，每日 1 剂。

2013 年 3 月 12 日 3 诊：针灸、服药后，前 7 天腹泻好转，但最近几日又有不适。针灸同前，中药前方加败酱草 15g，7 剂。

2013 年 4 月 9 日 7 诊：腹泻腹痛已好，但肛门内有异物感。针灸取穴：天枢、中脘、气海、会阴、足三里、三阴交。刺灸法同上。中药同上，7 剂。

【按语】痢疾以大便次数增多，腹部疼痛，里急后重，下赤白脓血便为特征。主要因湿热或疫毒外侵而起，亦可因七情内伤或食入秽浊，积滞肠中，传导失常所致。痢疾病位在肠，病机为湿滞之邪，与气血相搏，交阻肠中，久则可伤脾及肾，耗伤精血。临床辨证，须抓住主证，分析兼证，分清寒热虚实。一般来说，暴痢、新痢属实，久痢属虚。痢之属实者有湿热痢、寒湿痢、燥热痢、疫毒痢、奇恒痢；痢之属虚者有阴虚痢、虚寒痢、劳痢；痢之属虚实夹杂者有休息痢；而噤口痢有属实者，有属虚者，也有虚实夹杂者。痢疾的治疗，既要掌握"行血则便脓自愈，调气则后重自除"的基本法则，又要权衡虚实而定补泻之法。湿热者清化，寒湿者清润，疫毒者清解，邪闭者攻逐，噤口者泻热通降或健脾降逆，久痢者益气消滞，阴虚者坚阴泻热，虚寒者温补脾肾，虚劳者健中敛精。本病凡经过及时正确的治疗，大多能痊愈或好转。

该患者腹痛伴脓血便 3 个月之久，久痢正虚，脾胃虚寒，寒湿滞留肠中，故见下痢稀薄、夹有黏冻、腹部隐痛、乏力、怕冷等症。脾虚下陷，中气不足，故见腹部坠胀。舌淡、脉滑细弦为脾虚寒湿中阻之证。

针灸治疗取天枢、气海、归来、足三里、三阴交穴。天枢属足阳明胃经，为大肠的募穴。天枢具有双向调节作用，此处具有固涩止泻的作用。足三里属足阳明胃经，为胃经之合穴、下合穴，属土，《针灸甲乙经》曰："肠中寒，胀满善噫，闻食臭，胃气不足，肠鸣腹痛泄，食不化，心下烦，三里主之。"足三里具有调理脾胃气机的作用。气海属任脉，为先天元气汇聚之处，主治"脏气虚惫，真气不足，一切气疾久不差"（《铜人腧穴针灸图经》）。用神灯温灸气海以益气助阳，固涩止泻。久泄久痢致脾气升清功能失调，中气下陷，而气海可调整气机，正如《胜玉歌》中所说："诸般气症从何治，气海针之灸亦宜。"水道属足阳明胃经。《经穴释义汇解》曰："道，通也。肾主水，膀胱属水，三焦者水道出焉，又位于大巨下一寸，正当膀胱出水之道，故名水道。"痢疾虽病变在大肠，但大便稀薄夹杂脓血，取水道通调水道，使水走膀胱而不入大肠，收涩固脱。三阴交属足太阴脾经，为足三阴经之会，针刺三阴交可健脾利湿，兼调肝肾。综合治疗，以针灸温补脾肾，收涩固脱；以中药清热导滞，调气行血，以防湿热之邪遏伏蕴结于大肠而致久病。

（八）腰痛

病案 1： 风寒感冒引发

卢某，女，71 岁。2007 年 1 月 31 日初诊。

主诉：腰痛 1 月余。

现病史：患者 1 个月前因患肺炎，常剧烈咳嗽，卧床多日而出现腰痛。现因咳嗽不愈而致腰痛缠绵来诊。刻下症：腰痛时作，腹部胀气，矢气频，喜热饮，精神尚佳，纳可，夜寐安，二便调。

舌脉：舌紫暗，苔微黄，脉弦滑。

中医诊断：腰痛。证属脾肾阳虚，瘀血阻络。

西医诊断：腰肌劳损。

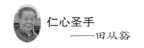

治法：温肾健脾，通络止痛。

治疗：针刺脾俞、肾俞、次髎、命门、秩边。辅以局部温针灸、拔罐。

2007年2月22日2诊：腰痛好转，已不恶寒，排便及矢气后左侧腰痛减轻明显。提示脾肾之阳气渐复，但脾胃气机尚不通畅，故2诊针刺以调理脾胃气机为主，取穴下脘、天枢、大横、水道、合谷、足三里、三阴交。

2007年3月10日3诊：腰痛较上次略有加重，且腰部微恶寒，腹部胀气减轻，矢气减少，加用大椎（芒针刺）以调畅督脉，激发阳气，加用腰阳关以温肾健腰，其余治法同初诊。

3诊后，患者每次前来治疗均变换体位针刺，即仰卧位治疗1次，俯卧位治疗1次，分别取穴如下：①仰卧位：下脘、天枢、大横、水道、合谷、足三里、三阴交。②俯卧位：脾俞、肾俞、大椎、次髎、命门、腰阳关、秩边。辅以局部温针灸、拔罐。

2007年4月23日10诊：腰痛基本消失，腰部恶寒感亦不明显，无腹部胀气感，偶有矢气，余无特殊不适。俯卧位治疗一次，以巩固疗效。经10诊而显效。

【按语】因腰部受损，气血运行失调，脉络绌急，或肾虚腰府失养所引起的以腰部一侧或两侧或正中发生疼痛为主要症状的一类病证，称为腰痛。腰痛为病人的一种自觉症状，一年四季均可发生，是内科常见病。本案患者为老年女性，女子属阴，患者年近古稀，脾肾阳虚，腰为肾之府，肾阳亏虚，则腰痛时作。又因外感风寒后外邪入里，进一步损伤脾肾之阳气，阳气不足，无力推动气血运行，导致气血瘀滞于腰府，故使腰痛加重。脾阳不足，无力行气运血，气滞肠腑，则腹胀矢气。患者素喜热饮，亦为脾肾阳虚的表现，结合舌苔脉象，证属脾肾阳虚，瘀血阻络。因此，针灸治疗当以温肾健脾、通络止痛为法。脾俞、肾俞为脾、肾之背俞穴，是脾肾之气输注于背腰部的腧穴，针之可补益脾肾以扶正祛邪；次髎、命门、秩边为治疗腰痛的常用穴位，同时也为局部取穴，可疏通局部气血，通经活络；且命门又可温肾壮阳，以助脾俞、肾俞扶正祛邪之力。辅以局部温针灸、拔罐以激发全身之阳气。经一次治疗后，患者腰痛好转，不恶寒，提示脾肾之阳气渐复，排便及矢气后左侧腰痛减轻明显，提示患者脾胃气机尚不通畅，故2诊针刺以调理脾胃气机为主。下脘为任脉与足太阴经的交会穴，可调理足太阴脾经之气机，天枢为大肠募穴，可调畅肠府气机，大横、水道为治疗腹部胀满的常用穴，以上四穴均为局部取穴，可调理胃肠气机，减轻腹胀。合谷为大肠经原穴，既可防止外邪侵表，又可促进大肠经经气运行；足三里为胃之下合穴，有益气养血之功，为全身保健要穴；三阴交通调足三阴经以止痛，诸穴共奏健脾益气、疏调气机之功。3诊时，在初诊的基础上加用大椎（芒针刺）以调畅督脉，激发阳气，加刺腰阳关以温肾健腰。3诊后交替使用俯、仰两种姿势及穴组针刺治疗，既可调节全身之阴阳，又可先后天同治，局部与全身同调，以期佳效。从以上辨证治疗可知，详审病情，辨析证因，方能切中病机，准确施治。

病案2：寒湿腰臀痛

王某，女，57岁，2012年7月26日初诊。

主诉：腰痛、双臀部疼痛半年。

现病史：冬日受凉后出现腰痛，双侧臀部疼痛，冷痛伴沉重感，左侧为甚，腰部活动受限，翻身困难。双下肢偶有麻木疼痛。

检查：被动体位，腰部向前、后、侧方活动均受限，行走缓慢。

舌脉：舌暗，苔薄白，脉弦数。

中医诊断：腰痛。证属寒湿阻络。

西医诊断：筋膜炎。

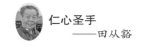

治法：温通经络，散寒除湿。

治疗：

（1）针灸：①取穴：脾俞、肾俞、关元俞、委中、太溪。②刺灸法：上述腧穴均直刺，使用1.5寸毫针，采用平补平泻手法，留针30分钟，局部以神灯照射。

（2）中药：生黄芪30g，桂枝10g，羌活10g，独活10g，牛膝10g，杜仲10g，防己10g，当归10g，川芎10g，川续断10g，钩藤15g，补骨脂10g，肉苁蓉10g，甘草10g。7剂，水煎服，每日1剂。

2012年8月2日2诊：腰痛明显好转，右侧已不痛，可翻身行走，腰部活动较前自如。现左侧腰臀沉凉，走路时重，夜眠欠安。针灸治疗同前，中药同前，14剂。

患者未再就诊。

【按语】此患者为冬季感邪受病，发为腰痛。虽初期为风寒袭经，太阳受寒，然风邪易解，寒邪难去，转为慢性腰痛，兼加湿邪转为寒湿腰痛。寒主收引，湿性重着，故而腰部冷痛重着，转侧不利，此均为寒湿停聚之象。

腰为肾之府，肾脉贯腰脊，故取肾俞补益肾气，以神灯灸能祛除寒湿。足太阳经抵腰络肾，《灵枢·终始》曰"病在腰者取之腘"，《灵光赋》也说"五般腰痛委中安"，故取委中以通调足太阳经经气，祛邪通络，调经止痛。明代张世贤的《图注八十一难经边真》曰："阴病行阳，当从阳引阴，其治在俞；阳病行阴，当从阴引阳，其治在募。"患者属寒湿之证，取背俞穴从阳引阴，通调脏腑阳气，祛除寒湿之邪。故取脾俞、关元俞和肾俞补益脏腑气血，温阳通络。太溪属足少阴肾经，为输穴、原穴。原穴是脏腑原气经过和留止的部位，与肾俞相配，对虚证、寒证可增强治疗效果。

方中以黄芪、桂枝温阳通络为君，羌活、独活散寒除湿，当归、川芎养血活血，杜仲、牛膝、川续断、补骨脂、防己补肝肾、益筋骨，钩藤平肝，肉苁蓉益肾填精，甘草调和诸药，共奏温经通络、散寒除湿之效。

病案 3：气虚血瘀

贾某，女，50 岁。2008 年 5 月 31 日初诊。

主诉：腰痛 1 周。

现病史：患者 1 周前感寒发热后间断出现腰痛，连及腿痛，腰腿怕冷，疼痛以夜间明显，未予以诊治。刻下症：间断出现腰痛，连及腿痛，腰腿怕冷，疼痛以夜间明显。

病因病机：本案患者为中年女性，年过七七，天癸已竭，肾气不足，气虚无力推动血液运行，因虚致瘀，瘀血阻于腰部，不通则痛，故出现腰痛连及腿痛。肾阳亏虚，阴寒内生，故见腰腿怕冷。夜间阳入于阴，故夜间疼痛更明显。以上诸症提示患者肾气肾阳不足，瘀血阻络。

舌脉：全舌暗红，有瘀斑，少苔，脉沉细。

中医诊断：腰痛。证属气虚血瘀。

西医诊断：下腰痛。

治法：益气活血，通经活络。

治疗：针刺次髎、秩边、肾俞、委中、昆仑，辅以局部拔罐。配合中成药养血荣筋丸、血府逐瘀口服液。

2008 年 6 月 5 日 2 诊：患者诉腰腿疼痛程度较前减轻，仍以夜间明显。此乃肾气肾阳渐复，气血得以通行之象，故而疼痛减轻，但仍有部分瘀血未通，故继续针刺治疗。针灸处方：针刺次髎、大肠俞、环跳（芒针刺）、秩边、肾俞、委中、阳陵泉，辅以局部拔罐。

2008 年 6 月 10 日 3 诊：患者诉腰腿部仍有轻度疼痛，但夜间已不明显，余症同前，效不更方，针灸处方同前。

2008 年 6 月 21 日 5 诊：患者诉腰腿部疼痛已不明显，余无

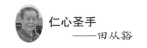

特殊不适，为巩固疗效，继续治疗 1 次，治法同前。

5 诊显效。

【按语】本案患者为中年女性，年过七七，天癸已竭，肾气不足，肾阳亏虚。患者 1 周前感受寒邪，引起发热，导致肾气肾阳再度受损，腰为肾之府，肾气不足则无力推动血液运行。因虚致瘀，导致瘀血阻于腰部，不通则痛，故出现腰痛连及腿痛。肾阳亏虚，阴寒内生，故见腰腿怕冷。夜间阳入于阴，阳气更加虚弱，气血运行更加困难，故夜间疼痛明显。以上诸症提示患者肾气肾阳不足，瘀血阻络，因此，针灸治疗以益气活血、通经活络为法。肾与膀胱相表里，且膀胱经走行经过腰腿部，故针刺膀胱经的穴位可以治疗因肾虚所引起的腰腿痛。其中，大肠俞、次髎、秩边为治疗腰痛的常用穴位，同时也为局部取穴，可疏通局部气血，通经活络；肾俞为肾的背俞穴，即肾之经气输注于背腰部的穴位，可补肾强筋，治疗腰腿痛；昆仑、委中为循经取穴，且委中喻有"腰背委中求"之意，为治疗腰腿痛的经验要穴；环跳为足少阳经与太阳经之交会穴，既可激发足太阳经之经气，也可激发足少阳经之经气，以增强通经活络之效，同时环跳亦为治疗腰腿痛的经验要穴；阳陵泉为筋会，可治疗一切筋骨之疾。配合局部拔罐，以通调一身阳气，祛邪外出；配合药物治疗，增强益气活血、通经活络之功。

（九）虚劳

病案 1：虚劳恶寒

王某，男，33 岁。2008 年 10 月 14 日初诊。

主诉：恶寒甚 26 年。

现病史：患者 7 岁患肾小球肾炎后出现恶寒，腰以下尤甚，易汗出恶风。后该病治愈，且患者坚持锻炼，体质较前稍有改善，但仍不敢吹空调，三伏天亦不敢穿短裤，不敢食冷物。刻下症：患者恶寒，腰以下尤甚，双足凉，易疲劳，下午较甚，胃脘部不适，纳食差，大便可，小便黄，眠可。

检查：精神尚可，形体偏胖，动作稳健。

舌脉：舌体胖大，舌质紫暗，苔白腻，脉沉细。

病因病机：此患者因幼时患肾疾，损伤先天之本，致使肾、脾、肺等多脏均出现虚损表现。肾阳虚则温煦失司，恶寒，腰以下尤甚，双足凉；脾气虚，则形肥而乏力；脾阳虚，则运化失司，纳食差，恶冷食；肺卫不固，则易汗出、恶风。

中医诊断：虚劳。证属脾肾阳虚。

西医诊断：慢性肾炎。

治法：温补脾肾，助阳固本。

治疗：针刺肾俞、关元俞、大肠俞、秩边，采用平补平泻手法，留针30分钟，腰骶部加温灸器灸。胃脘部拔罐，留罐5分钟。同时嘱患者口服金匮肾气丸30粒，每日2次。

2008年10月17日2诊：初诊治疗当日情况良好，恶寒稍减轻，双下肢及胃脘部较前觉舒适，但次日又恢复如常。仍觉疲劳，下午尤甚，双下肢沉重。针灸治疗：在原方四穴的基础上，加承山、三阴交，操作同前。继服金匮肾气丸，用法、用量同前。

2008年10月21日3诊：诸症均减轻，恶寒及双下肢沉重感较前好转，胃脘部胀闷不适较前减轻，仍右侧腹胀，食后明显，双足发凉。针灸治疗：针刺中脘、右章门、水分、肓俞、气海、关元、足三里、三阴交、绝骨，留针30分钟，脐周加温灸盒灸。胃脘部拔罐，留罐5分钟。

2008年11月11日6诊：患者因出差两周未能坚持治疗，现病情反复。精神较差，恶寒轻，双下肢沉重感，易疲劳，胃脘部稍有胀闷不适，饭后明显，双足发凉。舌质胖大，色紫暗，苔薄白腻，脉弦。针灸治疗：针刺肾俞、关元俞、大肠俞、秩边、承

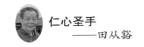

山、三阴交，采用平补平泻手法，留针30分钟，腰骶部加温灸器灸。加服中药自拟方：生地黄10g，熟地黄10g，生黄芪30g，白术10g，防风10g，云苓10g，陈皮10g，大腹皮10g，柏子仁10g，五味子6g，柴胡10g，杭芍10g，香附10g，郁金10g，甘草10g。7剂，水煎服，每日2次。

2008年12月16日10诊：经9次治疗后，症状明显缓解。周末去室内游泳后感受风寒，病情有些反复。恶寒，劳累后疲倦乏力，下午及晚上症状明显，腰背部觉不适，双下肢沉重感，纳食可，二便调。舌淡红稍胖，苔薄白，脉弦。此属脾肾阳虚之证，受凉后病情加重，寒则伤阳。针灸治疗：脾俞向上斜刺，肾俞、关元俞、秩边直刺，采用平补平泻手法，留针30分钟。腰骶部加温灸器灸。强肾灸6盒（12贴），贴命门穴，每日1贴。嘱其避风寒，注意保暖，节饮食，勿食寒凉之物，慎起居。针后自觉症状缓解。经10次针治后，患者诸症基本得到控制。

【按语】虚劳以出现两脏或多脏劳伤，气血阴阳中的两种或多种因素虚损为特点，病程较长，病势缠绵。通常原因不外先天不足及后天失养。本案病因乃幼年大病之后，邪气过盛，脏气损伤，机体失于调理，正气亏损难复，使精气耗伤，由虚致损，逐渐发展成为虚劳。《素问·三部九候论》说"虚则补之"，"损者益之"。《理虚元鉴》曰："治虚有三本，肺、脾、肾，肺为五脏之天，脾为百骸之母，肾为性命之根。"由于肾为先天之本，寓元阴元阳，是生命的本元；脾为后天之本，是水谷气血生化之源，则治疗可从先后天根本着眼，即补益脾肾。足太阳膀胱经的背俞穴主治与其相关的脏腑病证有关，肾俞补益肾气，关元俞助阳逐寒、温煦下焦，大肠俞理气和胃，秩边温通经脉、健腰腿、利下焦；复以大剂量灸，温补肾阳，增强振奋阳气、散寒祛湿的作用，先后天共补，再以金匮肾气丸口服壮先天之阳。先后天共补，以奏助阳固本之效。

246

2 诊时，患者针刺温补脾肾获效，继用，并配以承山舒筋活络、疏调下肢气血，三阴交健脾益肾。3 诊后病情明显好转，针刺肓俞、气海、关元，继续大补元阳，针刺中脘、章门、足三里、绝骨等穴以补益脾胃，使后天复则先天生化有源。6 诊时因出差疲劳，病情反复并加重，针刺治疗的同时加用汤药治疗，以补肾健脾、益气通经。针药并用，疗效巩固。

病案 2：肝郁畏寒

于某，女，34 岁。2008 年 12 月 16 日初诊。

主诉：畏寒 10 余年，病情加重伴小腹冷痛 1 年。

现病史：患者 10 余年前出现畏寒，冬季尤甚。近 1 年来，因操劳过度，畏寒加重。现患者畏寒甚，伴小腹冷痛，双手指间关节及双膝关节发凉，双足发胀，情志抑郁，纳食可，喜温热饮食，眠差。近半年来，头发脱落明显，二便调。

舌脉：舌淡胖，边有齿痕，苔薄白，脉沉迟。

病因病机：此患者年轻时嗜食寒凉之物，阴寒内生，日久寒邪停聚体内，阳气布散受阻则畏寒；经脉不得阳气濡养则四肢关节觉冷、双足发胀；后因患者生活在紧张抑郁（其丈夫患白塞综合征）的环境中，长期焦虑，肝气不舒，复因照顾其夫，操劳辛苦，劳神伤血，脾肾之阳亦虚，故畏寒甚，小腹冷痛，喜温热食物；神不宁则卧不安，发为血之余，则眠差、脱发。结合其舌苔脉象，故可诊断。

中医诊断：虚劳。证属肝郁，脾肾阳虚。

西医诊断：抑郁症。

治法：疏肝和血，补肾健脾。

治疗：

（1）针灸：百会丛针刺，大椎芒针刺，风池、水分、肓俞、阴交、足三里、三阴交毫针直刺，采用平补平泻手法，留针 30 分钟，脐周加温灸盒灸。

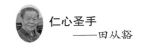
（2）中药：逍遥散合黄芪桂枝五物汤加减。柴胡10g，白芍12g，香附10g，郁金10g，何首乌12g，菊花10g，生地黄10g，熟地黄10g，黄芪30g，桂枝6g，升麻6g，黄精12g，甘草10g。水煎服，每日1剂。

2008年12月23日2诊：诸症稍有改善，脱发较前好转。口服中成药：加味逍遥丸6g×20袋/6g bid。针灸治疗：在初诊穴位的基础上增加期门、阳陵泉、太冲毫针直刺，采用平补平泻手法，留针30分钟，脐周加温灸盒灸。

2诊后，患者诸症基本得到控制，未诉特殊不适。

【按语】本案患者乃长期饮食偏嗜寒凉，致脾阳受损，脾胃运化失司，气血化源不足，内不能和调于五脏，外不能洒陈于营卫经脉，复因忧思积虑，劳力伤神，致使正气益虚，由虚致损，遂成虚劳。病变涉及气、血及肝、脾、肾三脏。《素问·三部九候论》说"虚则补之"，"损者益之"。《丹溪心法·六郁》中说："气血冲和，万病不生，一有怫郁，诸病生焉。"患者此次病情加重，皆因抑郁劳神所致，固治当先疏肝解郁，调和气血，再补肾健脾。田老针药并用，汤药中柴胡、白芍疏肝和血，香附、郁金理气解郁，黄芪、桂枝益气和血，何首乌、黄精养血生精、固发安神，生地黄、熟地黄滋阴补肾，菊花疏风清热，升麻升阳散郁，甘草调和诸药。针灸取穴：百会为手、足三阳经与督脉之交会穴，健脑宁神，丛刺可增强调节气血、疏通经络之功；大椎芒针刺可通调督脉，振奋阳气；风池可通经活络，调和气血；水分、肓俞、阴交等可补益脾肾，温肾通阳；足三里、三阴交，阴阳相配，相互制约，相互促进，健脾和胃，益气生血，通经活络。灸脐周，可补益先天肾阳，振奋阳气，促进气血流动。2诊时，因脱发好转，去养精固发之品，以加味逍遥丸解郁清热，针灸取穴增加期门、太冲、阳陵泉，以增强调和肝胆、理气解郁、疏土抑木之力。

病案 3：肝郁脾虚

吴某，女，58 岁。2013 年 3 月 15 日初诊。

主诉：疲劳 6 年，加重 1 年。

现病史：疲劳，动则加重，无力说话，腰酸 5～6 年，加重 1 年。曾查血、胸片、心电图、腹部超声等均未见异常。平素纳差，眠差。现疲劳，情绪急躁，说话时气不够用。

既往史：曾行胆囊切除术、子宫肌瘤子宫全切术、卵巢囊肿切除术。

检查：形体中等，面色无华，少气懒言，语言断续，声音低微。

舌脉：舌暗红，苔白，右脉弦细，左脉细滑。

中医诊断：虚劳。证属气血亏虚，肝郁脾虚。

西医诊断：疲劳综合征。

治法：补益气血，疏肝健脾。

治疗：

（1）针灸：①取穴：大椎、风池、百会、印堂、上脘、中脘、天枢、气海、曲池、神门、足三里、三阴交。②刺灸法：百会丛针刺，大椎向下平刺，风池朝向对侧鼻尖方向刺，印堂向下平刺，上脘、中脘、天枢、气海、曲池、神门、足三里、三阴交直刺。使用 1.5 寸毫针，平补平泻手法，留针 30 分钟，脐部神灯照射。

（2）中药：生晒参 6g，炙黄芪 30g，桂枝 10g，桑寄生 10g，威灵仙 10g，炒白术 10g，法半夏 6g，陈皮 10g，云苓 10g，鸡内金 6g，肉苁蓉 10g，柏子仁 10g，酸枣仁 15g，薏苡仁 30g，焦三仙 10g。7 剂，水煎服，每日 1 剂。

2013 年 3 月 22 日 2 诊：上次治疗后睡眠稍好，乏力仍有，易受惊吓，腰酸累，言后气喘，夜尿多，大便无力。舌淡红，边有齿痕，苔薄白，左脉沉细，右脉濡。针药同前，继续治疗。

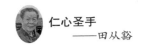
2013 年 3 月 29 日 3 诊：治疗后乏力症状有好转，动则气喘。舌淡红，边有齿痕，苔中间白、略厚，脉略滑。针治同前。中药上方加远志 10g，石菖蒲 10g。7 剂。

2013 年 4 月 12 日 4 诊：睡眠不实，多梦，怕冷，动则气喘好转，眼干、口干。舌淡，边有齿痕，苔白，脉弦细。针灸治疗：针刺大椎、百会、攒竹、廉泉、安眠、印堂、肓俞、期门、足三里、三阴交，平补平泻，留针 30 分钟。中药方：人参 6g，炙黄芪 30g，桂枝 10g，桑寄生 10g，炒白术 10g，陈皮 10g，法半夏 6g，云苓 10g，鸡内金 6g，柏子仁 10g，夜交藤 15g，黄精 10g，远志 10g，石菖蒲 10g，焦三仙 10g。7 剂。

2013 年 4 月 19 日 5 诊：动则气喘好转，乏力，腰酸，双下肢无力，行走缓慢，睡眠较前好转，仍有似睡似醒，多梦，怕冷，眼干、口干。舌淡，边有齿痕，苔白，脉弦略滑。针药同前。

2013 年 4 月 26 日 6 诊：睡眠好转，仍有气喘，乏力，腰酸，夜尿频，口干。舌淡白，苔薄黄腻，脉弦滑。针灸治疗：针刺大椎、风池、百会、膻中、巨阙、肓俞、期门、足三里、三阴交，平补平泻，留针 30 分钟。中药方：生黄芪 30g，太子参 15g，陈皮 10g，法半夏 6g，白术 10g，云苓 10g，熟地黄 10g，川续断 10g，柏子仁 10g，夜交藤 15g，黄精 12g，薏苡仁 30g，甘草 10g。7 剂。

2013 年 5 月 8 日 7 诊：现睡眠好转，仍有乏力，腰酸无力，口干。舌暗红，苔薄白，脉细滑。患者要求本周暂停中药。针治同前，加灸。

2013 年 5 月 31 日 8 诊：眼干、口干，喷嚏流涎，全身乏力，腰酸软，夜尿多。自觉体重增加。苔薄，脉细。针灸治疗：针刺大椎、风池、百会、攒竹、鼻通、廉泉、膻中、巨阙、肓俞、期门、足三里、三阴交，平补平泻，留针 30 分钟。前方继服 7 剂。

2013年6月7日9诊：诸症好转，腰酸腿软，动则气短乏力。针灸治疗：针刺百会、大椎、肺俞、心俞、肝俞、脾俞、肾俞、秩边、风市、阳陵泉、足三里、三阴交，平补平泻，留针30分钟。中药方：生黄芪30g，党参10g，炒白术10g，牛膝10g，杜仲10g，川续断10g，钩藤15g，生地黄10g，熟地黄10g，黄精12g，补骨脂10g，薏苡仁30g，肉苁蓉10g，仙灵脾10g，焦神曲10g。7剂。

2013年6月14日10诊：自觉乏力明显好转，前一晚没睡好，血压偏低，头晕。针灸治疗：针刺大椎、安眠、百会、印堂、膻中、巨阙、神门、肓俞、气海、足三里、三阴交，平补平泻，留针30分钟。中药方：黄芪30g，党参15g，熟地黄10g，羌活10g，肉桂3g，黄精12g，陈皮10g，法半夏6g，云苓10g，炒白术10g，柏子仁10g，夜交藤15g，丹参15g，川芎10g，焦神曲10g。7剂。

患者病情稳定，未再就诊。

【按语】虚劳是一种以阴虚、阳虚、气虚、血虚为基本病机的慢性虚衰性病证，常是多种疾病误治失治和病后失于调理的转归，原发性者很少。虚劳病程中常形成五脏交亏、相互传变的病机变化，但以脾、肾为主导环节。

该患者有多次手术病史，元气大伤，中气不足，故见疲劳，动则加重，无力说话。且患者已过更年期，肝肾脏腑功能虚弱，肝肾阴虚，肝失柔润，故肝气不舒，易急躁。腰为肾之府，肾虚则见腰府失养而致腰酸。脾失健运，故纳差。气血亏虚，心神失养，故夜眠差。治疗当以补益气血、疏肝健脾为法。

患者久病，气血亏虚，田老取大椎振奋督脉之气，使阳气上达；取风池使气血灌注周身而通阳疏络。百会用丛针刺法，以加强升阳醒脑的作用。印堂位于督脉的体表循行路线上，在两眉之间，具有醒神安神的作用。上脘、中脘均属任脉，位于腹部，中

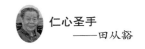
脘为胃之募穴，为八会穴之一，腑会。两穴具有和胃化痰宁神的
作用。气海也属任脉，《胜玉歌》曰："诸般气症从何治，气海针
之灸亦宜。"气海具有益气助阳的作用。曲池属手阳明大肠经，
为合穴，天枢属足阳明胃经，阳明经多气多血，两穴可补益气
血，且天枢位于腹部，具有调理气机升降的作用。患者夜眠差，
取手少阴心经的原穴神门，可宁心安神，与三阴交相配，可益心
健脾宁心。足三里、三阴交分别属足阳明胃经穴和足太阴脾经
穴，具有健脾和胃、补益气血的作用。患者复诊时，田老根据兼
证加减取穴。如膻中、巨阙是田老用于气短的一组对穴。两穴均
属任脉，膻中为八会穴之一，气会，巨阙为心之募穴，两穴可补
益心气，安神宁心。期门属足厥阴肝经，为肝之募穴，取之可疏
肝理气。

患者经几次治疗后，乏力、气短的症状明显好转，田老又
以背俞穴为主调理脏腑功能，取肺俞、心俞、肝俞、脾俞、肾俞
等。经过 10 次治疗，患者 6 年之久的疲劳症状已基本消失。

二、骨伤科病证

（一）颈椎病

病案 1：外感寒湿
田某，男，49 岁。2007 年 1 月 17 日初诊。
主诉：颈肩腰腿痛 1 月余。
现病史：患者 1 个月前因外感寒湿，出现左肩部、颈部疼
痛，左上肢发沉、麻木，后伸受限，连及同侧下肢痛。头颅 CT
示：颈椎骨质增生。经中成药治疗未见明显缓解。刻下症：左
肩痛，左颈部痛，左腿痛，无麻木，精神可，纳可，眠差，二
便调。

舌脉：舌红，苔薄白，根部黄，脉滑数。

中医诊断：痹证。证属寒湿痹阻。

西医诊断：颈椎病。

治法：散寒除湿，通络止痛。

治疗：选取风池、天柱、颈夹脊、大椎、肩三针、曲池、肩井、肾俞、秩边，皆患侧取穴，采用平补平泻手法，留针30分钟。

2007年1月19日2诊：颈肩腰腿疼痛无明显好转，但麻木明显减轻。针灸处方：针刺风池、天柱、针刺颈夹脊、肩三针、次髎、曲池、外关，皆患侧取穴，采用平补平泻手法，留针30分钟。

2007年1月26日3诊：颈肩疼痛明显好转，活动不受限制，但左侧腰髋疼痛仍较明显。针灸处方：针刺颈夹脊、大椎、肩三针、曲池、肩井、孔最、髋三针、居髎、腰3～5左侧夹脊、绝骨，采用平补平泻手法，留针30分钟。

【按语】痹证因外邪侵袭人体，痹阻经络，气血运行不畅，引起肢体、关节等麻木、重着及屈伸不利、活动受限等症状。本案患者因寒湿侵袭经络，邪正相争而致疼痛，寒邪久客伤正则出现肢体麻木，肢体沉重、活动受限，则为湿邪阻络，不通则痛。因此，针灸治疗以散寒除湿、通络止痛为法。肩三针、肩井、肩髎是治疗肩背疼痛的局部常用穴位。《玉龙赋》云："风湿传于两肩，肩髎可疗。"大椎为诸阳经之会，且为全身镇静止痛的要穴；曲池为大肠经的合穴，可祛风寒、利关节，为治疗臂痛的循经取穴；外关可祛除风邪；背部腧穴可扶正培元；髋三针为治疗腰腿痛的常用穴位，可祛风散寒除湿、通络止痛；居髎、秩边、夹脊为局部取穴，可治疗腰腿痛。诸穴同用，疗效显著。

病案 2：气虚血瘀

陈某，女，56岁。2007年3月5日初诊。

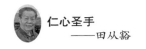

主诉：双手及右下肢麻木3月余。

现病史：患者3个月前出现双手及右下肢麻木，伴双脚凉，尤以天气阴冷或受凉后明显。既往曾有腹部不适。刻下症：双手及右下肢麻木，伴双脚凉，纳少，怕冷，乏力，眠可。

检查：腹部无压痛，各关节无明显肿胀畸形，肤温正常，右膝关节轻度压痛，其余关节无明显压痛。

舌脉：舌红，苔少，脉滑。

病因病机：患者脾胃功能不足，气血生化乏源，气虚则无力推动血液运行，瘀血阻于上、下肢经络，故不能濡养手足，致手足麻木不温。此由气虚血瘀，痹阻经络，经络失于濡养而发为手足麻木不温。

中医诊断：麻木。证属气虚血瘀，痹阻经络。

西医诊断：颈椎病。

治法：行气活血，通经活络。

治疗：针刺曲池、外关、合谷、气海、关元、水道、阿是穴、右绝骨、右三阴交，辅以大椎刺络拔罐放血。留针30分钟，留罐5分钟。

2007年3月12日2诊：患者麻木及脚凉症状减轻。此乃气血渐复，瘀阻渐通之象，治则同前。调整处方如下：针刺手三里、曲池、外关、合谷、天枢、水道、归来、三阴交、足三里、阳陵泉、绝骨、血海，留针30分钟。

2007年3月19日3诊：患者诉麻木症状较前减轻，仍有双脚发凉，加刺关元、气海，以补益元气，促进气血运行，以图改善脚凉症状。

2007年3月25日4诊：患者诉麻木及脚凉症状均较前有所缓解，效不更方，治疗同前。

2007年4月1日5诊：因患者昨日用凉水洗衣服，于洗衣后出现诸症加重，嘱其尽量避免接触凉水，治疗同前。

2007 年 4 月 7 日 6 诊：患者诉近一周未接触凉水，诸症状较前好转，效不更方，治疗同前。

2007 年 4 月 14 日 7 诊：患者诉诸症较前明显好转，麻木已不明显，发凉症状基本消失，继续针刺治疗一次以巩固疗效。

随访患者 7 诊后症状大减。

【按语】本案患者为中年女性，年过半百，脾胃功能不足，脾胃为后天之本，气血生化之源，故此患者手足麻木为标，气血不足为本。气虚则无力推动血液运行，因虚致瘀，瘀血阻于上、下肢经络，故不能濡养手足，致手足麻木不温。此由气虚血瘀，痹阻经络，经络失于濡养而发为手足麻木不温，因此针灸治疗以行气活血、通经活络为法。本案田老取穴主要以补益先天元气，调补后天气血，再配以疏通局部经络为法。气海、关元均为任脉穴，气海可补气行气，关元可补益人体元气，且两穴均为人体补虚强壮之要穴，配合使用可补益先天元气。合谷为手阳明大肠经之原穴，可以激发手阳明经之经气，以助经气运行；手三里可"治手臂不仁，肘挛不伸"（《铜人腧穴针灸图经》）；曲池为大肠经之合土穴，可调补胃肠；外关为三焦经之络穴，可通调三焦气机，且为治疗上肢痹痛之要穴。以上四穴均为循经取穴，通调经络，经络通则麻木自去。天枢、水道、归来均为胃经腹部穴位，其中天枢为大肠募穴，此三穴可调理胃肠气机，以加强补益后天气血之力。足三里、血海可调补脾胃，益气养血，气血足则瘀自去。阳陵泉为筋会，是治疗手足麻木的经验效穴。同时配以右侧绝骨、右侧三阴交、阿是穴，以疏通局部经络气血。大椎刺络拔罐放血，以激发全身阳气。诸穴合用，共奏祛瘀生新、痛经活络之效。

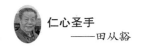

（二）落枕

病案：风寒痹阻

贾某，女，37岁。2008年11月7日初诊。

主诉：颈部酸痛、活动不能1天。

现病史：患者于日前下午开会时突然右侧颈项部疼痛，伴活动受限，夜里症状加重，昨夜去望京医院急诊科，给予外用止痛膏药及口服止痛药物，未见明显好转。刻下症：痛苦面容，右颈部疼痛，活动明显受限。

检查：颈项部肌肉僵直，颈部右侧广泛压痛。

舌脉：舌质暗淡，舌苔黄腻，脉沉细弱。

病因病机：此由患者平时工作较劳累，最近因为加班更显疲劳，气血暗耗，加之活动姿势不当，曾夜卧当风，致使局部经脉阻滞，不通则痛，活动因而受限。

中医诊断：落枕。证属风邪阻络。

西医诊断：肌筋膜炎。

治法：疏经通络，祛风止痛，补益气血。

治疗：选取双手背部的落枕穴，行强刺激针法，大幅度提插捻转相结合，针感较为强烈，酸麻胀重感明显，同时令助手缓慢活动患者颈项部约3分钟，留针5分钟后，再毫针刺右侧颈百劳、肩井穴，行平补平泻手法，留针30分钟，与落枕穴同时出针。

即刻效果：治疗结束后疼痛十去八九，颈项部活动仅稍受限。仅针一次，症告临床治愈。嘱其避风寒，注意颈部保暖，免按揉，节饮食，慎起居，调情志，适当休息。

【按语】落枕又名失枕、失颈。明代吴昆曰："失枕者，风在颈项，颈痛不利，不能就枕也。"该患者因过劳，气血暗耗，卫气不固，感受风寒之邪，发为本疾。证属风寒之邪客于三阳经脉，正气虚损，风邪侵扰，寒邪收引，筋脉拘急不舒致病成。治当以疏经通络，祛风止痛，补益气血为大法。落枕穴，为经外奇穴，位于手背侧，当第2、3掌骨之间，穴在手三阳经脉之间，因其主治落枕而被多数医家采用。本证因病程较短，治疗及时，田老采用动静结合针法，强刺激，针用泻法，祛邪外出，经脉疏通，通则不痛。加用经外奇穴颈百劳及足少阳胆经的肩井穴，进一步通阳散寒、疏经理气，故收到立竿见影的针效。

（三）肩周炎

病案：寒湿阻络

欧阳某，女，53岁。2008年10月31日初诊。

主诉：右侧肩臂疼痛1年余。

现病史：患者1年前无明显诱因出现右侧肩臂重度疼痛，并逐渐加重，活动时疼痛明显，无活动受限。刻下症：右侧肩臂重度疼痛，活动时疼痛明显，无活动受限，饮食正常，睡眠差，大便黏滞不爽，小便正常。

舌脉：全舌紫暗，舌苔薄白，脉细数。

病因病机：本案患者素体气血不足，气血运行不畅，又因卫外不固，寒湿之邪乘虚侵袭肩部经络，寒主收引，加重气血瘀滞，不通则痛，故出现右侧肩臂重度疼痛，湿性重浊、黏滞，故导致大便黏滞不爽，结合舌脉不难诊断。

中医诊断：肩凝。证属寒湿阻络。

西医诊断：肩关节周围炎。

治法：散寒除湿，通络止痛。

治疗：针刺阿是穴、右风池、右肩外俞、右曲池，于阿是穴及右肩外俞上行温针灸，起针后局部拔罐。

2008年11月11日2诊：肩臂疼痛稍有减轻，疼痛仍间断发作，且于活动时加重，纳可，眠安，二便调。此乃寒湿之邪渐去

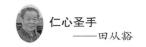

之象，但因邪尚未尽，故仍有疼痛间歇发作。针灸处方：针刺大椎、右风池、右肩外俞、右肩髃、右曲池，于右肩外俞及右肩髃上行温针灸，针后辅以局部拔罐。

2008 年 11 月 22 日 3 诊：肩臂疼痛较前减轻，属于中度疼痛，间断发作，纳可，眠安，二便调。治法同前。

2008 年 11 月 30 日 4 诊：肩臂疼痛较前明显减轻，属于轻度疼痛，发作次数较前减少，加刺右肩贞、右肩前，以促进局部血液循环，加快病情恢复。

2008 年 12 月 15 日 5 诊：肩臂部仍有轻度疼痛，但活动时已不加重，余症同前，效不更方，治疗同前。

2009 年 1 月 23 日 8 诊：肩臂部疼痛基本消失，余无明显不适，此乃寒湿之邪祛除、经络通畅之象，继续治疗一次以巩固疗效，治法同前。

随访患者，8 诊后疼痛大减。

【按语】肩关节周围炎是引起肩部疼痛和功能障碍的常见疾病之一，中医又称"漏肩风""冻结肩""五十肩"，最易发生于50 岁左右的中老年人身上。本病是在劳损、外伤、感受风寒等因素的作用下，使肩关节的关节囊产生无菌性炎症，从而导致局部粘连，引起肩部疼痛、功能障碍等一系列症状的一种常见病。本案患者年过五旬，正是本病好发之时，且素体气血不足，气虚则无力推动气血运行，气血运行不畅，又因卫外不固，寒湿之邪乘虚侵袭肩部经络，寒主收引，加重气血瘀滞，不通则痛，故出现右侧肩臂重度疼痛，湿性重浊、黏滞，故导致大便黏滞不爽。结合舌脉综合分析，患者证属寒湿阻络，故针刺以散寒除湿、通络止痛为法。肩髃是治疗肩部疼痛的局部常用穴位，《玉龙赋》云："风湿传于两肩，肩髃可疗。"肩外俞为治疗肩背疼痛、颈项僵痛的常用穴位。右肩贞、右肩前亦为治疗肩背疼痛的常用穴位，同时也为局部取穴。曲池可祛风寒，利关节，而且为治疗肩痛的循

258

经取穴，阿是穴可疏通局部气血。风池可疏风散寒，祛除外邪。大椎为诸阳经之会，可激发全身阳气，且为全身镇静止痛的要穴。另外，配以局部拔罐，以加强祛风散寒、激发阳气之效。诸法合用，共奏散寒除湿、通络止痛之效。2诊加用大椎以激发人体阳气，促进寒湿之邪尽早祛除。

（四）腰椎病

病案 1：劳累及受寒致腰痛日久

张某，女，45 岁。2008 年 3 月 16 日初诊。

主诉：腰腿痛 10 余年，加重半年。

现病史：患者 10 年前因劳累及感寒后出现腰痛，于某院就诊，X 线示腰椎间盘突出，间断接受按摩、针灸、理疗等方法治疗，病情受气候、工作劳累等因素影响，时轻时重。近半年症状渐有加重趋势，行走困难，经腰部 MRI、CT 检查证实：腰4、5 椎间盘脱出。现症：腰痛，腰部活动困难，伴左下肢膝关节疼痛。

既往史：7 年前因子宫肌瘤行子宫全切术。

检查：患者步履艰难，腰骶部压痛明显，腰部可触及条索样硬结。

舌脉：舌暗淡，苔薄白，脉弦。

病因病机：该患者因劳累及感受寒邪，于 10 年前始发腰痛，经年反复发作，随着年龄的增长，发作频率渐增，近半年加重明显。久病则虚，渐伤肝肾，病证涉及下肢，导致左下肢膝关节疼痛。肝主筋、肾主骨，证属肝肾亏虚之痹证。

中医诊断：痹证。证属肝肾亏虚。

西医诊断：腰椎间盘突出症。

治法：填精补髓壮骨，舒筋活络止痛。

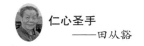
治疗：

（1）针灸：①取穴：肾俞、志室、次髎、环跳、委中、阳陵泉、昆仑。②刺灸法：留针30分钟，腰骶部加温灸盒灸。嘱其避风寒，适当活动腰腿部。

（2）中药：独活寄生汤加减。羌活10g，独活10g，桑寄生10g，杜仲10g，牛膝10g，川续断10g，延胡索10g，当归10g，川芎10g，乳香6g，没药6g，防己10g，伸筋草10g，威灵仙10g，秦艽10g，甘草10g。7剂，水煎服。

2008年6月24日2诊：自觉腰腿疼痛减轻，今日外出站立数小时后双下肢有僵硬感。继服前方7剂，针刺同前。

2008年9月26日3诊：自诉腰腿疼痛基本痊愈，可行走较长距离，活动大体无碍，腰腿局部检查，压痛不明显，膝关节活动大体正常。针灸处方：针刺大椎、肝俞、脾俞、肾俞、关元俞、风池。

【按语】痹证因外邪侵袭人体，痹阻经络，气血运行不畅，引起肢体、关节等疼痛、麻木、重着及屈伸不利、活动受限等症状。本案患者因长期劳累后感寒，致寒邪入络，不通则痛，邪正相争，病程日久，寒邪久客伤正则出现肢体活动受限，病及下肢。《灵枢》曰："能屈而不能伸者，病在筋；能伸而不能屈者，病在骨。故知屈伸不便，为筋骨俱病也。"因此，针药并用，以填精补髓壮骨、舒筋活络止痛为法。独活寄生汤出自《备急千金要方》，功用为祛风湿，止痹痛，补肝肾，益气血。《医方考》曰："是方也，独活、寄生、细辛、秦艽、防风、桂枝，辛温之品也，可以升举肝脾之气，肝脾之气升，则腰膝弗痛矣；当归、熟地、白芍、川芎、杜仲、牛膝者，养阴之品也，可以滋补肝肾之阴，肝肾之阴补，则足得血而能步矣；人参、茯苓、甘草者，益气之品也，可以长养诸脏之阳，诸脏之阳生，则冷痹去而有力矣。"初诊时，针灸取肾俞以调补肾中之阴阳。志室、次髎、委中、昆仑皆为足太阳经穴，"足太阳之脉……是动则病……腰似折，髀不可以曲……是主筋所生病者……腰、尻、腘……皆痛……"（《灵枢·经脉》）。志室穴既可温补肾阳，又可疗腰痛。《针灸甲乙经》曰："腰痛脊急，胁中满，小腹坚急，志室主之。"次髎、环跳为局部取穴，"腰背委中求"，均为治疗腰腿痛的有效穴。"筋会阳陵泉"，针刺阳陵泉可舒筋活络。昆仑"主腰尻脚气，足腨肿不得履地……腘如结，踝如裂……腰脊内引痛……"（《针灸大成》），善治腰腿痛。腰骶部加温灸盒灸，加强温补之效。3诊时，因疼痛好转，去止痛诸穴，用大椎、风池、肝俞、脾俞、肾俞、关元俞。大椎配风池，为常用对穴，既可疏风散寒，通调一身之阳，又可激发经气运行，以助获效。肝俞、脾俞、肾俞、关元俞则进一步补肝肾、强筋骨、填精益髓。

病案2：气虚血瘀、经络痹阻之双腿麻木酸痛

郑某，女，65岁。2007年11月19日初诊。

主诉：双腿麻木酸痛1年余。

现病史：患者1年前无明显诱因出现双腿麻木酸痛，曾在外院行X线检查，示腰椎退行性改变、骨盆双髋关节骨质增生。刻下证：双腿麻木酸痛、发凉，腿软，行走不便，乏力，晨起头晕，夜尿频，精神尚可，饮食正常，睡眠正常，大便正常。

舌脉：全舌红，舌苔黄，脉弦。

中医诊断：痹证。证属气虚血瘀，瘀血痹阻，经络失养。

西医诊断：腰椎退行性病变。

治法：益气活血，通经活络。

治疗：针刺次髎、下髎、秩边、环跳、风市、殷门、委中、阳陵泉，辅以大椎刺络拔罐放血。

2007年11月27日2诊：腿部麻木酸痛较前明显减轻，自觉轻松，足部仍有麻木感。此乃气复血行，经络渐通，故而痛止，双下肢经络逐渐恢复濡养则麻木渐消。效不更方，法当同前，但

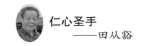

患者足部仍有麻木感，提示气血不足仍为主要病机，故2诊应加强益气养血之力。调整针灸处方：针刺环跳、风市、肾俞、大肠俞、次髎，留针30分钟。

2007年12月4日3诊：诸症基本同前，无明显变化。针灸处方调整如下：针刺次髎、下髎、秩边、环跳、风市、肾俞、大肠俞、殷门、委中、阳陵泉，辅以大椎刺络拔罐放血。

2007年12月11日4诊：双腿麻木酸痛症状基本消失，双足麻木感较前减轻，效不更方，治法同前。

2007年12月18日5诊：双腿麻木酸痛、发凉、腿软、双足麻木等症状基本消失，乏力症状明显好转。为巩固疗效，继续针刺治疗1次，治法同前。

5诊而显效。

【按语】本案患者为老年女性，气血亏虚，故周身乏力，气虚则无力推动血液运行，因虚致瘀，瘀血阻于下肢经络，故不能濡养双腿，致双腿麻木、发凉、腿软、行走不便，气血不通则痛，故发为双腿酸痛。此由气虚血瘀，痹阻经络，经络失于濡养而发为双腿麻木酸痛，因此针灸治疗以益气活血、通络止痛为法。环跳为足少阳经与足太阳经之交会穴，既可激发足太阳经之经气，也可激发足少阳经之经气，以增强通经活络之效，同时，环跳亦为治疗腰腿痛的经验要穴。次髎、下髎、秩边为治疗腰痛的常用穴位，同时也为局部取穴，可疏通局部气血，通经活络。风市、殷门、委中为循经取穴，且委中喻有"腰背委中求"之意，为治疗腰腿痛的经验要穴。阳陵泉为胆经的合土穴，可健脾益气，同时又为筋会，可治疗一切筋骨之疾。大椎刺络拔罐放血，以通调一身阳气。1诊后，患者气血渐复，经络渐通，但仍以气血不足为主要病机，故2诊加强了益气养血之力，在保留环跳、风市、次髎等主要穴位的基础上，加用肾俞、大肠俞二穴。肾俞为肾的背俞穴，即肾之经气输注于背腰部的穴位，可补肾强筋，加强充养先天、益气补血之效，同时，肾俞、大肠俞二穴也为治疗腰腿痛之局部常用穴。自3诊起，在初诊所用穴位的基础上加用肾俞及大肠俞，以增进疗效。诸穴合用，共奏益气活血、通络止痛之效。从以上辨证治疗可知，详审病情，辨析证因，方能切中病机，准确施治。

（五）坐骨神经痛

病案1：气虚瘀血阻络

白某，男，65岁。2008年10月24日初诊。

主诉：右下肢疼痛2个月。

现病史：患者2个月前无明显诱因出现右下肢疼痛，疼痛部位位于右腿后侧，呈中度疼痛，未予诊治。刻下症：每日下午及晚上右腿后侧中度疼痛，经捶打及休息后可缓解，纳可，眠可。

舌脉：舌质红，舌苔黄腻，脉弦滑。

病因病机：由于患者为老年男性，气血生化不足，气虚则无力推动血液运行，因虚致瘀，瘀血阻于下肢经络，故出现右下肢后侧中度疼痛。

中医诊断：痛痹。证属气虚瘀血阻络。

西医诊断：坐骨神经痛。

治法：行气活血，通络止痛。

治疗：取右承山、右委中、右秩边芒针刺，辅以阿是穴拔罐。

2008年11月9日2诊：患者疼痛减轻为轻度，此乃气血运行改善之兆，效不更方，法当同前。2诊后，患者右下肢痛逐渐消失，未再因该病就诊。

【按语】此例患者出现症状前，否认外伤史及感受外邪病史，且由于患者为老年男性，脏腑功能减退，气血生化不足，故考虑此患者为年老气血亏虚，气虚则无力推动血液运行，因虚致瘀，

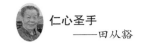

瘀血阻于下肢经络，不通则痛；夜间阳气入阴，气血运行更加困难，故夜晚疼痛加重；因捶打局部可促进局部血液循环，故捶打后疼痛减轻。以上诸症均提示患者右下肢疼痛乃气血运行不利所致，故治以行气活血、通络止痛为法。田老治疗坐骨神经痛，多以局部取穴为主，且强调针刺的针感，体现了痹证治疗"以痛为腧"的原则，以疏通局部经络为主。本例患者所取之承山、委中、秩边三穴，均为循经取穴，可通经活络，配以阿是穴拔罐以激发局部阳气，祛邪外出并加强通经活络止痛之效。诸法合用，共奏行气活血、通经活络之效。从以上辨证治疗可知，详审病情，辨析证因，方能切中病机，准确施治。

病案 2：外感风寒

陈某，女，42 岁。2007 年 2 月 8 日初诊。

主诉：左侧下肢痛 2 月余。

现病史：患者 2 个月前因游泳时受寒而出现左下肢疼痛，未经诊治，现左下肢从髋到踝均疼痛，余无特殊不适，走路加重，纳眠可，二便调。

舌脉：舌红，苔黄腻，脉弦滑。

中医诊断：痹证。证属风寒阻络。

西医诊断：坐骨神经痛。

治法：祛风散寒，通络止痛。

治疗：针刺左秩边、左关元俞、左委中，平补平泻，留针30分钟。起针后，穴位处拔罐。

2007 年 3 月 2 日 2 诊：左下肢疼痛好转，但时有反复。针灸处方：针刺关元俞、环跳、风市、足三里、阳陵泉、绝骨，均取患侧。

2007 年 3 月 4 日 3 诊：左下肢疼痛好转，疼痛以外侧小腿为主。针灸处方：针刺肾俞、环跳、风市、足三里、丰隆、昆仑，均取患侧。

【按语】本案患者为中年女性，素体阳虚，卫外不固，感受风寒之邪，经络痹阻，不通则痛，因此针灸治疗以疏风散寒、通络止痛为法。肾俞、秩边、关元俞、环跳为治疗腰腿痛的常用穴位，局部取穴，其中肾俞、关元俞可扶正祛邪；风市为祛风除邪的要穴；委中、昆仑为治疗腿痛的循经取穴，以通经活络；足三里可培补中焦之气，补益气血，使经络通达；丰隆可祛除寒湿之邪；阳陵泉为筋会，是治疗腰腿痛之要穴；绝骨为髓会，为治疗骨性疾病的要穴。数穴共奏疏风散寒、通经活络之效。

（六）膝关节炎

病案1：肝肾亏虚、脾胃不足型老年骨关节病

杨某，女，69岁。2008年11月11日初诊。

主诉：双膝关节痛20余年，加重伴腰痛明显2月余。

现病史：患者20年前开始出现双膝关节痛，1982年诊为双膝关节骨质增生，经中、西药物及针灸封闭等综合治疗，病情尚能控制。2002年患者无明显诱因突发高热39.6℃，烧退后双膝关节痛加重，疼痛不分昼夜，口服消炎镇痛西药及活血化瘀中药，病情未见明显好转。2个月前因胃溃疡出血停用所有止痛药物后病情渐重，双膝关节剧烈疼痛，不分昼夜，并伴有明显腰痛及其他关节疼痛，行走困难，上下楼梯受限，腰及以下恶寒甚，纳食不香，口干口苦，夜间尤重。喜饮极热水，饮温水却觉胃脘部不适。睡眠差，常因全身关节疼痛而醒，大便不干，排便困难，小便频，夜尿4～5次。

检查：双膝关节及腰部压痛明显。2008年10月7日腰椎正侧位片：腰椎退变，椎间盘病变。2008年10月15日腰椎MRI：①腰椎椎体增生、退变；②胸12～腰5椎间盘局限性向后突出，以腰2/3、腰4/5为著，伴椎管狭窄，腰5椎体前移（考虑为椎小关节退变所致），骶囊肿。

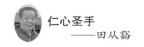
舌脉：舌质暗红，舌苔白腻，脉细滑。

病因病机：患者为老年女性，且长年久病而致气血暗耗，肝肾脾胃不足，即所谓先后天之正气不足，《杂病源流犀烛》曰："腰痛，精气虚而即客病也。"气血化生乏源，气血推动无力，日久痰湿瘀血内生，流注痹阻筋脉骨节，正如《景岳全书》所说，"腰痛者，此伤在筋骨而血脉凝滞也"，"腰痛之虚证十居八九"，此所谓"不通则痛""不荣则痛"兼见。

中医诊断：痹证。证属肝肾亏虚，脾胃不足，痰瘀阻滞。

西医诊断：①双膝骨关节病；②腰椎骨质增生、椎管狭窄。

治法：补气行气，活血化痰通络。

治疗：

（1）针灸：①取穴：脾俞、肾俞、腰阳关、关元俞、次髎、环跳、秩边、委中、阳陵泉、绝骨。②刺灸法：脾俞、肾俞以1.5寸毫针向上斜刺，平补平泻手法，留针30分钟，腰骶部加温灸器灸。

（2）中药：羌活10g，独活10g，桑寄生10g，杜仲10g，牛膝10g，当归10g，川芎10g，川续断10g，延胡索10g，生黄芪15g，桂枝10g，肉苁蓉10g，何首乌12g，白术10g，云苓10g，党参10g，甘草10g。7剂，每日1剂。

2008年11月18日2诊：腰部、双膝关节疼痛仍明显，全身其余大小关节亦觉疼痛，恶寒甚，纳食不香，口干渴，喜热饮，夜里尤甚，大便排解不畅，小便多，夜尿频，4～5次/夜。予自拟方：羌活10g，独活10g，桑寄生10g，生地黄12g，黄精10g，杜仲10g，牛膝10g，当归10g，川芎10g，地龙10g，玄参10g，麦冬10g，三七粉1.5g，何首乌10g，伸筋草10g，路路通10g，甘草10g。水煎服，每日1剂，共7剂。针灸处方：中脘、肓俞、气海、关元直刺，风池朝向对侧鼻尖方向刺，鹤顶、内外膝眼斜刺，足三里、三阴交、太溪直刺，采用平补平泻手法，留针30

分钟，脐周加温灸器灸。活血壮骨中国灸 6 盒（12 贴），每日 1 贴，交替贴双膝关节、腰部，每贴可持续 12 小时。

2008 年 11 月 25 日 3 诊：腰部、双膝关节贴上"中国灸"时温热舒适，用药时疼痛已明显缓解，揭去后疼痛仍较明显，余症同前。方药及针灸同前。

2008 年 12 月 2 日 4 诊：每天下午 4～5 时出现双下肢肿胀、沉重感，双手指发胀，晨起活动后则明显缓解，双膝关节疼痛，活动受限，头晕，睡眠极差，纳食较差，大便排解不畅。予自拟方：黄芪 30g，桂枝 6g，羌活 10g，独活 10g，桑寄生 10g，生地黄 10g，熟地黄 10g，黄精 12g，当归 10g，川芎 10g，地龙 10g，伸筋草 10g，秦艽 10g，牛膝 10g，杜仲 10g，延胡索 6g，甘草 10g。水煎服，每日 1 剂，共 7 剂。针灸处方：百会丛针刺，安眠、神门、中脘、肓俞、气海、关元、鹤顶、内外膝眼斜刺，足三里、三阴交、血海、太溪直刺，采用平补平泻手法，留针 30 分钟，脐周加温灸器灸。

2008 年 12 月 9 日 5 诊：全身疼痛，腰部及双膝关节疼痛甚，颈项部及肩部亦开始疼痛，头晕，睡眠转佳，纳食较差，余症同前。予自拟方：黄芪 30g，桂枝 6g，羌活 10g，独活 10g，桑寄生 10g，生地黄 10g，熟地黄 10g，地龙 10g，杜仲 10g，川续断 10g，木瓜 10g，海桐皮 10g，延胡索 6g，甘草 10g。水煎服，每日 1 剂，共 7 剂。针灸处方：百会丛针刺，风池、中脘、肓俞、气海、关元、鹤顶、内外膝眼、梁丘斜刺，足三里、阴陵泉、三阴交、太溪直刺，采用平补平泻手法，留针 30 分钟，脐周加温灸器灸。

2008 年 12 月 16 日 6 诊：全身疼痛未见明显好转，腰部及双膝关节疼痛甚，颈项部及肩部亦疼痛，头晕，睡眠欠佳，纳食较差，大便每日一行，排解不畅，小便多，夜尿频，3～4 次 / 夜。予自拟方：黄芪 30g，桂枝 6g，羌活 10g，独活 10g，桑寄

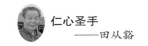

生 10g，生地黄 10g，熟地黄 10g，地龙 10g，杜仲 10g，川续断 10g，木瓜 10g，海桐皮 10g，延胡索 6g，甘草 10g，全蝎 3g，桃仁 10g，红花 10g。针灸处方：百会丛针刺，风池、中脘、肓俞、气海、关元、鹤顶、内外膝眼斜刺，足三里、三阴交、太溪直刺，采用平补平泻手法，留针 30 分钟，脐周加温灸器灸。

2008 年 12 月 30 日 7 诊：全身关节疼痛缓解，腰部及双膝关节疼痛甚，颈项部及肩部亦疼痛，余症同前。予自拟方：黄芪 30g，桂枝 6g，羌活 10g，独活 10g，桑寄生 10g，生地黄 10g，玄参 10g，麦冬 10g，地龙 10g，杜仲 10g，牛膝 10g，木瓜 10g，延胡索 6g，全蝎 3g，僵蚕 6g。水煎服，每日 1 剂，共 7 剂。针刺治疗同前。

2009 年 1 月 6 日 8 诊：症状减轻，全身关节疼痛改善，腰部及双膝关节疼痛缓解，颈项部及肩部疼痛缓解，余症同前。予自拟方：黄芪 30g，桂枝 6g，羌活 10g，独活 10g，桑寄生 10g，生地黄 10g，玄参 10g，麦冬 10g，地龙 10g，杜仲 10g，牛膝 10g，木瓜 10g，延胡索 6g，全蝎 3g，僵蚕 6g。水煎服，每日 1 剂，共 7 剂。针刺治疗同前。

【按语】痹证因体内正气不足，加之外邪侵袭人体，痹阻经络，痰瘀阻滞经络，气血运行不畅，引起关节等疼痛、屈伸不利、活动受限。患者久病伤气耗血，气血虚少，不得濡养筋脉骨节肌肉，"不荣则痛"；气血运行不畅，瘀阻于脉络，久则瘀血停于体内，"不通则痛"。气血不畅，又导致新血不生，气血化生乏源再致瘀血内结，从而加重病情。针药并用的主体思想以补充正气为主，"正气存内，邪不可干"，此所谓治本，再以活血化痰通络为辅，此所谓治标，从而达到了标本兼治的目的。

自拟方中，君药以黄芪、桂枝、生地、杜仲、牛膝、桑寄生、肉苁蓉等健益脾胃、补益肝肾，以达到先后天双补的目的，这样，气血化生有源，化精益髓，达到强壮骨骼、祛邪外出的目的。臣以当归、木瓜、羌活、独活、伸筋草、秦艽、伸筋草、路路通等活血化瘀、祛风除湿之中药，佐以全蝎、僵蚕、地龙等通络之药，甘草为使药，调和诸药。

针刺方面，肾俞、大肠俞、关元俞起到培补肾气、振奋诸阳的作用，配合百会、风池等头部穴位，意在提升阳气。秩边、环跳为局部阳经穴位，有疏通经气的作用，同时选用肾经的原穴太溪，加强补益肾气之力。三阴交为足三阴经的交会穴，与足三里合用，可起到补血活血的作用。阴陵泉与足三里合用，加强健脾利湿之力。委中取其"腰背委中求"之意。血海取其"治风先治血，血行风自灭"之意。梁丘为足阳明胃经的郄穴，阳经郄穴多治急性痛证。髓会绝骨，取其补髓填精。筋会阳陵泉，取其舒筋骨，通利关节之意。余穴多为局部取穴，起到疏通经络、通痹止痛的作用。内外膝眼为局部取穴，局部取穴意在疏通经络气血，祛除局部邪气，为治标之举，这样就达到了调理脾肾、补益气血、疏通经络、行气止痛之意。加用温灸，有增强振奋阳气、散寒祛湿、通络止痛之力。

病案 2：久居湿地及劳累导致双膝痛

冯某，女，53 岁。2008 年 12 月 23 日初诊。

主诉：双膝关节疼痛 4 个月，左侧尤甚。

现病史：患者年轻时长期工作、居住在寒湿之地，工作劳累。4 个月前因劳累过度出现双膝关节疼痛，呈持续性热痛，以左膝为甚，自服布洛芬缓释片等止痛药后疼痛有所缓解。刻下症：双膝关节疼痛，呈持续性热痛，以左膝为甚。

舌脉：舌淡暗，边有齿痕，苔薄白腻，脉沉弱。

既往史：20 年前行左膝囊肿切除术。

专科检查：左膝关节内侧见一长约 5cm 的竖形手术疤痕，创口愈合良好，双膝关节无明显肿胀，压之疼痛，左侧较重。

中医诊断：痹证。证属寒湿阻滞经脉。

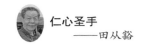
西医诊断：膝关节炎。

治法：散寒除湿，通络止痛。

治疗：①取穴：水分、肓俞、阴交、双侧内外膝眼、鹤顶、左阴谷、阳陵泉、足三里。②刺灸法：平补平泻手法，留针30分钟，左膝部加神灯照射。活血壮骨膏12盒（24贴），贴于左膝关节，每日1贴。

2008年12月26日2诊：自诉针后双膝疼痛缓解，但疼痛仍以左膝为甚，此为寒湿之邪逐渐祛除、经络渐通之象，故而疼痛减轻。法当同前。

2008年12月30日3诊：患者自诉双膝关节疼痛较前好转，双膝发热症状较前减轻，为加强祛寒除湿、通经活络之效，在原穴组的基础上，加用双阴陵泉及双血海，余法同前。

2009年1月4日4诊：患者诉元旦假期因外出，下肢感受风寒，导致双膝疼痛加重，无恶寒发热，无头身疼痛，无咳嗽咳痰等外感症状。治疗同前，嘱患者避风寒，慎起居。

2009年1月8日5诊：患者诉诸症明显减轻，余无特殊不适。舌淡，边有齿痕，苔薄白腻，脉沉弱，眠可，二便调。治疗同前。

2009年1月11日6诊：患者诉双膝疼痛症状已基本消失，无其他不适，为巩固疗效，继续针灸治疗1次。

6诊后，患者双膝热痛症状基本消失。随诊3个月，未再复发。

【按语】本例患者为中年女性，年过半百，正气已虚，且因其久居潮湿之地，工作劳累，积劳成疾，致使双膝关节局部经脉气血阻滞，不通则痛，又因其左膝关节有手术史，加重经脉之阻滞，故而疼痛较甚。患者症虽未见虚寒之象，但因其长期工作、居住在寒湿之地，感受寒湿之邪，且其舌脉俱为虚寒之象，故舍症从脉，诊为寒湿阻滞经脉之证。患者久病，且有手术史，加之平素操劳过度，久居湿地，致使病程缠绵，治疗需长期坚持，且要注意调护，治宜散寒除湿、通络止痛为法。水分、双肓俞及阴交称为"脐周四穴"，是治疗痹证的经验用穴。肓俞为足少阴经与冲脉的交会穴，为肾脉入肓膜之处，取之以益肾壮骨。阴交为任脉与冲脉的交会穴，《会元针灸学》曰："阴交者，元阳之气，相交于阴，癸水之精，合于阴气，上水分合于任水之精，阳气从上而下，与元阴相交注丹田，水火既济，故名阴交。"选用该穴既可振奋元阳，祛除阴邪，又可交通阴阳之气。水分一穴内应小肠，因此具有泌别清浊的功能，针之取其在内疏通水道、运化水湿之作用。"脐周四穴"配合应用，共奏益肾壮骨、振奋祛邪之功，重在治本。双侧内外膝眼、鹤顶、左阴谷为局部取穴，以疏通局部经络气血，通脉止痛。阳陵泉、足三里为邻近取穴，且有强身壮骨、通阳散寒之功。自 3 诊起，加刺双侧阴陵泉，以加强散寒除湿之效；加刺双侧血海，以进一步促进双膝关节气血流通。诸穴合用，以达散寒除湿、通络止痛之效。另外，配合左膝部神灯照射及活血壮骨膏贴左膝关节，以促进局部气血运行。诸法同用，见效如神。

（七）强直性脊柱炎

病案：肝、脾、肾不足

王某，男，29 岁。2008 年 10 月 28 日初诊。

主诉：腰骶部、双髋疼痛 5 年，伴左下肢麻痛半年。

现病史：患者 5 年前无明显诱因出现髋关节疼痛，有时疼痛剧烈，不能翻身，不能下床，夜里睡觉时明显，此症状间断性发作。近半年来，髋关节痛持续发作，伴左小腿麻痛，无放射痛，劳累后病情加重。2007 年 9 月 28 日于北京第三医院行骶髂 X 线片及 CT 检查证实：双侧骶髂关节改变，考虑强直性脊柱炎。检查类风湿因子、C 反应蛋白正常，HLA-B27 检测（＋），尿酸为

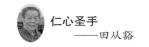
仁心圣手
——田从豁

476μmol/L（正常值为140～420μmol/L）。被诊断为强直性脊柱炎，予口服柳氮磺胺吡啶等药物治疗（具体不详），两个月后因效果不显而自行停药，后间断自行服用消炎止痛药物至今。刻下症：腰骶部持续性疼痛，关节活动受限，得温则减，弯腰困难，稍长时间行走后双髋关节疼痛，左小腿麻痛，面色苍白，身形消瘦，喜暖恶寒，无汗出，纳食可，眠欠佳，习惯性便秘10余年，大便干，1～2日一行，小便可。

检查：腰部僵直，活动受限，Schober试验（+），胸廓扩展（－），枕壁试验（－），"4"字试验（+），盆骨挤压分离试验（+），直腿抬高试验（－），腰部及左下肢压痛。

舌脉：舌淡暗，边有齿痕，苔薄白腻，脉弦细，尺弱。

病因病机：患者因先天不足，肝肾亏虚，加之后天疲劳过度，致使脾气也亏，腰为肾之府，肾气不足，则现腰骶部痛。肝、脾、肾不足，气血亏虚，久则经脉阻滞不通，故见小腿麻胀。脾主津液，运化功能失司，则肠道干涩，糟粕排解费力。气血不足，推动无力，故见大便秘结，数日一行。

中医诊断：痹证。证属肝、脾、肾不足。

西医诊断：强直性脊柱炎。

治法：调督通阳，补益肝脾肾。

治疗：

（1）针灸：①取穴：大椎、命门、肾俞、大肠俞、环跳、秩边、委中、阳陵泉、绝骨、三阴交。②刺灸法：采用平补平泻手法，留针30分钟，腰骶部加温灸器灸。

（2）中药：薏苡仁30g，芡实米30g，茯苓10g，肉桂3g，车前子10g（包），白术15g，制附片12g（先煎），海桐皮10g，乳香10g，没药10g。7剂，水煎服，每日1剂。

2008年11月4日2诊：患者诉双髋关节疼痛，白天症状有所缓解，夜里仍较重，左小腿麻胀，劳累后较明显，早、晚痰

272

多，白黏，不易咳出，手心易出汗，眠差，口服肠清茶后大便 2
日一行。舌暗红，边有齿痕，苔滑腻，脉弦细。此为督脉调畅、
阳气通达、经气有所畅通之象。夜间及劳累后加重，此为阳气不
足之证，唯有加强通阳补益之法，加刺身柱、至阳两穴。中药原
方加骨碎补 10g，川续断 10g，以期通阳补益增效。

2008 年 12 月 9 日 7 诊：患者诉腰部仍酸痛，髋关节疼痛减
轻，左小腿麻胀不明显，纳食可，眠差，大便 2 日一行，质干，
小便可。患者形体偏瘦，腰骶部轻度僵直，活动尚可，行动自
如。舌淡暗，边有齿痕，苔薄白。总体效果明显，针刺加取秩边
（芒针刺），通达经脉。中药加黄芪、白术以健脾除湿，木瓜、延
胡索、伸筋草等可通经活络、祛寒除湿。

2008 年 12 月 30 日 9 诊：患者诉偶有腰部酸痛，轻度弯腰活
动尚可，左小腿未有明显麻木感，行走自如，眠纳可，小便调，
大便 2 日一行。一共针刺治疗 9 次，患者病情逐渐好转，腰部活
动灵活，双髋关节疼痛减轻，行走距离满意。

【按语】本案患者因肝、脾、肾亏虚而致腰骶部长期疼痛，
位置固定不移，左下肢麻胀，属于"着痹"的范畴。辨证后，根
据"循经取穴""局部取穴""远道取穴"之原则论治，针刺大
椎、身柱、至阳、命门等督脉穴位，可调督通阳；针刺肾俞、命
门可补益肾气；取穴委中、阳陵泉、绝骨、三阴交等，可通经活
络；艾灸腰骶部，可振奋阳气。共奏散寒祛湿、通络止痛之功。
口服汤药，以肉桂、白术、制附片补益先天，白术、茯苓等健脾
除湿，木瓜、延胡索、伸筋草等通经活络、祛寒除湿，乳香、没
药活血通经止痛，共达扶正祛邪之功。患者正值青年，正气存
内，发病仅 5 年，病邪尚浅，经查腰部活动尚可，预后良好。田
老针药并用，9 诊之后，使患者病情好转明显，效果满意而归。

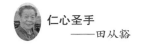

三、皮肤科病证

（一）荨麻疹

病案 1：体胖，腰背部荨麻疹

胡某，男，27 岁。2008 年 11 月 28 日初诊。

主诉：全身泛发红色风疹团 1 个月。

现病史：患者 1 个月前无明显诱因腰部出现红色风疹团，瘙痒，几天时间内即全身泛发，夜间明显，瘙痒加重。半个月前在空军总院查过敏原，对花粉、味精、可口可乐等过敏，经过口服中、西药物及针刺治疗后，病情好转。纳可，眠安，二便调。

舌脉：舌质淡暗，苔白腻、润滑，脉沉缓。

检查：体形偏胖，步态稳健。后背部、带脉一周可见淡红色风疹团，四肢部位偶见。

中医诊断：瘾疹。证属风湿郁积。

西医诊断：荨麻疹。

治法：祛风除湿。

治疗：

（1）针灸：①取穴：百会、大椎、风池、期门、中脘、肓俞、丰隆、阳陵泉、三阴交。②刺灸法：百会丛针刺，大椎芒针刺，风池朝向对侧鼻尖方向刺，期门斜向上刺，中脘、肓俞直刺，丰隆、阳陵泉、三阴交直刺，以 28 号 1.5 寸针直刺，采用平补平泻手法，留针 30 分钟，脐周加温灸盒灸。

（2）中药（自拟方）：荆芥 10g，防风 10g，苦参 10g，石菖蒲 10g，皂角刺 10g，白蒺藜 10g，赤芍 15g，桃仁 10g，牛蒡子 10g，益母草 10g，威灵仙 10g，甘草 10g。7 剂，水煎服，每日 1 剂。

2008 年 12 月 6 日 2 诊：患者精神佳，形体适中，面部表情较欢快，步态稳健，皮疹红色退去，见白色蜕皮无数。晨起咽干，喜饮热水，纳食可，眠差，夜里仅能安睡 2 ~ 3 小时。舌质暗红，苔薄白腻、水滑，脉沉缓。皮疹减轻，为外邪渐去之征。但痰湿瘀滞于体内日久，渐从火化，故见咽干；内火扰神，则见眠差。此时体外风湿渐去，缓则治其本，以祛风除湿、清热解毒、化瘀通络为法。

治疗：①针灸疗法同前。②汤药以消风散加减：荆芥 10g，防风 10g，苦参 10g，苍术 10g，蝉蜕 6g，地肤子 10g，白鲜皮 10g，当归 10g，生地黄 10g，胡麻仁 10g，板蓝根 10g，金银花 10g，牛膝 10g，知母 10g，生石膏 30g，白蒺藜 10g，蜈蚣 2 条，乌梢蛇 6g，地龙 10g，甘草 10g。7 剂，水煎服，每日 1 剂。

2008 年 12 月 26 日 3 诊：几天前外出，症状有所加重，继予祛风除湿之法，针药并用。

治疗：①针灸处方：百会丛针刺，大椎芒针刺，风门往下斜刺，风池朝向对侧鼻尖方向刺，期门斜向上刺，曲池、巨阙、膻中、中脘、肓俞、阳陵泉、三阴交直刺，太冲往上斜刺。采用平补平泻手法。留针 30 分钟。足三里加灸，脐周加温灸盒灸。②自拟方：荆芥 10g，防风 10g，苦参 10g，皂角 6g，丹参 10g，白蒺藜 10g，桃仁 10g，牛蒡子 10g，川芎 10g，地龙 10g，甘草 10g，钩藤 15g，红花 6g，川续断 10g，桑寄生 10g。7 剂，水煎服，每日 2 次。

3 诊治疗后，病症基本消除。

【按语】瘾疹是一种皮肤出现红色或苍白色风团，时隐时现的瘙痒性、过敏性皮肤病，相当于西医学的荨麻疹。其病因主要有：先天禀赋不足，卫外不固，风邪乘虚侵袭所致；或表虚不固，风寒、风热外袭，客于肌表，致使营卫失调而发；或饮食不节，过食辛辣肥厚，或肠道寄生虫，使肠胃积热，复感风寒，内

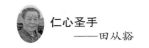

不得疏泄，外不得透达，郁于皮毛腠理之间而发。此外，情志内伤，冲任不调，肝肾不足，血虚生风生燥，阻于肌肤也可发生。

本案患者因脾肾不足，痰湿瘀血停滞体内，久则郁积化热，故选用督脉穴之百会、大椎，以调和阴阳、疏通血气，分别采用丛刺、芒针刺，加以脐周温灸盒灸，更可升提阳气，通阳祛湿，补益气血，温经通脉；大椎配风池，以通达卫阳，疏散风邪；穴取期门、中脘、肓俞，以疏肝健脾，达调补后天之功，减痰湿之生成；取丰隆、阳陵泉及三阴交，以除湿祛痰，通达阴经经气。口服汤药有祛风止痒、清热除湿、通经活络之效，针药并用，标本兼治。2诊时因风湿表邪已去，但内湿仍在，兼以化热，故在针灸取穴同前的基础上，中药加板蓝根、金银花、生石膏、知母以清热解毒兼滋阴；以蜈蚣、乌梢蛇、地龙之虫类钻搜四方之品，化瘀通络。针药并用，可达祛风除湿、清热解毒、化瘀通络之功。因外出感遇风寒，症状有所加重，故3诊时继予养血活血、滋阴清热、疏风止痒的中药。加上红花、川续断、桑寄生，可提高疗效。针刺穴位均可调和气血，调和营卫。风门、风池有祛风解表的作用。膻中又是宗气聚会之处，为气之会穴，配合期门、巨阙具有调畅气机、活血通络的作用，故取得良效。并嘱患者节饮食、避风寒。

病案2：产后体虚发作

郑某，女，31岁，2012年8月8日初诊。

主诉：全身泛发皮疹伴瘙痒4年。

现病史：2008年11月自然流产，遇冷风后全身红疹，服用抗过敏药、刮痧后好转。2009年11月自然分娩，产后遇风又起红色斑丘疹，瘙痒，搔抓后皮疹更多，再次服用抗过敏药效果不佳。怕冷，纳少，睡眠不规律。月经量少，月经提前，色红，痛经。

检查：四肢及胸背部可见散在淡红色斑丘疹，搔抓后皮疹增多变红，伴有淡红色风团。

舌脉：舌红，舌尖红，苔白厚，脉弦细。

中医诊断：瘾疹。证属气血亏虚，风邪袭表。

西医诊断：荨麻疹。

治法：养血息风。

治疗：

（1）针灸：①取穴：大椎、风池、曲池、肓俞、中脘、气海、足三里、三阴交。②刺灸法：大椎芒针刺，风池朝向对侧鼻尖方向刺，肓俞、气海斜向上刺，曲池、中脘、足三里、三阴交直刺，以 28 号 1.5 寸针，采用平补平泻手法，留针 30 分钟。脐周加温灸盒灸。

（2）中药（自拟方）：党参 10g，荆芥 10g，防风 10g，威灵仙 10g，夏枯草 10g，当归 10g，川芎 10g，牛膝 10g，菊花 10g，枸杞子 10g，炙黄芪 30g，桂枝 6g，甘草 10g。7 剂，水煎服，每日 1 剂。

2012 年 8 月 15 日 2 诊：患者精神好，四肢及胸背部瘙痒已明显减轻，夜晚能安静入睡。皮疹少有新起。针灸及中药治疗同前。

2 诊后，患者荨麻疹已基本消退。

【按语】患者为年轻女性，患荨麻疹已 4 年。发病之初为初冬，患者自然流产后，气血亏虚之时，恰感受冷风后全身泛发红色皮疹。经抗过敏治疗后已愈。1 年后自然分娩，时间也恰为初冬，天气渐寒，产后气血大亏，身体虚弱，但其调养不善，感受风寒后再次发作荨麻疹，且此次发作服抗过敏药物无效。荨麻疹时有发作，至今已 3 年。患者每次发病均为产后或小产后，气血亏虚，胞宫空虚，最易感受外邪，邪入血室。因此，辨证为风邪留驻，气血不调。故治疗除疏散风邪、调和气血外，另需补益其元气。

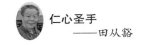

针刺大椎、风池以清热疏风。其中，大椎为督脉的重要腧穴，为三阳之会，是手足三阳经与督脉交会之穴，有清热解表之功。风池穴具有祛风散寒、清热解表、平肝息风、明目利鼻等功效，为足少阳经、阳维脉之会（《针灸甲乙经》）。将大椎与风池同用，具有疏风清热的作用。曲池属手阳明大肠经，为手阳明大肠经的合穴，阳明经多气多血，针刺曲池具有疏经通络、散风止痒、清热消肿的作用。肓俞属足少阴肾经，位于脐中旁开0.5寸。脐中，即神阙穴，为任脉的腧穴。神阙为人体的重要部位，胎儿赖此从母体获得营养而具形神，喻为元神之阙门，故名。肓俞穴与神阙穴相邻，因神阙穴禁不可刺，故田老常针刺肓俞穴来补益肾精。中脘属任脉，为胃之募穴，为八会穴之一，为腑会。《针灸甲乙经》曰："手太阳、少阳、足阳明所生，任脉气所发。"中脘穴具有健脾和胃、通降腑气的作用。气海穴属任脉，为先天元气汇聚之处，主治"脏气虚惫，真气不足，一切气疾久不差"（《铜人腧穴针灸图经》），故名"气海"。气海具有温阳益气、调经固精的作用。足三里、三阴交可补益正气，调整阴阳。脐部加灸是一种简单易行的灸法，属于温和灸。艾灸以神阙（即肚脐）为中心，艾灸范围覆盖周围任脉、足少阴肾经、足阳明胃经等腧穴。神阙穴禁针可灸，"主治百病，及老人虚人泄泻，又治产后腹胀、小便不通、小儿脱肛等症"（《医宗金鉴》）。

中药治疗以祛风养血、调和气血为主，兼以益气温阳。方以荆芥、防风、威灵仙祛风；当归、川芎、牛膝养血活血；夏枯草、菊花疏散风热透表；党参、炙甘草、炙黄芪健脾益气，脾气健运才能养血生血；桂枝温阳通络，与祛风药同用，可增加祛风的功效，同时患者病起为产后虚弱之时，此处用黄芪、桂枝可益气温阳；枸杞子补益肾精；甘草调和诸药。全方共以祛风养血、调和气血为主，兼以益气温阳之效。

病案 3：遇寒冷发作

郭某，女，19 岁。2011 年 1 月 7 日初诊。

主诉：全身皮疹伴瘙痒 1 年余。

现病史：患者 1 年前无明显诱因出现全身皮肤泛红，细小皮疹，伴瘙痒。经口服汤药治疗后略有好转，但仍遗留有皮疹，瘙痒，以颈项部为主，遇风、遇冷后身体外露皮肤处起风团，颜色稍红，四肢颈项部遗留有色素沉着，皮肤干燥，月经量少。

舌脉：舌淡红，苔薄白，脉细弦。

中医诊断：风疹块。证属风邪袭表。

西医诊断：荨麻疹。

治法：祛风散邪。

治疗：

（1）针灸：针刺百会、大椎、风池、天柱、肩髃、曲池、外关、肓俞、关元、血海、风市、足三里、三阴交。

（2）中药：苦参 10g，生地黄 10g，荆芥 10g，防风 10g，苍术 10g，胡麻仁 10g，知母 10g，牛膝 10g，生石膏 15g，白蒺藜 10g，板蓝根 15g，白鲜皮 10g，地肤子 10g，蛇蜕 3g，蜈蚣 1条。7 剂。

2011 年 1 月 14 日 2 诊：症状好转。针灸治疗：针刺颈夹脊、大椎、脾俞、肾俞、曲泉、承山、太溪、曲池、外关、阿是穴。中药方：黄芪 15g，桂枝 10g，当归 10g，川芎 10g，荆芥 10g，防风 10g，苍术 10g，云苓 10g，白鲜皮 10g，威灵仙 10g，海桐皮 10g，薏苡仁 30g，苦参 10g，甘草 10g，白蒺藜 10g。7 剂。

【按语】患者以遇风寒后皮肤起风团、瘙痒为主症，因病愈后体虚卫外不固，风邪乘虚侵袭所致。治疗时以祛风散邪为主。百会、大椎、风池、风市以振奋卫阳、祛风止痒，天柱、肩髃、曲池、外关以补益气血，足三里、三阴交、血海以养血润燥止痒，肓俞、关元以补益肾气。处方为消风散加减，以疏风养血，

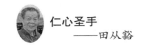

清热止痒。2 诊时，在选取颈夹脊、阿是穴等以消除局部的皮疹外，着重以脾俞、肾俞、太溪、曲池等补益脾肾，加之中药调和营卫气血，固护后天之本，使"正气存内，邪不可干"。

病案 4：肝郁血虚

姜某，女，49 岁。2012 年 9 月 7 日初诊。

主诉：全身皮肤起红斑、瘙痒 2 个月。

现病史：患者 2012 年 7 月 30 日服消炎药、抗抑郁药后，突然出现全身皮肤红斑、瘙痒。诊断为"荨麻疹性血管炎"。服西药后皮疹消退，瘙痒消失。半个月后停药，停药后无明显红斑，但全身皮肤瘙痒。纳可，脾气暴躁，大便干，多梦。

舌脉：舌红，苔薄，脉弦细。

既往史：慢性盆腔炎，宫颈癌前病变 1 期，附件囊肿（双侧），抑郁症半年（已停药）。

中医诊断：瘾疹。证属肝郁血虚。

西医诊断：荨麻疹。

治疗：

（1）针灸：针刺大椎、风池、百会、曲池、肓俞、关元、风市、阳交、三阴交。

（2）中药：苦参 10g，荆芥 10g，防风 10g，威灵仙 10g，桑寄生 10g，牛膝 10g，白鲜皮 10g，地肤子 10g，当归 10g，川芎 10g，柴胡 10g，白芍 12g，香附 10g，郁金 10g，甘草 10g。14 剂。

2012 年 9 月 21 日 2 诊：荨麻疹明显好转，手足心仍有瘙痒，咽痒，干咳，少痰。9 月 18 日行宫颈手术阴道无出血。脾气暴躁，情绪低落，大便不干，1～2 日一行，眠可。

治疗：①针治同前。②中药加柴胡 10g，丹皮 12g，生地黄 10g。11 剂。

2012 年 11 月 2 日 3 诊：荨麻疹一直未发作，仍手足心瘙痒，咽痒，后半夜咳嗽，白天不咳嗽。近期胸闷，须服速效救心丸。脾气暴躁、情绪低落好转。大便 1～2 日一行，不干，多梦。舌红，苔薄，脉沉细，左脉弦。

【按语】患者以全身瘙痒为主症，加之脾气暴躁，多梦，脉弦细，为肝郁血虚证。治疗时以疏肝解郁、祛风养血为主。大椎、风池、百会、风市以振奋卫阳、祛风止痒，曲池、阳交、三阴交以补血养阴润燥。方中柴胡、白芍、香附、郁金以疏肝解郁，苦参、荆芥、防风、威灵仙、白鲜皮、地肤子以祛风湿止痒，桑寄生、牛膝以补益肾气。2 诊时因患者情绪波动较大，咽痒，干咳少痰，故加重了疏肝之力，同时辅以凉血之功。田老治疗荨麻疹，主要从风从血论治，针灸以祛风止痒、养血润燥、调和营卫为原则，善用背俞穴来调理五脏六腑之气血，用"脐周四穴"补肾以调理先天，标本同治。

（二）湿疹

病案 1：经前饮冷诱发湿疹

闫某，女，42 岁。2008 年 10 月 31 日初诊。

主诉：间断性全身泛发暗红色丘疹团 2 月余。

现病史：患者 2 个月前于月经前期贪食雪糕后突发全身红色丘疹团，痒甚，几日后风疹团自消。自此，全身泛发丘疹团时起时消，阴雨天多发，夜间加重，搔抓后留下疤痕，口服湿疹丸和三七丸，病情减轻。

检查：全身多处暗红色丘疹，多处留下挠后之疤痕，色暗，以后背为重，稍高出皮肤。

舌脉：舌暗红，少苔，脉细。

中医诊断：湿疮。证属风湿瘀毒郁积。

西医诊断：湿疹。

治法：补益脾肾，祛风止痒。

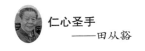

治疗：

（1）针灸：①取穴：大椎、风池、风府、夹脊穴（胸1、3、5、7）、脾俞、肾俞。②刺灸法：大椎芒针向下平刺，余穴常规刺法，采用平补平泻手法，留针30分钟，肾俞周围加温灸器灸。

（2）中药：消风散加减。荆芥10g，防风10g，当归10g，生地黄10g，苦参10g，黄芩10g，川芎10g，桃仁10g，蝉蜕6g，胡麻仁10g，知母10g，生石膏15g，甘草6g，地肤子10g，地龙10g，白鲜皮10g，白蒺藜10g，板蓝根10g，金银花10g，乌梢蛇6g，浮萍10g。7剂，水煎服，每日1剂。

2008年11月7日2诊：针药治疗后，全身痒较前甚，日夜不休，眠差。全身多处暗红色丘疹，多处留下挠后之疤痕，色暗，以后头部及后背为重。舌质暗，苔薄白，脉细。此为风湿瘀毒郁积日久，阳气不升所致。

针灸处方在前方的基础上加减，以升阳消风止痒。百会齐刺，大椎向下平刺，风池、风府、颈百劳及胸1、3、5、7夹脊穴向脊柱方向斜刺，身柱、至阳向上斜刺，脾俞、肾俞向督脉方向斜刺，采用平补平泻手法，留针30分钟，肾俞周围加温灸器灸。汤药同前方，7剂，水煎服，每日1剂。

2008年11月14日3诊：全身痒较甚，白天不痒，夜里症状明显，眠尚可，纳食佳。患者全身多处暗红色丘疹，较前减少，未见明显新发灶。舌质暗，苔薄白腻，脉沉。此为湿邪渐去，正气回复，运化转常之态。

针灸处方：百会齐刺，大椎芒针向下平刺，风池、曲池、外关、肓俞、足三里、三阴交毫针刺，采用平补平泻手法，留针30分钟，脐周加温灸器灸。汤药同前方。

2008年11月22日4诊：患者精神佳，形体偏胖，面色较前红润，步态稳健。视其全身暗红色丘疹较前明显减少，后背部稍重，挠后之疤痕减退，色淡暗。舌暗，苔薄白腻，脉沉迟。效不更方，前方继用。

【按语】湿疮是一种过敏性炎症性皮肤病，相当于西医学的湿疹。其特点是：皮损对称分布，多形损害，剧烈瘙痒，有渗出倾向，反复发作，易成慢性等。《医宗金鉴·血风疮》指出："此证由肝、脾二经湿热，外受风邪，袭于皮肤，郁于肺经，致遍身生疮。形如粟米，瘙痒无度，抓破时，津脂水浸淫成片，令人烦躁、口渴、瘙痒，日轻夜甚。"

本案患者先天不足，脾肾亏虚，运化无权，痰湿内生，日久浸淫四肢五体，流注于内外，由经前贪食冷饮，内生寒湿，外合于风邪，发为湿疮。此为阴邪流连不去，则瘙痒甚于阴雨天及夜间。故治宜补益脾肾，祛风除湿。以大椎、风池、风府祛风止痒；胸1、3、5、7夹脊穴及脾俞、肾俞、百会、身柱、至阳、足三里、三阴交等穴补益脾肾、振奋阳气，以祛内外之湿邪；肾俞及脐周加温灸器灸，意以补益气血、温经通脉。口服汤药消风散酌加清热搜风之品，以祛风止痒、通经活脉，针药并用，标本兼治。

病案2：痒重伴流水

都某，女，38岁。2008年11月18日初诊。

主诉：全身泛发暗红色斑丘疹半年。

现病史：患者半年前无明显诱因右足背出现一暗红色斑丘疹，瘙痒，挠后破溃流水。解放军301医院诊为"湿疹"，予外用药（具体用药不详）涂抹，未见明显好转。不久即全身泛发暗红色斑丘疹，一直坚持口服汤药及外用药膏，病情尚能控制，但反复发作，难以痊愈。刻下症：斑丘疹瘙痒，夜间症状较重，乏力，小腹寒凉，纳食尚可，口干渴，喜温热饮，多梦，大便黏腻不爽，排解不畅，小便正常。

检查：全身（除暴露于外的皮肤）泛发暗红色大小不等的斑丘疹，高出皮肤。

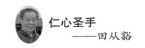
舌脉：舌暗淡，苔薄白腻，脉沉细。

中医诊断：湿疮。证属脾肾两虚，肝胆瘀滞。

西医诊断：湿疹。

治法：补益脾肾，疏肝利胆。

治疗：

（1）针灸：①取穴：百会、大椎、风池、曲池、合谷、水分、肓俞、足三里、三阴交。②刺灸法：百会丛针刺，大椎芒针向下平刺，风池向对侧鼻尖刺，曲池、合谷、肓俞、水分、足三里、三阴交用 1.5 寸毫针刺，采用平补平泻手法，留针 30 分钟，脐周加温灸盒灸。

（2）中药：消风散加减。荆芥穗 10g，防风 10g，当归 10g，生地黄 10g，苦参 10g，苍术 10g，胡麻仁 10g，牛膝 10g，知母 10g，生石膏 15g，白鲜皮 30g，地肤子 30g，板蓝根 30g，金银花 30g，浮萍 10g，白蒺藜 10g，地龙 10g，蜈蚣 1 条。5 剂，水煎服，每日 1 剂。

2008 年 11 月 22 日 2 诊：精神较前明显好转，面色发暗，全身多处暗红色斑丘疹，以两胁肋处、四肢多见，下肢斑丘疹按之稍高出皮肤，瘙痒明显减轻，夜能安睡。继用前法治疗。

2008 年 11 月 25 日 3 诊：斑丘疹较之前平坦，色转淡，瘙痒减轻，大便通畅。舌淡红，苔薄白，脉沉迟。效不更方，继以前法治疗以巩固疗效。3 诊基本治愈。

【按语】患者自幼体弱，脾肾阳气不足，温运无权，水液运化失常，脾虚湿恋，痰湿困脾，导致痰湿凝聚体内，流于脏腑经脉四肢。在外则阻滞经脉，与风、湿外邪相合，而遍身多发斑丘疹，瘙痒无度；在内则影响脏腑气血，故可见体重乏力，大便黏腻不爽。肝主疏泄，肝郁则疏泄功能失司，故其两胁肋多见湿疹团。此病病邪深藏，经久难愈，久病损耗阴血，血虚风燥，乃至有肌肤甲错之象。

在治疗上，选用督脉穴之百会、大椎，以调和阴阳、疏通阳气，分别采用丛刺、芒针刺，加以脐周温灸盒灸，更可升提阳气，以通阳祛湿、补益气血、温经通脉；大椎配风池，以通达卫阳，疏散风邪；穴取曲池、合谷以通便，下引大肠中之湿邪；以水分、肓俞、足三里及三阴交补脾阳，通化阴经经气，共奏健脾祛湿之功。

中药以消风散为主方，酌加白鲜皮、地肤子以去除皮肤之瘙痒；地龙、蜈蚣通络祛瘀；板蓝根、金银花及浮萍以清化表毒。针药并用，以增祛风止痒、清热除湿、通经活脉之效，标本兼治，获良效。

四、五官科病证

（一）鼻炎

病案 1：反复发作的过敏性鼻炎

谢某，女，54 岁。2009 年 3 月 24 日初诊。

主诉：间断打喷嚏、流涕及哮喘发作 30 余年。

现病史：30 余年前无明显诱因出现鼻痒，易喷嚏、流涕，未予重视。当年入冬后出现气短、喘闷，夜间咳嗽剧烈，甚则难以平卧，影响休息，夜间及寒冷季节发作频繁，曾在当地医院就诊，诊断为"过敏性鼻炎、过敏性哮喘"。数年前于协和医院查过敏原，对屋尘螨、粉尘螨、艾蒿、虾等多种物质过敏。后行脱敏针注射治疗，但未能坚持，现吸入激素（舒利迭）治疗，咳嗽控制尚可，但喷嚏频繁，恶寒，故来就诊。刻下症：鼻痒，易喷嚏，流清涕，遇寒明显，偶有气短、喘促，咳嗽，咳少量黄痰，恶寒，形寒肢冷，纳可，眠差，二便尚调。

既往史：子宫内膜异位症 10 余年，已行子宫摘除术；白细胞减少症 5 年，近期未复查。

专科检查：鼻翼红润，桶状胸，未见杵状指。

舌脉：舌淡红，苔薄白，脉弦细。

中医诊断：鼻鼽。证属肺气虚弱，卫外不固。

西医诊断：过敏性鼻炎、过敏性哮喘。

治法：益气固卫，宣肺利窍。

治疗：

（1）针灸：①取穴：大椎、风池、定喘、颈 1～7 夹脊、印堂、鼻通。②刺灸法：大椎芒针向下平刺，风池向对侧鼻尖直刺，定喘、颈 1～7 夹脊向中线斜刺，印堂、鼻通平刺，采用平补平泻针法，留针 30 分钟。针后在大椎、背部膀胱经走行部位拔罐，留罐 5 分钟。

（2）中药：石韦 15g，炒苏子 15g，炒莱菔子 15g，杏仁 10g，川贝 10g，桔梗 10g，紫菀 10g，竹茹 10g，穿山龙 15g，地龙 10g，枇杷叶 10g，五味子 6g，细辛 3g，白茅根 15g，甘草 10g。7 剂，水煎服，每日 1 剂。

2009 年 3 月 30 日 2 诊：鼻痒、打喷嚏、流鼻涕症状明显好转，自觉体力较前增强，偶有喘促咳嗽，无咳痰，微恶寒，纳可，眠可，二便调，舌淡红，苔薄白，脉弦细。此乃肺气已逐渐恢复，祛除寒邪由表而散之象，效不更方，治法同前。

2009 年 4 月 15 日 3 诊：外出感受寒邪后鼻痒、喷嚏、流清涕等症状加重，咳嗽，咳少量黄痰，恶寒，形寒肢冷，舌淡红，苔薄白，脉弦细。此乃卫外不固，感受寒邪，风寒束表之象，故加用百会丛针刺，以加强大椎升提阳气之力，加用曲池、外关以配合风池祛风散寒解表，余穴不变，中药同前。

2009 年 4 月 22 日 4 诊：恶寒、形寒肢冷症状消失，鼻痒、打喷嚏、流鼻涕症状明显改善，但仍偶有喘促咳嗽，无咳痰，纳可，眠可，二便调，舌淡红，苔薄白，脉弦细。因风寒束表之象已消失，故去百会、曲池、外关，余穴同前，中药同前。

2009 年 4 月 28 日 5 诊：患者诉诸症减轻，最近一周未出现喘促咳嗽症状，体力较前明显增强，余无特殊不适。为巩固疗效，继续针药并用治疗 1 次，治法同前。

5 诊后患者症状基本消失，未再来复诊。随访 3 个月，症状未再反复。

【按语】过敏性鼻炎又名"变态反应性鼻炎"，是由多种特异性致敏原引起的鼻黏膜变态反应性疾病，属中医"鼻鼽"的范畴。本案患者为中年女性，年过七七，已精气减半，肺气亏虚，且因先天不足，禀赋异常，致使御邪无力，使病发于少年之时。迁延日久，30 余年不愈，久嚏久咳，又加重肺气之耗损，肺主宣发卫气，肺气受损，卫外无权，寒邪乘虚而入，则见恶寒，形寒肢冷；入夜及天寒时阳气更加虚弱，故症状更明显；肺主气而司呼吸，肺气不宣，宣发肃降失常，则见咳嗽、气短、喘促，甚则难以平卧；鼻为肺之窍，故患者出现鼻痒、好打喷嚏、流清涕等症状。证属肺气虚弱，卫外不固。治宜益气固卫，宣肺利窍。

针灸治疗选督脉与手足三阳经交会穴大椎以通阳宣表，配合风池以加强祛风散寒之功，给邪以出路，加经外奇穴定喘以止咳平喘，三穴合用，共奏助阳散寒、祛风定喘之功；鼻通位于鼻根，印堂位于鼻上，此二穴均为局部取穴，有宣通鼻窍之功，为治疗鼻炎之要穴；配以颈夹脊穴，可通窍醒脑，加强经气条达；足太阳膀胱经为人之藩篱，故针后加拔罐，可补益诸脏腑经气，又可激发在表之阳气，增强卫外之力，故可安内攘外，使风寒之邪难以侵袭。

因"久病皆由痰作祟"，又患者咳嗽，咳黄痰，故中药治疗以祛痰为先，以紫菀、竹茹、川贝化痰止咳，炒苏子、炒莱菔子、杏仁降气化痰，桔梗宣肺祛痰，一宣一降，共奏通调肺气之功，使肺之宣发肃降有调；枇杷叶、石韦可加强诸药清肺止咳之

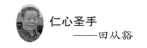

功；细辛既可辛温解表，又可温肺化痰；五味子可温肺，敛肺气；因病久入络，故以穿山龙、地龙搜络祛邪；桔梗可引药上行，直达咽膈；甘草调和诸药。诸药共行，以达化痰止咳、宣肺利气之功。针药并用，共奏益气固卫、宣肺利窍之功。

病案 2：鼻塞为主的过敏性鼻炎

曾某，女，30 岁。2012 年 9 月 4 日初诊。

主诉：鼻塞头痛 8 年余。

现病史：患者鼻塞头痛 8 年余，无流涕，因鼻塞而致头痛，以右侧为甚，说话时鼻音重，无明显鼻痒、目痒等症状，纳可，二便正常，眠差，夜间易醒。月经不规律，痛经不甚。外院曾查过敏原，对尘螨过敏。

检查：形体消瘦，鼻音重。

舌脉：舌淡红，苔薄白，脉细。

中医诊断：鼻窒。证属肺气亏虚。

西医诊断：过敏性鼻炎。

治法：疏风通窍，补益肺气。

治疗：

（1）针灸：①取穴：大椎、风池、攒竹、鼻通、太阳、肓俞、关元、归来、血海、列缺。②刺灸法：大椎向下斜刺，风池朝向对侧鼻尖方向刺，攒竹向下平刺，鼻通向下斜刺，太阳、肓俞、关元、归来、血海直刺，列缺向上斜刺。使用 1.5 寸毫针，平补平泻手法，留针 30 分钟。

（2）中药（自拟方）：荆芥 10g，防风 10g，威灵仙 10g，辛夷花 10g，桑寄生 10g，羌活 10g，丹参 15g，牛膝 10g，川芎 10g，苍耳子 10g，柴胡 10g，香附 10g，炙黄芪 30g，甘草 10g。7 剂，水煎服，每日 1 剂。

2012 年 9 月 11 日 2 诊：患者上次针灸后即刻鼻窍通气，持续数小时后又出现鼻塞。本周仍有鼻塞，但有时通畅，夜间鼻塞加重，头痛减轻。针灸治疗同上，每周针 2 次。

2012 年 10 月 26 日 7 诊：鼻塞明显好转，白天鼻塞时通时塞，通时较多，夜间仍有鼻塞。已无头痛。本次月经无痛经。继续目前治疗。

【按语】过敏性鼻炎可分为流涕型和鼻塞型。流涕型过敏性鼻炎可归于中医"鼻渊""鼻鼽"的范畴，其中以流浊涕者称"鼻渊"，流清涕者称"鼻鼽"。该患者症状以鼻塞为主，病程长久，中医称为"鼻窒"，可按"鼻渊""鼻鼽"治疗。上述二病，病程长久者表现为虚证。《灵枢·本神》曰："肺气虚则鼻塞不利，少气。"患者长期鼻塞，鼻窍不通，肺开窍于鼻，乃肺气亏虚，不能宣通鼻窍，无明显寒热之象，故辨证为肺气亏虚。

针刺治疗，取大椎振奋督脉之气，使阳气上达；风池为祛风要穴，属足少阳胆经，为足少阳经、阳维脉之会，具有清热解表、明目利鼻的功效；攒竹属足太阳膀胱经，位于眉头，针刺时针尖朝向病所，具有清热散风、通窍止涕的作用；鼻通为经外奇穴，位于上迎香内侧，鼻翼软骨尽处，其内与内迎香相对，具有通利鼻窍的作用；肓俞、关元、归来为田老调节女性月经的常用穴方，位于腹部，配合血海起到补益肾经、活血调经的作用；列缺属手太阴肺经，为手太阴肺经之络穴，具有解表散邪、宣肺理气、通利咽喉等功效，是田老治疗咳嗽的常用腧穴；太阳具有疏理局部经络气血、醒脑活络止痛的功效。

（二）慢性口腔溃疡

病案：心、脾、肾不足者

樊某，女，49 岁。2008 年 11 月 25 日初诊。

主诉： 发作性口腔溃疡 10 余年，加重两年。

现病史： 患者 10 年前开始出现口腔溃疡，伴头晕、耳鸣、目胀，不用药物能自愈，或口服清热祛火药亦能快速见效。患者

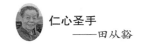
每于着急或劳累过度时病情加重，春、秋季多发。近两年来病情加重，几乎每月均发病。刻下症：口腔黏膜处、舌边尖、舌面、牙龈处散在溃疡面，颜色淡红，局部疼痛，乏力，口干渴，咽部如有物堵，喜饮温热水，手足心热，下午、晚上病情加重，肩颈部、后背发僵，腰腿酸胀沉重，纳食可，喜温热食物，大便 2~3 日一行，排解不畅，夜尿 2~3 次。

舌脉：舌质暗淡，边有齿痕，苔少津，脉沉细。

病因病机：心主血脉，开窍于舌。《灵枢·五阅五使》谓："舌者，心之官也。"心气通于舌，舌的生理功能正常有赖于心气的调和。脾开窍于口，足太阴脾经连舌本，系舌下。《灵枢·五阅五使》谓："口唇者，脾之官也。"足少阴肾经，上行沿喉咙，挟于舌根两侧。肾为先天之本，主藏精，在液为唾，肾精充沛，口中津液常存，则口腔濡润少疮。《素问·宣明五气论》谓："五脏化液……肾为唾。"患者为中年女性，《黄帝内经》指出女子"七七天癸竭，故形坏而无子"，肾为先天之本，主藏精，肾水枯竭，心肾不交，虚火上炎则发为口疮。肾阴亏虚，肾水不能上济心火，致心火独亢，熏灼口舌肌膜而成口疮。赵献可的《医贯》谓："口疮……发热，作渴，痰唾，小便频数，此肾水虚也。"患者长年久病，反复发作口疮，脾肾虚弱，虚阳上越。《圣济总录》谓："元藏虚冷，上攻口舌。"脾为后天之本，中焦土虚，不能制水，水为阴邪，逼阳于上，发为口疮。心肾阴虚，则手足心热，津液不得濡润口舌，可见口干渴。阴血不得濡养肢体，则腰腿酸胀沉重。脾肾阳虚，可见乏力，喜温热食物。肾司二便失常，则小便频，大便排解不畅。

中医诊断：口疮。证属心脾肾虚。

西医诊断：慢性口腔溃疡。

治法：心、脾、肾三脏并调。

治疗：

（1）针灸：百会丛针刺，大椎芒针向下刺，风池向对侧鼻尖刺，心俞、脾俞、肝俞向上斜刺，肾俞、关元俞直刺，太溪直刺，采用平补平泻手法，留针30分钟，腰骶部加温灸盒灸。

（2）中药：黄芪30g，桂枝10g，桔梗10g，当归10g，川芎10g，党参10g，白术10g，云苓10g，天花粉10g，何首乌12g，沙参15g，麦冬10g，甘草10g。水煎服，每日1剂，共7剂。

2008年12月2日2诊：口腔溃疡明显好转，口干渴稍好，手足心热亦见好，颈项部及腰背部僵硬沉重感亦见轻，大便排解较前顺利，夜尿次数仍多。给予方剂及针刺方法同上。

2008年12月9日3诊：口腔溃疡明显好转，溃疡面基本痊愈，无新发病灶，口干渴好转，喜饮温热水，手足心热不明显，颈项部及腰背部僵硬沉重感亦不明显，大便排解较前顺利，余症同前。予自拟方：黄芪30g，桂枝10g，桔梗10g，当归10g，川芎10g，羌活10g，川续断10g，牛膝10g，白术10g，云苓10g，沙参10g，麦冬10g，甘草10g。水煎服，每日1剂，共7剂。针刺治疗同上。

【按语】慢性口腔溃疡属中医"口疮"的范畴。心为君主之官，位居上焦，为阳中之阳。肾为先天之本，位居下焦，为阴中之阴。脾为后天之本，位居中焦，长养万物，为源为枢。三脏贯通上下阴阳，在复发性口疮的发病中起决定性作用。心为火脏，肾为水脏，人体的阴阳平衡有赖于心肾相交。水火既济，指在生理情况下，心阳下交于肾，以资助肾阳，心肾之阳共同制约肾阴，使肾水不寒。肾阴上济于心，以资助心阴，心肾之阴共同制约心阳，使心阳不亢，心火不旺。而心肾相交、水火既济有赖于脾，脾胃升降正常，则肾水所化之精得脾升之助而上济心，心火所化之浊受胃降之助而下达肾，如是则水火既济，人体阴阳平衡。若脾枢机功能失调，则肾水不得上济心火，以致心火独亢，

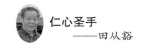

上攻口舌而发为口疮；心火不下温肾水，肾水独寒，格阳于外，虚阳上浮而致口疮。

田老通过调理心、脾、肾三脏，使水火既济，阴阳平衡。心俞、脾俞、肝俞、肾俞、关元俞为背俞穴，遵从阴病治阳的原理，众背俞穴具有很好的调理补益本脏之功效，同时选用肾经的原穴太溪，加强补益肾气之力。百会、大椎、风池为头部局部取穴，此所谓近道取穴，亦有升提阳气、顾护正气、祛邪外出之意。中药方中黄芪、麦冬、牛膝为君，其中黄芪补气健脾、托疮生肌，麦冬补养阴液，牛膝补益肝肾，引火下行，臣以党参、白术、沙参、云苓、何首乌、川续断等，配合君药加强补肾健脾养心之功效，佐以当归、川芎、桂枝以活血通经，从而加速溃疡愈合，使药甘草调和诸药。加用温灸，有增强振奋阳气、顾护正气之效，防止口腔溃疡再发。

（三）耳鸣

病案 1：肝胆不疏

邹某，男，49 岁。2007 年 1 月 19 日初诊。

主诉：耳鸣 3 年余。

现病史：患者 3 年前因夏季感受寒凉而出现耳鸣，未系统诊治，现双耳耳鸣，如潮水般低沉轰鸣，无听力下降，无头晕头痛，纳眠可，二便调。

舌脉：舌紫暗，苔黄干，脉沉。

病因病机：患者为中年男性，感受风寒之邪，日久不愈，伤及肝胆，致肝胆不疏，发为耳鸣。

中医诊断：耳鸣。证属肝胆不利。

西医诊断：神经性耳鸣。

治法：疏肝利胆。

治疗：针刺耳门、听宫、听会、翳风、合谷、外关、膈俞、神庭、上星、足三里、三阴交，留针 30 分钟。起针后背部拔罐、刮痧。

2007 年 1 月 22 日 2 诊：耳鸣明显好转。针灸处方：针刺率谷、耳门、听宫、听会、印堂、外关、阳陵泉、三阴交。

2007 年 1 月 26 日 3 诊：耳鸣好转。针灸处方：针刺率谷、耳门、听宫、听会、印堂、外关、阳陵泉、三阴交、肾俞、脾俞。

【按语】耳鸣指自觉耳内鸣响，声音或高或低，或吱吱不休，常伴耳内胀闷。中医认为，耳鸣常与肝、肾有关，肝肾不足时，常发生耳鸣；各种原因引起的肝风内动，风夹浊气上扰耳窍，也常导致耳鸣等。本案患者为中年男性，感受风寒之邪，日久不愈，伤及肝胆，致肝胆不疏，发为耳鸣。因此，针灸治疗以疏肝利胆为法。耳门、听宫、听会分别为三焦经、小肠经、胆经的穴位，且位于耳周，为治疗耳鸣的三个经验要穴；率谷通窍利胆；印堂、神庭、上星可调节头部经气，经络通则耳窍通利；膈俞为血会，肝藏血，针之以疏泄肝胆；合谷为治疗头面疾病的经验用穴；外关位于三焦经，可通利三焦气机，且防止外邪侵袭；足三里可补益脾胃，扶正祛邪；阳陵泉位于胆经，属上病下治，疏利肝胆以利耳窍；三阴交通利足三阴，从阴引阳治疗耳鸣；脾俞、肾俞可补益脾肾以扶正祛邪。诸穴合用，共奏疏肝利胆之效。刮痧、拔罐可振奋人体阳气，祛邪外出。

病案 2：老年耳鸣

任某，女，69 岁。2013 年 7 月 26 日初诊。

主诉：左耳耳鸣 1 年，右耳耳鸣 1 个月。

现病史：患者 1 年前无明显诱因出现左耳耳鸣，如蝉鸣，1 个月前右耳耳鸣，亦如蝉鸣。医院检查提示双耳听力略下降，诊断为感音神经性耳聋。平素时有头痛，以左侧颞部、耳后、枕部胀痛为主。另患有萎缩性胃炎，胃脘胀满堵塞感。双手关节痛，手指缝皮癣。

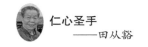
检查：外耳道、鼓膜无异常，电测听提示感音神经性耳聋。

舌脉：舌苔薄黄，脉弦滑。

中医诊断：耳鸣。证属肝肾不足，肝胆火旺。

西医诊断：感音神经性耳聋。

治法：清泄肝胆。

治疗：

（1）针灸：①取穴：百会、风池、大椎、听宫、翳风、中渚、侠溪、八邪、中脘、天枢、期门、三阴交、太冲。②刺灸法：百会丛针刺，大椎向下斜刺，风池朝向对侧鼻尖方向刺，中渚、期门斜向上刺，听宫、翳风、侠溪、八邪、中脘、天枢、三阴交、太冲直刺。使用1.5寸毫针，采用平补平泻手法，留针30分钟。

2013年8月2日2诊：耳鸣，右脚关节痛，后背疼痒，曾有胆结石手术史。针灸治疗：针刺大椎、风池、听宫、外关、肓俞、中脘、气海、阳陵泉、三阴交。

【按语】临床常见的老年人耳鸣耳聋多因肝肾亏虚所致，但观此患者肝胆火热之象明显。患者为老年女性，肝肾已亏，阴不足以制阳，肝胆火热循经上炎。足少阳经上入于耳，下络于肝而属胆，肝胆之火循经上壅于耳，故耳鸣耳聋。患者时有头胀痛，以颞耳部为主，为肝胆之火上扰之证。胃脘胀满堵塞感，为肝胆之火横逆犯胃之征。结合舌脉，证属肝胆火盛证。

胆经、三焦经均入耳。取手少阳之翳风、中渚，足少阳之风池、侠溪，可疏导少阳经气。其中翳风、听宫为局部取穴，以疏通耳部经络。中渚为手少阳三焦经的输穴，三焦经绕行于耳部前后内外，取中渚以疏通少阳，使经脉气血上荣于耳。侠溪为足少阳胆经的荥穴，属水，"荥主身热"，为清泻少阳之热的要穴，可清热息风，启闭开窍。期门属足厥阴肝经，为肝之募穴，明代张世贤的《图注八十一难经辨真》曰："阴病行阳，当从阳引阴，其治在俞；阳病行阴，当从阴引阳，其治在募。"因此，腑证、热证、实证均可取腹募穴。此处取肝之募穴以疏泄肝胆，和胃降逆。中脘属任脉，为胃之募穴，此处具有和胃降逆之效。天枢属足阳明胃经，为大肠之募穴，此处有疏调大肠经气、理气和胃之效。太冲属足厥阴肝经，为足厥阴经之输穴、原穴，具有平肝息风的作用。患者肝胆火盛而肝肾之阴不足，故需"壮水之主，以制阳光"。三阴交为足三阴经之会，可调整肝、脾、肾经气血，养阴清热。大椎属督脉，督脉统督一身之阳，针刺大椎可调整全身阳经气血。百会属督脉，位于头部之巅，为诸阳之会，可息风通窍。八邪为治疗手指缝皮癣之兼证而设，可祛风散邪。

（四）黄斑变性

病案：肝肾两虚，气血不足

张某，男，80岁。2013年4月12日初诊。

主诉：双眼视力下降20余年。

现病史：患者20年前无明显诱因出现双眼视力下降，当地医院诊断为"黄斑变性"，现左眼视力0.1，右眼视力0.4，无眼胀眼痛，无双眼干涩。现已行右眼人工晶体置换手术，外用可必妥滴眼液。2010年因右眼视力下降，于医院就诊，发现右眼黄斑水肿。现双眼视物不清，夜眠差。

舌脉：舌淡红，苔薄黄，脉弦。

中医诊断：视瞻昏渺。证属肝肾两虚，气血不足。

西医诊断：黄斑变性。

治疗：

（1）针灸：针刺大椎、风池、百会、通天、攒竹、丝竹空、中渚，配合核桃皮眼镜灸。

（2）中药：生黄芪15g，炙黄芪15g，升麻10g，党参10g，板蓝根30g，白芍15g，蔓荆子10g，茯苓10g，陈皮10g，黄柏

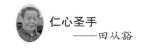
6g，煅磁石 10g，炙甘草 10g，焦神曲 10g。7 剂。

2013 年 4 月 26 日 2 诊：双眼视物模糊好转。针刺同前。

患者坚持治疗 2 个月，并自制灸器，每日自行核桃皮眼镜灸。症状改善明显，视力较前提高。

【按语】核桃皮眼镜灸，是田老在《疡科大全》用核桃皮灸治外科疮疡的基础上，通过实践改制而成。临床应用证明，其对外眼病（如结膜炎、麦粒肿、角膜炎）以及内眼病（如老年性白内障、视神经萎缩及黄斑变性）均有一定的效果。田老的核桃皮眼镜灸主要用于治疗视神经萎缩和黄斑变性。视神经萎缩及黄斑变性患者多因肝肾亏虚或气血两虚，兼夹痰浊、瘀血所致，采用核桃皮眼镜灸中的菊花清肝明目，枸杞子补肾明目，配合艾灸，可将药物的作用引至局部，借助灸法以疏通局部气血，加强活血通络的作用。

具体操作方法：用铁丝做成眼镜架，前面装插艾炷用的铁丝弯钩各一个。灸时将半边核桃皮放入菊花水中浸泡 3～5 分钟，将核桃皮套在铁丝眼镜的框架上，再将 1.5cm 长的艾条段插在眼镜框外面的铁丝弯钩上，点燃艾条内侧端后，戴在眼上施灸。灸患眼，每次灸 1～3 壮。疗程：每周 3～5 次，4 周为 1 个疗程。视神经萎缩者可治疗 3～6 个疗程。注意事项：施灸过程中，核桃皮要保持湿润，否则易干裂。干裂的核桃皮要更换。

核桃皮眼镜灸的优势在于：①采用该疗法，可以直接在眼睛局部及四周施灸，达到直达病所的效果，弥补在眼周难以采用温灸方法的不足；②核桃皮采用枸杞子、菊花浸泡后，艾灸时两药的作用可以借助艾灸的热力直接作用于眼部，起到滋补肝肾、清肝明目之效；③该方法操作简便，费用低廉，适用于患者在家中自行保健及治疗。

患者年老体虚，辨证属肝肾不足，目睛失荣，故取大椎穴以提振阳气，取风池穴疏利胆经经气，取通天穴清利眼窍，取局部攒竹、丝竹空等穴以明目，取中渚穴以通利三焦，明目聪耳。以上各穴同用，共奏益气明目之效。

五、儿科病证

（一）小儿麻痹（脊髓灰质炎）

顾某，男，16个月。2007年5月9日初诊。

主诉：左下肢行走不利1年余。

现病史：患儿出生后2个月，服食糖丸后发热5天，体温最高达38.5℃，腹泻，双下肢痿软无力，经抗病毒、激素等冲击治疗后，体温恢复正常，肌力有所恢复，但遗留左下肢活动不利，肌力恢复至3级，为求进一步恢复遂前来诊治。

检查：左下肢活动不利，肢体痿软，行走不正，精神欠佳，纳食不香，乏力，易哭闹，眠不安，夜寐汗多。患侧下肢肌力近远端3级，肌肉萎缩，双下肢外观明显不一致。

中医诊断：痿证。证属脾虚湿热。

西医诊断：小儿麻痹后遗症。

治法：清热健脾。

治疗：以1寸毫针浅刺左侧急脉、血海、风市、阴陵泉、足三里、三阴交、丰隆、侠溪，平补平泻，留针30分钟。梅花针叩刺项背及患肢。待皮表红润后，为患儿捏脊。

2007年5月16日3诊：患儿第3次接受针刺治疗，其父诉患儿精神明显好转，夜间烦躁哭闹现象减轻。效不更方，仍以上法为患儿针刺、捏脊治疗，嘱家属协助其进行肢体功能锻炼。

2007年6月4日5诊：患儿精神、体力经针刺治疗后均逐渐恢复，进食可，但大便较干。针刺治疗：1寸毫针浅刺左侧阴廉、脾俞、肾俞、命门、血海、风市、阴陵泉、足三里、三阴交、丰

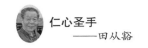
隆、太冲，平补平泻，留针 30 分钟。梅花针叩刺项背及患肢。捏脊。以手顺时针揉腹。嘱家属继续协助其进行肢体功能锻炼。

2007 年 7 月 2 日 7 诊：患儿精神、体力均逐渐恢复，夜寐安。针刺治疗：1 寸毫针浅刺左侧风市、血海、阴廉、足三里、阴陵泉、三阴交、绝骨、太冲、丘墟、肾俞，平补平泻，留针 30 分钟。梅花针叩刺项背及患肢。捏脊。

2007 年 8 月 6 日 11 诊：纳可，眠调，精神可，哭闹减，无乏力，可基本正常行走，行走欠稳，二便调。针刺治疗：1 寸毫针浅刺左侧风市、阴廉、血海、足三里、三阴交、绝骨、太冲、肾俞，平补平泻，留针 30 分钟。梅花针叩刺项背及患肢。捏脊。

患儿经过近 3 个月的针刺治疗及肢体功能锻炼，其症状明显改善。

【按语】本案治疗总的原则为补虚泻实，以平补平泻或补法为主。毫针刺隔日 1 次，治疗上遵从"少取穴，精取穴，浅刺"的原则。起针后行梅花针叩刺及捏脊法。梅花针叩刺及捏脊时手法要轻柔，以激发阳气，调整脏腑功能。小儿麻痹的恢复较慢，需坚持长期治疗。总之，田老在治疗小儿麻痹时以"治痿独取阳明"为大法，配合患肢调整经气的穴位，在治疗上还采用捏脊及梅花针叩刺的中医综合疗法，达到了由点到面、自上而下、由外而内的阴阳整体恒动的治疗，能较大地促进肢体功能恢复，改善患儿的生活质量。同时，其自身肢体功能锻炼亦非常重要。

（二）小儿痫证

王某，男，8 岁。2011 年 5 月 17 日初诊。

主诉：发作性四肢抽搐伴意识丧失 7 年余。

现病史：患儿系剖腹产，出生后 7 个月时无明显诱因出现四肢抽搐，口吐白沫，进而意识丧失，发作持续 1 小时后自行好转。于儿童医院就诊，诊断为"癫痫"，口服抗癫痫药物治疗。

现口服丙戊酸钠 1 片（Bid）。每 20～30 天发作 1 次，每次发作持续 10～30 分钟，发作时四肢抽搐，意识丧失。每于感冒发烧后诱发。多动，注意力不集中，性情急躁，智力下降。

舌脉：舌红，苔薄白，脉弦滑。

中医诊断：痫证。证属禀赋不足，痰火上扰。

西医诊断：症状性癫痫。

治法：通督调神，清热镇静。

治疗：①取穴：大椎、陶道、无名（第 2 胸椎棘突下）、长强、百会、申脉、照海、肝俞。②刺灸法：大椎、陶道、无名、长强均向下平刺，进针约 1.2 寸，平补平泻。余穴用 1 寸毫针浅刺。每次留针 30 分钟，每周针刺 2 次。

针后 1 周，患儿精神较前容易集中，能书写少量字词，食欲增加。针刺 3 个月后，癫痫发作次数较前减少，30～50 天发作 1 次，情绪较前平稳，注意力集中改善明显，但大动作仍笨拙。

【按语】脑为元神之府，督脉的循行入络脑，《素问·骨空论》曰："督脉者……上颐交巅上，入络脑，还出别下项……"因此，督脉上的大部分腧穴都有治疗精神、神经疾病的功能。《素问·骨空论》曰："督脉为病，脊强反折。"由此可见，督脉病变会出现角弓反张等症状，与癫痫的症状类似。因此，督脉上的大部分腧穴可以治疗癫痫。田老治疗癫痫主要以大椎、陶道、无名、长强为主穴。大椎为手足三阳经与督脉的交会穴，有通督调神、清热镇静的功效。长强为督脉的起始穴，是一个疏通督脉阳气的重要穴位，有阀门的作用。临床所见凡督脉阳气不足之证，皆可用此穴开大阳气升发之阈，则阳气旺盛而诸症除。陶道擅长调理气机，息风宁神。无名为田老治疗癫痫的经验穴，位置在第 2 胸椎棘突下。癫痫时发时止，反复发作，日久影响五脏的功能，导致五脏阴阳俱虚，故多见虚实夹杂、正虚邪实的情况。四穴合用，可增强督脉经气的调整作用，既能补虚助阳，又能清热

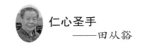
调神，调理气机，对于治疗癫痫有很好的疗效。在主穴的基础上，田老往往根据患者的具体情况选用配穴。此病人加用百会、申脉、照海、肝俞作为配穴。百会位于巅顶，为清阳之所居，可开窍醒神，对于该患儿来说还可提高智力。申脉、照海分别为阳跷、阴跷的八脉交会穴，司运动，主睡眠，能安神定志。该患儿平素性情急躁，多动，辨证为肝火旺盛，结合其癫痫病史，选用肝俞以疏泄肝气。

（三）小儿口疮

郭某，女，4岁10个月。2013年8月2日初诊。

主诉：反复口腔溃疡，便秘2年。

现病史：患儿足月顺产，出生后体质较好，自2岁起高热惊厥2~3次，之后体质下降。口腔溃疡反复出现，便秘，大便干，2日一行，需常服"导滞片"。挑食，易感冒，且感冒不易愈，总清嗓子，汗出，夜间磨牙，睡不安。身高、体重正常。面色青黄。

检查：形体正常，发育良好。

舌脉：舌淡红，苔薄，脉滑。

中医诊断：小儿口疮。证属心脾积热。

西医诊断：口腔溃疡。

治法：清心泻热，通腑泻火。

治疗：

（1）针灸：①取穴：大椎、风池、颌下、下关、合谷、足三里。②刺灸法：大椎斜向下刺，风池、颌下、下关、合谷、足三里直刺。使用1寸毫针，平补平泻，留针30分钟。

（2）中药：生地黄10g，白术6g，云苓6g，川黄连3g，玄参6g，竹叶10g，桔梗6g，黄芩6g，川芎6g，党参6g，陈皮6g，柴胡6g，羌活6g，升麻3g，甘草6g。7剂，水煎服，每日1剂。

2013年8月16日2诊：药后便秘好转，大便不干，每日1～2次，口腔溃疡仍有新起。针灸取穴：大椎、风池、百会、颊车、中脘、天枢、足三里。针刺方法同上。中药：前方去甘草，加败酱草6g，焦神曲10g，14剂。之后患儿口腔溃疡好转，很少新起。

【按语】口疮是小儿时期常见的口腔疾患，以口颊、舌边、上颚、齿龈等处发生白色的溃疡为特征。轻症仅有流涎、拒食、烦躁、哭啼等，个别有发热现象；重症可见精神萎靡，手足不温，吐舌弄舌，痰涎壅盛。《幼幼集成·口疮证治》曰："口疮者，满口赤热。此因胎禀本厚，养育过温，心脾积热，熏蒸于上，以成口疮。"《幼科释谜·口病原由症治》曰："小儿口内白烂于舌上，口外糜溃于唇弦，疮少而大，不甚痛，常流清水，此脾胃虚热上蒸，内已先发而后形于外也。"又说："大抵此疾，不拘肥瘦，血气盛，又将养过温，或心脾有热，或容热在胃，熏逼上焦而成，此为实证。"

本案患儿反复口疮及便秘已两年，为心脾积热之证。舌为心之窍，心火上炎，故口舌生疮；脾胃积热，向上熏蒸于咽喉，故咽喉不适，总清嗓子；胃肠积热，故夜间磨牙，便秘；心火旺盛，心神不宁，故夜间睡眠不安稳。治疗以清心泻热、通腑泻火为法。

田老治疗小儿疾病，针刺选穴少而精，用针短小，刺法迅捷轻盈，留针时间短，总以患儿易于接受为原则。以大椎、风池泻热。其中，大椎穴为督脉的重要腧穴，为三阳之会，是手足三阳经与督脉交会之穴，有清热解表之功效；风池穴具有祛风散寒、清热解表、平肝息风、明目利鼻等功效，为足少阳经、阳维脉之会（《针灸甲乙经》），大椎与风池同用，具有疏风清热的作用。合谷为手阳明大肠经之原穴，具有清泻阳明经热、通腑泻热之功；足三里为足阳明胃经之合穴，具有和胃降逆、通腑泻热的

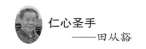

作用；下关属足阳明胃经，为足阳明经、足少阳经之会，可以降泄阳明经热，且调理局部气机；颌下是田老的经验穴，为治疗咽喉不适的常用穴。

中药方可以清热滋阴，健脾理气。方中黄连、黄芩、竹叶清泻心火；生地黄、玄参滋阴清热；党参、白术、茯苓、陈皮健脾理气；取桔梗清利咽喉，并助柴胡、升麻之升提之力；川芎活血而防血热瘀结；甘草调和诸药。方药与针灸结合，共奏清心泻热、通腑泻火之效。

（四）小儿鼻炎

周某，女，8岁。2012年12月4日初诊。

主诉：鼻塞流涕2个月。

现病史：患儿2个月前感冒后出现鼻塞流涕，为白黏涕，鼻涕量多，说话有鼻音，说话声大时声音嘶哑。医院诊断为"鼻炎、咽炎"，服抗生素疗效不佳。吃饭正常，大便每日1次，睡眠尚可。

检查：形体中等，发育正常。鼻涕量多，白黏稠，说话时鼻音重，声音哑。

舌脉：舌红，苔薄黄，脉浮滑数。

中医诊断：鼻渊。证属热壅肺窍。

西医诊断：慢性鼻炎。

治法：疏风清热，辛宣利窍。

治疗：

（1）针灸：①取穴：风池、攒竹、鼻通、夹廉泉、合谷。②刺灸法：风池朝向对侧鼻尖方向刺，攒竹向下平刺，鼻通向下斜刺，夹廉泉、合谷直刺。使用1寸毫针，平补平泻，留针30分钟。

（2）中药：柴胡6g，杭菊6g，丹皮6g，桔梗6g，辛夷6g，苍术 6g，当归 6g，川芎 6g，黄芩 10g，紫菀 10g，桑白皮 10g，竹茹 6g，甘草 6g，白茅根 10g，板蓝根 15g。7 剂，水煎服，每日 1 剂。

【按语】鼻渊是指鼻窍时流浊涕，经年累月不止，如泉泉水，甚则涕出腥臭的一种疾病。常伴头额胀痛、鼻塞不利、香臭难辨等症状，其病属肺，涉及胆、脾、肾（脑）。证分虚实，起初病多实，久则由实转虚，而以虚实夹杂证为多。其病机总不外邪壅清道、蒸液下流，或正气亏虚、不能固摄两端。邪实主要为风、湿、热为患；正虚则有气虚、阴虚及阳虚之异。辨证应分清虚实，治疗方能切中病机。祛邪之法不外疏风、清热、除湿，而以清热化浊为要，并应注意解毒排脓，避免过于辛散。扶正首在益气，次在养阴，甚者补肾益脑。宣窍止涕为本病通用之法，无论虚实皆可酌情配用。内治、外治各有所长，不可偏废。

本案患者为 8 岁女孩，既往无类似病史，此次发病在感冒之后。风热袭肺，上犯清窍则出现鼻塞；风热之邪渐则化热，肺热内蕴，水液浑浊，清涕转为浊涕；舌红，苔薄黄，脉浮滑数为风热上受之候。患者为小儿，针灸治疗要求取穴少而精，刺法迅捷轻灵，中病则止。风池为祛风要穴，属足少阳胆经，为足少阳经、阳维脉之会，具有清热解表、明目利鼻的功效。合谷属手阳明大肠经，为原穴，《灵枢·经脉》曰："大肠手阳明之脉……上挟鼻孔。"其与足阳明胃经相接，起到清热通窍的作用。攒竹属足太阳膀胱经，位于眉头，针刺时针尖方向朝向病所，具有清热散风、通窍止涕的作用。鼻通为经外奇穴，位于上迎香内侧，鼻翼软骨尽处，其内与内迎香相对，具有通利鼻窍的作用。夹廉泉为经外奇穴，位于廉泉两侧 1 寸处，可清利咽喉。

中药方中，以辛夷、菊花、紫菀疏风利窍；黄芩、板蓝根清解上焦热邪；桑白皮清泻肺热；苍术化湿健脾以消除痰浊，合当归、川芎、丹皮补气养血；柴胡药性升达，引诸药上行；甘草调

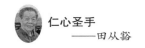

和诸药。全方共奏疏风清热、辛宣利窍之效。

（五）小儿哮喘

病案 1：久咳复感致哮

王某，女，9 岁。2008 年 10 月 10 日初诊。

主诉：发作性哮喘 3 年。

现病史：患儿 2004 年 4 月 5 日突发高烧至 39℃，诊为"肺炎"，治疗后烧退，遗留有偶咳、喷嚏、咳痰黄稠。2005 年冬季感冒后诸症加重，咳甚，咳痰，哮鸣音明显，偶有喷嚏，流清涕，使用激素类药物（布地奈德粉吸入剂、沙美特罗替卡松粉吸入剂等）后缓解。近 3 年来，患儿体质较差，易感冒，哮病反复发作，夏轻冬重，服用大量中药后未见明显好转，每次发作时以激素类吸入剂控制。此次患儿几日前刚使用过激素。刻下症：时有喘息，声粗，偶有喷嚏，纳眠可，二便调。

检查：形体肥胖，面色㿠白，鼻音重。

舌脉：舌红少苔，脉沉弦，尺弱。

病因病机：患儿 3 年前有明显的外感风寒病史，风寒外袭，小儿脏腑娇嫩，未能及时疏散表邪，邪气内蕴于肺，壅遏肺气，肺失宣降，肺气上逆而咳喘，气不布津，聚液生痰而成哮病，鼻窍不通则打喷嚏、流涕。肺系疾病日久不愈，肺脏日益虚弱，肾主纳气，肾气益虚，冬季复感外寒而引发体内宿疾发作，诸症加重。此为本虚标实，新感引动伏邪。结合舌脉，可明确诊断。

中医诊断：哮病。证属肺肾两虚，痰瘀阻络。

西医诊断：过敏性哮喘。

治法：补益肺肾，化痰祛瘀。

治疗：

（1）针灸：①取穴：百会、大椎、定喘、夹脊穴（胸 1、3、5）、肾俞。②刺灸法：平补平泻手法，留针 30 分钟，肾俞处加温灸器灸。肺俞、膈俞穴位贴敷消喘膏，2小时后取下。

（2）中药（自拟方）：黑附片6g（先煎），苦参6g，大黄炭3g，五味子6g，细辛1.5g，杏仁6g，当归6g，生石膏15g，甘草10g，女贞子6g，桃仁6g。水煎服，每日1剂。

2008年11月7日2诊：前方已服20剂，哮喘未作，现偶有咳嗽，有少量黄浊痰，晨起鼻塞、流涕，汤药继用。针灸治疗：在原方的基础上加脾俞，平补平泻。哮喘灸12盒（24贴），于风门、肾俞处交替贴，每日1贴。

2008年12月23日3诊：近两月余哮喘未作，前方已服60剂。现早、晚偶有咳嗽，有少量白黏痰，流清涕，大便干，夜尿频。面色红润，舌淡红，苔薄白，脉沉弦。

3诊后，患儿哮病未作，余症均明显好转。

【按语】哮病是由于宿痰伏肺，遇诱因引触，导致痰阻气道，气道挛急，肺失肃降，肺气上逆所致的发作性痰鸣气喘疾患。本案患者因外感袭肺后，久病迁延不愈，肺肾气虚，气不布津，聚液成痰，复感外邪，引动伏痰而致哮。痰瘀阻络，瘀而化热，则咳嗽，痰黄稠。田老自拟方中，附子、女贞子调补肾之阴阳，肺主气，肾纳气，金水相生；苦参清利湿热，配以石膏则肺热可清；久病及络，痰瘀互结，方中大黄炭、桃仁、当归活血化瘀；细辛宣肺通窍，杏仁降气止咳，五味子敛肺补肾，三者相伍，一宣一降一敛，则肺之宣肃得复，喘息可宁；细辛又可通窍，兼顾鼻音重塞之症；甘草调和诸药，兼制石膏之寒。针灸取穴百会、大椎，均为手、足三阳经与督脉之交会穴，具有宣通一身阳气之功。本案患者尚年幼，虽久病但正气未至亏虚，振奋一身之阳，保证机体各项功能活动的物质基础充沛。定喘为止哮平喘之经验效穴。胸1、3、5夹脊穴可调节上焦部位脏腑之气血，宣通肺气，定喘止咳。《备急千金要方》曰："肺俞、肾俞，主喘咳少气百病。"针刺肾俞加温灸器灸，既纳气平喘，又增强振奋阳气、

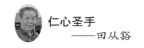
散寒祛湿、通络止痛之力。2 诊时增加针刺脾俞，配合肾俞，可补益脾肾，使先后天作用增强，痰湿水饮生化无源，则喘咳自平。肺俞、膈俞、风门、肾俞贴冬病夏治消喘膏，可通宣理肺、益肾纳气。

病案 2：过敏性哮喘

袁某，男，10 岁。2013 年 4 月 25 日初诊。

主诉：咳喘 4 年。

现病史：患儿咳嗽喘憋 4 年，医院诊断为过敏性哮喘，需每日口鼻用药，方能平喘。发作无明显季节性规律。目前无明显咳嗽，喘憋，但体育活动后呼吸急促有声。前日曾发作 1 次喘憋，喷嚏，鼻痒，痰多，无发热。平素多汗，易感冒，纳可，大便正常，睡眠欠安，有时夜间喉中有痰鸣声。另患有荨麻疹、过敏性鼻炎。

检查：形体中等，面白。

舌脉：舌淡红，苔白，脉数。

中医诊断：小儿哮喘。证属肺气虚弱。

西医诊断：过敏性哮喘。

治法：补肺定喘。

治疗：①取穴：大椎、定喘、尺泽、列缺、足三里、三阴交。②刺灸法：大椎、定喘向下斜刺，列缺向上斜刺，尺泽、足三里、三阴交直刺，使用 1.5 寸毫针，平补平泻手法，留针 30 分钟。

2013 年 5 月 3 日 2 诊：本周未发作喘憋，仍有喷嚏、鼻痒等情况。纳可，睡眠时咬牙。针灸取穴、刺法同前，增服中成药，玉屏风颗粒 20 袋，早、晚各 1 袋，以益气固表。

2013 年 6 月 7 日 3 诊：无咳嗽，不喘，鼻痒，喷嚏，口周发赤。针刺大椎、鼻通、地仓、风池、足三里、曲池。玉屏风颗粒，早、晚各 1 袋。

2013年6月21日4诊：患者已无咳嗽，不喘憋，仍有鼻痒、喷嚏症状，皮肤无瘙痒。诊治同前，继服玉屏风颗粒。去年首贴三伏贴。最近3年未出现荨麻疹。病症控制良好，停止针灸治疗，计划今天伏天贴冬病夏治消喘膏。

【按语】哮喘是一种以发作性的哮鸣气促，呼气延长，不能平卧为临床特征的疾患。小儿哮喘的主要病机是肺、脾、肾三脏不足，特别是先天禀赋不足，脾气虚弱，痰浊内生。在气候突然转变、吸入异物以及饮食不慎等因素影响下，引动伏痰，阻滞气道，肺气上逆，导致哮喘发作。其病变主要在肺。发作期以邪实为主，当先祛邪为先，常用宣肺、涤痰、利气、定喘等法。缓解期多有虚象，以补虚为主，分别采用补肺、健脾、益肾等法，以调补正气，从本图治。本病病程较长，迁延难愈。如能及早坚持治疗，合理调摄，随着小儿年龄的增长，生长发育渐臻完善，肾气充实，肺脾气强，则发作次数可逐渐减少，以致痊愈。但也有少数患儿，由于反复发作而成痼疾，遗留终身难以根治。因此，对小儿哮喘的防治，远较成人更为重要。

该患儿为过敏性体质，表现在鼻黏膜、呼吸道黏膜及皮肤上。患儿病史4年，平素易感冒汗出，体育活动则气促有声，为肺气虚弱的表现。就诊时无明显大发作，且长期应用解痉平喘之西药，故针灸治疗以调整体质、补益肺气为主。针刺大椎穴能振奋督脉之气，使阳气上达，且通过针刺大椎可间接调节足太阳经的经气，以利祛除表邪。定喘穴出自《常用新医疗法手册》，位于大椎旁开0.5寸，具有止咳降逆平喘的功效，为田老的常用经验穴。尺泽为手太阴肺经之合穴，为五输穴之一。五行属水，似于手太阴脉气至此，像水之归聚处，故名尺泽。尺泽穴具有疏经络、清肺热、降肺气的作用。尺泽五行属水，为肺经"子"穴，"实则泻其子"，故尺泽可治疗肺脏之实证。列缺属手太阴肺经，为手太阴肺经之络穴，别走手阳明经，通于任脉，为八脉交会穴

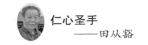

之一，通过经脉与肾经的照海穴相交，照海穴又通于阴跷脉，四经会合之处在肺系（气管）咽喉胸膈之间，故可理气活血、降逆平喘，正所谓"咳嗽寒痰列缺堪治"（《通玄指要赋》）。足三里属足阳明胃经，为合穴，具有健脾和胃的作用。三阴交属足太阴脾经，为足三阴经之会，具有调理阴经气血、养血健脾的作用。在患者出现鼻痒、口周皮肤发红等过敏表现后，加刺鼻通、地仓可调节局部经气，风池可疏风清热。在每年盛夏三伏之时进行穴位贴敷冬病夏治消喘膏，可增强体质，调节免疫反应，增强抗病邪的能力。如此坚持治疗，有望去除病根。

六、妇科病证

闭经

病案：气血亏虚，肝脾失调

黄某，女，25 岁。2008 年 4 月 22 日初诊。

主诉：月经不调，闭经 4 个月。

现病史：患者为在校大学生，课业压力较大。自幼不能进食高蛋白类食物（主要是动物蛋白），进食后周身皮肤瘙痒，满布皮下瘾疹，搔抓后皮肤泛红，瘾疹连接成片状。平素常有皮下硬结伴瘙痒感。纳差，恶寒喜温，入睡难，易惊醒，醒后复睡难。经常自觉疲惫乏力，经水不畅。近 4 个月经水未至，情绪烦躁，面色青灰无华。

舌脉：舌质淡暗，舌尖红，苔薄白，脉弦滑，尺弱。

中医诊断：闭经。证属气血亏虚，肝脾失调。

西医诊断：原发性闭经。

治法：补肝血，滋肾阴，健脾胃，利湿邪，降心火。

治疗：

（1）针灸：①取穴：大椎、风池、百会、合谷、肓俞、中脘、足三里。②刺灸法：大椎以双芒针刺入，针尖向下，中脘、足三里进针 1.5 寸，针用捻转补法，余穴进针 1 寸左右，留针 30 分钟。

（2）中药：柴胡 10g，桂枝 10g，白芍 10g，当归 10g，川芎 10g，益母草 10g，党参 10g，苍术 10g，黄芪 15g，云苓 10g，陈皮 10g，钩藤 15g，远志 10g，石菖蒲 10g，佛手 6g，酸枣仁 15g，甘草 10g。7 剂。

2 诊：自述服药后周身过敏，皮肤暗疹瘙痒，尤以面部为甚。停服中药，单纯针刺。针灸处方：在上方的基础上加关元、三阴交等穴。

3 诊：患者诉停服中药后，周身过敏症状消失，食欲好转，眠可，精神好转，自初诊后，每周针治 1 次。

自第 3 次针刺治疗始，以两组腧穴交替使用：①仰卧位：针刺气海、关元、归来、曲池、足三里、三阴交，温盒灸气海、关元。②俯卧位：针刺大椎、肺俞、心俞、肝俞、脾俞、肾俞、关元俞、次髎、足三里、三阴交，于背部肺俞、心俞、肝俞、脾俞、肾俞加温盒灸。

9 诊：自觉体力、精神皆明显好转。纳可、眠可，晨起可短距离跑步锻炼，昨日微见红。继予针刺肓俞、关元、归来、足三里、三阴交。每次均留针 30 分钟。以 TDP 灯照射脐部。

10 诊：于停经 6 个月后月经来潮，行经持续 6 天，经水量正常，色偏暗，过敏性痒疹好转，瘙痒症状减轻。针大椎、脾俞、肾俞、足三里、三阴交，进针 1.5 寸，留针 30 分钟。予益母草膏 10mL，1 日 3 次，服用 10 天，以巩固疗效。

患者共针灸治疗 10 次，随诊 1 年，月经正常，未再出现闭经。

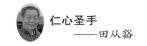

【按语】患者因先天禀赋不足，加之学习压力较大，气血亏虚，肝肾不足，肝郁脾虚，故经水难以时下。气血不畅，湿热内蕴，肝脾失调，阴血不足，心火旺盛，发为瘾疹，瘙痒难耐。脾胃虚寒，气机失调，则纳呆。治疗应协调五脏，既补益肝肾，又健脾胃，同时利湿邪，降心火。经针刺治疗 10 次，患者精神、体力均明显改善，睡眠、饮食大有好转，为经血来潮奠定了基础。田老治疗本证，体现了中医学的整体观，一脏有病，五脏相依相连，同时调整五脏背俞穴，另外注重调理后天脾胃，针刺选穴从脾、胃、肾经及任脉、督脉经穴入手，正所谓治病求本，抓住先后天的同时入手治疗，见效后服用益母草膏，可继续巩固疗效。

第五章
薪火传承

　　田从豁教授临床之余还承担着培养学生的任务，他的弟子传承了老师的学术思想和经验，成为临床科研的骨干。本章共收集了他亲传弟子及再传弟子发表的文章或学术论文共12篇，反映了他的学术继承情况，是其学术思想的延续。

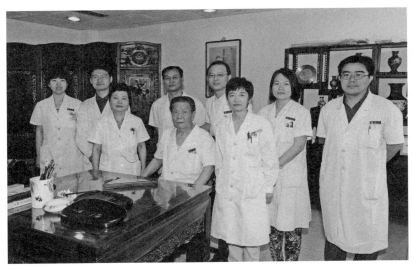

2014 年 6 月田老和弟子们合影（从左至右：王蕊、林海、王寅、刘志顺、王映辉、杨涛、赵宏、张维）

田从豁以膀胱经二侧线为主
治疗神志病经验

王　寅　宋世运

【作者介绍】 王寅，女，生于 1955 年，为田从豁教授第一位研究生，医学硕士，主任医师。1986 年毕业于中国中医科学院，同年 7 月于中国中医科学院广安门医院工作。主持并完成了国家"十一五"科技攻关课题"田从豁教授临床经验及学术思想研究"、北京市科委课题"田从豁教授针刺治疗膝骨关节病临床验证性研究"。现任田从豁教授名中医工作室负责人、北京针灸学会贴敷专业委员会副主任委员、中国针灸学会会员。目前主要从事针灸临床、科研、教学工作。

田从豁教授系国家级名医，著名针灸专家。从事针灸临床、科研、教学工作 60 余年，有丰富的临床经验及独特的治疗方法。神志病是临床常见的难治性疾患，包括中医所说的"郁证""百合病""脏躁""烦躁""失眠"等，相当于西医学的"更年期综合征""抑郁症""神经官能症""植物神经功能紊乱"等。本文初步探讨及介绍田老独特的背俞穴应用方法。

1. 应用背俞穴的方法及规律

田老治疗神志病时常灵活地应用背俞穴。其原则及特点为：①膀胱经第 1 侧线的腧穴以调脏腑之气血紊乱而治疗脏腑功能的病变。②膀胱经第 2 侧线上的腧穴以调脏腑之神志病变。如肾虚后，其病变传到膀胱经第 1 侧线而引起的神志病变取志室。其他

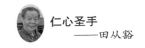

脏器虚弱引起的神志病变也如此。这是因为膀胱经第 1 侧线和第 2 侧线属于相连贯的统一经络。③因神志病病情复杂，田老一般以"治一脏，调五脏"的原则来调节全部脏器功能和精神神志的活动。这是根据阴阳五行理论，考虑到五脏有互相联系的生克关系，为了防止疾病的传变而发挥了整体观念的精神。④治疗过程中根据病情的变化，田老还采用督脉兼夹脊穴为主治疗一些疑难杂证或久治不愈的病证。因督脉"统一身之阳"，而阴阳互根，相为表里，阳生阴才能长。故全身十二经脉都是以督脉为中心而发源的，所以说督脉是十二经的根本。而且夹脊穴是脊髓与植物神经的通路，具有较强的调整作用。⑤田老对难治性神志病患者除应用背俞穴以外，有时针刺如印堂、巨阙、膻中、期门等腹侧腧穴为主治疗，以调整阴阳的平衡失调，即交替应用针刺腹背侧穴以提高疗效。

2. 针刺手法

田老选取背俞穴后，一般是在 15°～45°之间倾斜进针 1 寸左右，并根据病人的瘦胖、年龄、体质等分别采用 1 寸或 1.5 寸毫针，由下向上斜刺为主。但田老对病情重的病人或为巩固疗效，常采用两条经横刺透针方法，如由魂门到肝俞或肝俞到夹脊横刺，皆向脊斜刺入 1～1.5 寸，同时调节两条经穴，能得到理想的效果。这种刺法的意义是将膀胱经第 2 侧线穴位的所藏之神归入藏于第 1 侧线的腧穴，这样两条线之间的经络气血能够互相交流，有益于两条线的经气归属于督脉而达到疏通全身阳气的目的。在夹脊穴线针刺时，用 1 寸或 1.5 寸毫针向内侧斜刺，或顺着督脉由下向上方向斜刺进针 1 寸左右，都有通过针刺方向诱导气流回到督脉"阳脉之海"的意义。

3. 典型病例

李某，女，52 岁，2008 年 9 月 23 日初诊。右侧面部及肢体发凉麻木 5 个月，加重 2 个月。患者 2 年前开始出现胸闷、咽有异物感、易怒、烦闷等更年期综合征现象。曾服过汤药及针灸治疗，无明显效果。刻下症：右侧肢体发凉，右肩部沉重，右侧头部稍重，易烦躁，胸闷，口干，咽痛，有堵塞感，有时心悸，消化不好，大便略干，舌淡红，苔白腻，脉细弱略弦。中医诊断为"郁证"。西医诊断为"植物神经功能紊乱"或"更年期综合征"。治则：调督调神，调和阴阳。治法：选取人迎、天突（快刺，不留针）、百会、风府、风池，右侧率谷、大椎、神堂、至阳、膈关、筋缩、魂门、脊中、意舍、命门、志室、会阳、承山、三阴交。隔天治疗，治疗 3 次后，把膀胱经第 2 侧线的穴位移动到膀胱经第 1 侧线针刺，如魂门→肝俞等。其他穴位也如此。再根据病情，针刺穴位改到督脉兼夹脊上的穴位。留针 30 ～ 40 分钟，隔日 1 次。通过 9 次治疗，患者情绪平稳，诸症明显好转。以后每周针灸 1～2 次，3 个月后诸症消失。

【按语】患者因平素易怒、烦躁、情绪不稳等致七情内伤，肝失疏泄，心神失常，脏腑阴阳气血失调，久郁火盛，气血津液亏损，不能上注于脑，神无所藏。取百会、风府、风池穴以醒脑开窍。大椎是诸阳之会，能调阳气。至阳、筋缩、脊中、命门为督脉穴，可振奋统率全身阳气，有助于膀胱经气归入督脉而上注于脑。膀胱经第 1 侧线的穴位以调理脏腑之功能；膀胱经第 2 侧线的穴位以调脏腑之神。会阳穴，指膀胱经经气由此会合督脉阳气，有补阳益气的作用；承山穴属膀胱经，能治腰背痛；三阴交为足三阴经之会穴，可调阴经之气。从针刺膀胱经第 2 侧线开始到督脉，都能调理脏腑之功能而把五脏之神归在所属的脏器，最后把十二经脉的脏腑气血通过督脉注入脑的清窍而达到调督调

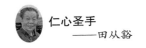

神、镇静安神、调和阴阳的目的。各种神志病病机复杂，证候多变，故以督脉、膀胱经为中心，振奋阳气，统率十二经脉，调节全身的气机，是治疗神志异常病变的很好的方法。

4. 小结

《素问·生气通天论》曰："阳气者，精则养神，柔则养筋。"说明阳气之功能，能养神而使其爽慧，养筋而使其柔韧。可推测调节背部阳气是治疗神志病的重要手段。田老应用背俞穴治疗神志病的经验很独特，以膀胱经第2侧线治疗神志病，第1侧线调整脏腑的功能。通过针刺督脉及膀胱经第1、2侧线穴位交替运用，能使五神内安，内欲各向其舍→脏腑于衡→膀胱经、督脉气血互补，上济清窍。

总之，背俞穴治疗整个过程的顺序分为三大阶段：即膀胱经第2侧线→膀胱经第1侧线→督脉兼夹脊穴。治病的整个过程当中，针刺的顺序由外向内，即膀胱经第2侧线到督脉"阳脉之海"的方向。其治则为振奋阳气，调督调神，以调节全身气机失调。

湖北中医杂志，2009，31（5）.

田从豁常用扶正祛邪观初探

李其英

【作者介绍】李其英，女，原北京市崇文中医院针灸科主任，是田从豁教授（第二批全国老中医药专家）学术经验继承人之一。

田从豁老师注重辨证论治，重视调理脾胃，将针灸、中药、按摩等法有机结合起来，孰先孰后均有法度，在针灸治疗中，掌握理、法、方、穴、术五个环节，尤注重选方配穴这一环节。根据经络脏腑的关系及穴位的性质、功能，结合辨证求经配穴，随证灵活选用，严谨得当，对治疗哮喘、脾胃病、过敏性疾病及神志病有独特的经验。笔者跟师学习近3年，深感老师学识渊博，功底深厚，能把握邪正消长，权衡扶正祛邪，重视调理人体正气，恢复人体机能，故治病疗效显著。现就其针灸临床中的常用补泻观及操作方法作初步论述。

1. 学术思想及选穴

（1）培补脾土

在临床中，田从豁老师十分重视调理中焦脾胃，培补脾土，应用广泛。

①培补脾土，调理中焦

调理脾胃、培补脾土之所以在临床有着广泛的作用，主要与脾胃在人体中的重要作用有关。

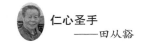

脾胃位于中焦，乃人体气机升降之枢纽，阴升阳降，调理脾胃气机升降可调理气机，进而调理五脏六腑的功能。脾胃又为气血生化之源，既可生气血，又可统摄血液运行。脾主运化水谷精微到全身各脏腑、组织、四肢，以保证营养供给，为人体后天之本。所以，脾胃强健，正气充足，则机体各脏腑组织器官的功能正常；在病变情况下，脾胃的强健，又可促进这些脏器、组织、器官的功能恢复，使气机调畅，升降得度，气血充足，以增强机体的抗病能力，正所谓"正气存内，邪不可干"。

脾主运化水液，若脾失运化则水液停留于体内就会产生湿、痰等病理产物，进而出现一系列病理变化。加强脾胃的运化功能，才能消除这些病理产物，使其排出体外，使病变逆转。

脾胃经脉与其他经脉关系密切。足阳明胃经起于鼻旁，从头到足，与督脉、脾胃、心经有联系；足太阴脾经起于足趾，上行到头，与任脉、胆经、肝经、心经、肺经相连，故脾、胃二经可治疗多脏器的病变，与其经脉循行有关，所以治病范围广泛。

在已产生病变的情况下，脾胃又必须承担运化药物到全身以祛除疾病的作用。若脾胃虚弱，不能受纳、运化药物，则药物无法发挥作用。这也是许多久病之人、脾虚耐药之人药物效果差的原因之一。所以，对于久病之人，调理脾胃尤为重要。值得指出的是，对于这些人，通过腧穴的作用调理脏腑，调整人体的内环境，又不会加重脾胃的负担，从而达到祛除疾病的目的，是针灸的一大优势。

②培补脾土的常用腧穴

主要腧穴有：中脘、足三里、丰隆、三阴交、脾俞、胃俞。

其中，中脘、足三里既可调理脾胃，又可调补气血；丰隆则侧重于化水湿痰饮；三阴交侧重于活血；背俞穴可用于久病或体虚之人。临床应用尚需依据辨证配合不同的方法，并可根据不同的病情加减选用。

急性病调理脾胃谓之扶正祛邪，尤如玉屏风散中黄芪的功用。慢性病培补脾土加用针灸足三里、三阴交、脾俞、胃俞等，效如中药方用党参、人参之意，意在调已病之经脉的同时，以脾胃之经气助之。

久病体弱者重用灸法。

③临床应用

田从豁老师重视脾胃的学术思想，用于临床可归纳为如下两个方面：

可用于各种复杂病变：调理脾胃的思想可在治疗多种疾病中体现，主要应用于慢性病、疑难病、危重病，也可用于急性病；病变可在脏腑或在经络；可涉及内科、神经科、皮肤科、儿科、眼科、妇科、血液科、肿瘤科等。病证有如心脏病、高血压病、脾胃病、失眠、肾病、紫癜、哮喘、崩漏、月经不调、中风、热证、痛证等。

可用于病变各阶段：各种疾病的中、晚期，尽管病变迁延日久，病情变化错综复杂，均可通过调理脾胃，调畅气机，促进腑脏功能恢复，促进气血化生，排除体内水湿痰饮等病理产物，达到强健机体、恢复人体正气、祛邪外出的目的。病变的早期，亦可通过调理脾胃，调畅气饥，理气活血，以达到恢复机能之目的。

所以，调理脾胃是一种治病大法，可通过培补人体正气以达扶正祛邪的目的，是一种治本的方法，其应用十分广泛。

④病案举例

案例1：李某，男，60岁，工人。患者于10年前始出现失眠，夜难入寐，甚或彻夜不眠。长期服用安定，现安定服用3片已无效。伴有头晕、心烦、倦怠乏力。舌质淡暗，苔白，脉沉细数。老师认为，此为气血两虚，心神失养，故而出现不寐。治以养血安神为法，取安眠、心俞、脾俞、胃俞。1诊后，患者可安

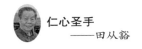

静入睡，治疗 5 次，患者痊愈返乡。

（2）调和气血

气血是构成人体的最基本物质，气血调和，五脏六腑才能发挥其正常的生理功能。《内经·调经论》曰："气血不和，百病乃变化而生。"因此，调和气血是治疗疾病的重要方法，亦为治疗各种复杂病变的切入点。

①常用腧穴

老师根据 50 年的临床经验，总结出膈俞、肝俞、脾俞、肾俞（简称"背俞四穴"）作为调和气血的配穴组方。

气的升降沉浮依赖于肝的正常疏泄，因此，方中选肝俞疏肝以理气，与血之会穴膈俞共奏调和气血之功。气血调和需建立在气血充盈的基础之上，气血的化生又依赖于脾气的正常运化，所以方中选用脾俞健运脾胃以化生气血。脾气的运化需元气的推动，即肾阳的温煦蒸腾、肾阴的滋养濡润，故另辅以肾俞以助其力。从而既调补了后天之本，又巩固了先天之根。四穴共奏调和气血、温健脾肾之功能。

灵活配伍，一方多用：在临床上应用此方，既可单独使用，也可配合他穴应用，其配穴多依病证的不同而灵活选用。如治疗失眠、神经官能症、精神分裂症等神经精神性疾病，常与心俞、大椎配伍；治疗咳嗽、哮喘，常与定喘、风门、肺俞配伍；治疗肠胃系统疾病，则配以中脘、梁门、足三里等调和脾胃诸穴；治疗耳聋、耳鸣，配角孙、听宫、翳风；治疗荨麻疹，配用百会、风池、曲池、期门。

病证不同，施法有别：病有寒热虚实，法有温凉补泻，"背俞四穴"作为一组处方并不能完成其补虚泻实的全部目的，老师常常是在这些穴位上再施以其他的方法，如实者、热者、瘀者则辅以点刺放血法；虚者、寒者则辅以温灸法；风者、痰者，则施以拔罐法。

强调手法，多用斜刺：在刺"背俞四穴"时，无论令患者采用坐位还是俯卧位，皆是自上而下、先左后右的针刺顺序，注重寻找针感，探求气至病所，然后按补虚泻实的要求施以提插、捻转等手法，并强调刺激量的掌握；施补者应施以轻刺激手法；需泻者应施以重刺激手法；若无明显寒热虚实之证，则多以平补平泻和中等强度刺激。留针时间一般为 30 分钟左右，反复发作性疾病，如胃痛、哮喘等，有时要求留针 1 小时。

②病案举例

案例 2：石某，女，38 岁，小学教员。患者 11 年前无明显诱因出现双手发作性疼痛，经多家医院诊为"雷诺综合征"，曾用多种中、西医疗法数载均未见明显效果。近 3 个月来病情加重，双手每因裸露于冷空气中或着凉水而诱发剧烈疼痛，呈针刺、刀割样，伴肿胀、瘀斑。患者就诊于三伏盛夏之际，自诉仍需温水洗漱。老师认为，此证属寒凝血脉，气血瘀滞。治当温经散寒，调和气血。刺之"背俞四穴"，调和气血，灸大椎以温通阳气，祛除寒邪，十宣放血以祛瘀生新。3 诊后，患者诉疼痛减轻，6 诊后疼痛已少有发作。共治疗 20 次，随访 1 年未再复发。

案例 3：张某，男，62 岁，河北邯郸人。患者 30 年前因精神刺激而出现失眠，经多方治疗无效，开始服用安眠药。时经 30 年，药量逐渐增加，两年来每晚口服安定 20 余片，每夜均睡 2～3 小时，白日需饮浓茶提神，方可处于清醒状态，每餐必佐大量辛辣方可下饭。患者就诊时面色红赤，语重气粗，激动易怒，舌红苔黄，脉弦滑。久嗜酒药，毒入肝脾，致使气血瘀滞，郁久化热，热扰心神。治当泻其毒热，调其气血。先取"背俞四穴"加大椎，起针后再行诸穴点刺放血，由于毒热较重，每次治疗均辅以放血。依上法治疗 1 周，酒瘾即断，2 周后开始减用安眠药，20 次后，药减至每日 4 片，酒茶全部戒断。该病例属典型的实证、热证，单独针取"背俞四穴"已不能达到清热泻实的目的，

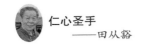

所以又辅以刺血法以泻热祛瘀，从而达到调和气血的目的。

（3）平衡阴阳

老师认为，由于阴阳之间相互依存、相互转化，在病理上相互影响。临床治疗中应注意两个方面：一是注意协调人体内的阴阳平衡关系，"阴阳互根"，在补阴时注意补阳，补阳时注意养阴；另一方面，在针灸治疗中，应用腧穴的特性和作用，达到"从阴引阳，从阳引阴"。取穴：中脘、期门、足三里、三阴交。方中中脘为主穴，理气和胃止痛。足三里为臣穴，理气活血止痛，亦有气血兼顾、气血同源之意。期门为佐穴，疏肝解郁，理气止痛。三阴交为佐穴，可调理脾、肝、肾三阴，以求"从阴引阳，从阳引阴"，养肝阴而理肝阳，疏肝气。

（4）祛瘀生新

①祛瘀生新法在临床中的意义

清代《血证论》的作者唐容川从女性月经每月一行，除旧生新的现象，联系到血证治法中祛瘀生新的原理，指出"瘀血不去，则新血断无生理"。但是，并非"祛瘀是一事，生新则是另一事"。因为"瘀血去则新血生，新血生而瘀血自去"。二者之间存在着辨证统一的关系。所以，以祛瘀为生新之法。

祛瘀生新法在针灸临床中是一种行之有效的治疗方法。特别是对于许多顽症，由于疾病迁延日久，病理变化虚实夹杂，给治疗造成很大的难度。从辨证施治入手，抓住"瘀血不去则新血不生，瘀血去则新血自生"这一关键，从祛瘀生新入手，常能截断复杂病变中的恶性循环链，调动人体内的正气，改变人体内环境，恢复人体正常的生理机能，使病情发生根本转变。

②祛瘀生新法在针灸临床中的应用

在临床中，由于多种原因所致的气血功能障碍均可形成血瘀；而"瘀血不去，新血不生"是导致多种病理现象的关键，具有普遍性。应用祛瘀生新法，改变病变机制，调动人体内的正气，达到祛除疾病的目的，具有广泛意义。特别是对于许多顽症，病情迁延日久，经过多种方法治疗无效者，只要具有瘀血的病理改变，应用此法，常能收到显著的效果。

在针灸临床中，能起到祛瘀生新作用的方法很多。如刺络放血或腧穴三棱针点刺拔罐放血、火针疗法、温灸疗法以及常用的毫针补泻方法等。祛瘀生新法的选穴是在辨证施治的基础上，依病情变化重点选用活血化瘀通经或理气活血的穴位。老师在临床中用祛瘀生新法治疗的有：大椎刺血拔罐治疗颈部多发性毛囊炎、酒糟鼻、痤疮、炎症引起的高热等，还有用火针治疗淋巴腺结核、子宫肌瘤、牛皮癣、皮肤癌等，艾灸治疗下肢慢性溃疡、褥疮等。

③病案举例（神经性皮炎）

案例4：雷某，男，45岁，干部。因长期工作紧张，思虑过度，1年前开始出现眼睑部及耳郭边缘局部瘙痒。现双上眼睑瘙痒难耐，在耳垂及双手背亦分布多处皮损。病灶皮肤均已干燥坚硬，周部增厚，呈苔藓样改变。患者曾多次就诊西医，诊断为"神经性皮炎"，用过多种药物均不见好转，病灶处皮肤越来越厚，面积逐渐增大。查体：一般状态良好，除睡眠欠佳外，无明显不适。舌淡红，苔白，脉弦。

辨证：血虚风燥，日久气血失和，瘀滞皮表，诊为牛皮癣（西医诊为神经性皮炎）。治法：活血祛风，祛瘀生新。

先以火针点刺局部增厚苔藓处，后用大椎放血拔罐，放血约5mL，针刺取风门、膈俞、肝俞、脾俞、曲池。用泻法，留针20分钟，隔日治疗1次。

经第1次治疗后，患者即感局部痛痒明显好转。经治疗10次后，皮肤瘙痒已除，增厚的苔藓样改变渐渐消退，已渐渐长出正常皮肤。

神经性皮炎，中医又名"牛皮癣"。多因营血不足，血虚生

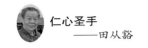

风化燥，皮肤失养所致。此病虽以血虚为本，风燥为标，但血虚日久，气血失和，血运失司，气血凝滞，瘀而不行，阻于肌肤，故而继发病理改变。故虽血虚而不能纯用补法，虽有风燥不能单纯祛风，正所谓"治风先治血，血行风自灭"。故以祛瘀生新为法，使病灶局部瘀血去而新血自生，新血生则肌肤得以濡养，配以风门、膈俞、肝俞、脾俞、曲池等穴，活血理气，疏风通脉，达到理想的效果。

2. 针刺手法、时序及腧穴配伍

（1）常用补泻手法

老师在临床中以提插捻转补泻手法为主，配合呼吸、迎随、深浅、轻重四法，但在具体应用时，又根据不同病证、不同穴位（主要是穴位所在的部位）施以不同的手法。如四肢穴多用提插捻转泻法，或配合迎随补泻；背部、腹部穴位，往往是几种补泻手法配合运用；头部和四肢末端之浅表穴，则多用呼吸补泻法，如鼻渊针上星吸气泻之，崩漏针隐白呼气补之。

（2）针刺时序

针刺时序，即依不同的病证按一定的顺序行针。简介如下：

①依证的虚实定序

阴盛阳虚，先背后腹；阴虚阳盛，先下后上；先补其虚，后泻其实。

《黄帝内经》提到："阴盛阳虚，先补其阳，后泻其阴而和之；阴虚而阳盛，先补其阴，后泻其阳而和之。"《难经·八十一难》指出："其阳气不足，阴气有余，当先补其阳，而后泻其阴。阴气不足，阳气有余，当先补其阴，而后泻其阳。"《针灸问对》也有类似论述："病先起阴者，先治其阴，后治其阳；病先起阳者，先治其阳，后治其阴。"这里的先后应包括两个方面：一是立法的先后，即整个疗程的先后顺序，这部分内容不作为本文的重点；

二是治疗的先后顺序，即每次施术的先后顺序。阴阳互为制约、互为消长，阴盛阳虚，先补其阳，后泻其阴，是以阳抑阴。阳气旺盛了，阴邪会自然消匿，即王冰所谓"益火之源，以消阴翳"。背为阳，腹为阴，所以在施针时，阴盛阳虚者，先针背，后针腹。老师治疗哮喘，在取穴上不外大椎、定喘、肺俞、心俞、膈俞、脾俞、天突、中府、孔最等；但在针刺顺序上，是先刺背部腧穴，再刺胸腹四肢腧穴，或第1疗程刺背部腧穴，第2疗程刺胸腹四肢腧穴。哮喘病多属阴盛阳虚，所以先针背、后针腹的针刺顺序是能够取得理想疗效的重要因素之一。

阴虚阳盛，先补其阴，后泻其阳，是滋阴潜阳的一种体现。阴精不足，不能制约阳气，则阳气独亢；或阳邪亢盛，消灼阴液，则阳盛阴伤。这两种情况，都应首先顾及其不足的阴，阴精充足了，亢奋的阳气将自然平复，即王冰所谓"壮水之主，以制阳光"。在临床上，阴虚阳盛者常表现为上盛下虚，上为阳，下为阴，所以针刺时，要先刺其下，补其阴，后泻其上，潜其阳。比如高血压病，临床常表现为头晕、耳鸣、腰膝酸软等上盛下虚证，常选百会、风池、曲池、上巨虚、太溪等穴，在针刺顺序上可遵循先太溪、下巨虚、上巨虚，再合谷、百会、曲池、风池。

补泻手法的先后顺序也有规律可循。《难经》补泻篇曰："虚者补其母，实者泻其子，当先补之，然后泻之。"同时也提出了补泻的先后顺序。在临证时，要重视护卫正气，调动病人自身的抗病能力来抵御疾病。虚实夹杂之证，若需补泻手法同施，多先施补法，后施泻法。

②依主客经传变定序

表里同病，先刺主之原，后刺客之络；表里未传，先补客之原，后泻主之络。

表里经由于其经络相合，互为表里，因此疾病的传变常常是两经之间相互传变。如手太阴肺经病，可以传及手阳明大肠经，

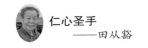
此时肺经为主，大肠经为客。相反，手阳明大肠经病，传给手太阴肺经，则大肠经为主，肺经为客。治则正如杨氏《十二经症治主客原络图》中的描述："肺之主大肠客……可刺手太阴肺经原，复刺手阳明大肠络；大肠主肺之客……可刺手阳明大肠原，复刺手太阴肺经络……"

"表里未传，先补客之原，后泻主之络"的理论，指表里经尚未传变，要先补将被传经的原穴，再泻传变经的络穴。经气充盛了，邪气就难以深入；原气会聚之处在于原穴，所以治疗时应先补被传经的原穴；络穴为连接两经的穴位，既是邪气传变的通路，又是两经经气相交接之处，所以在先补客之原的基础上，还需再泻主之络，以断邪气传变之路。此亦"不治已病治未病"原则的体现。

③依病证定序

针灸经典中，有关针刺顺序的系统论述不多，但有关具体病证的针刺先后顺序的记载并不少见，如《长桑君天星秘诀歌》中对宿食、中鬼邪、脚气、耳鸣等十七种疾病详细记载了针刺的先后顺序，《玉龙歌》中也有类似的记载，由于篇幅所限不能一一列举，现仅就临床上最常见的两大病证（痛证、中风）作一简要介绍：

痛证，先远刺、后近刺："不通则痛"乃医者所公认之说，因之又生出"住痛移痛，取相交相贯之迳"（《标幽赋》）。杨氏对此条原文中的"交贯"作两种解释：一是"阴阳交贯之道也"，二是"经脉也有交贯"。因此，临床上在治疗痛证时，常取能够沟通阴阳、交通经脉的一些腧穴，如八脉交会穴、八会穴、络穴等，手法也多采用"交经缪刺""泻络远刺"，若能先远取、后近取，多能取得较好的疗效。多数临床大夫都会有这样的体验，急性胃脘痛，若先刺足三里、梁丘等远道穴，再刺中脘、上脘等局部穴，往往能取得立竿见影的疗效，反之常会加重其疼痛。

中风，先刺健侧、后刺患侧：中风，因多以半身不遂为主症，所以又称为"偏枯"，其病机多责之于风痰、瘀血阻滞经络，气血运行不畅，半身失养。《灵枢·刺节真邪》有这样的记载："营卫稍衰，则真气去，邪气犯留，发为偏枯。"《针灸大成·证治总要》在中风偏枯的治疗篇中说："先针无病手足，后针有病手足。"结合这两段经文，笔者理解：中风的发生，营卫虚弱为本，风痰、瘀血阻滞经络（邪气犯留）为标，治疗上应以调补营卫为主，祛邪通络为辅。半身不遂发生时，患侧经脉上的腧穴，由于正气虚、邪气实，已难以发挥其正常的生理功能，因此治疗时，为了更有效地调动人体的正气，应先从健侧入手，先刺健侧腧穴，以调补营卫，调理阴阳，运行气血，再刺患侧以泻邪通络，从而达到一个新的平衡状态。在临床应用中，我们一般先刺健侧，待有一定疗效后，再左右同取，此时也是先刺健侧，再刺患侧，手法可采用先补后泻法，后遗症期则改用平补平泻法。体会是：采用这样的针刺方法，不仅可以提高中风恢复期的疗效，而且还可以预防和减少患肢痉挛（肌张力高）等并发症的发生。

综上所述，针刺顺序是决定针刺疗效的重要因素之一，针刺应按一定的顺序进行施术，其基本原则是：调理阴阳，顺应自然，护卫正气，调动人体自身的抗病能力来抵御疾病。

（3）腧穴配伍

为了全面反映针灸治疗中腧穴的配伍关系，老师认为腧穴的配伍亦有君臣佐使配穴法。这种穴位搭配，反映出医者对于疾病治疗的把握及病变整体发展趋势的把握。这种把握已从针灸中某穴治某病这一简单思维模式升华到中医治疗的整体观念，包括前瞻性的治疗，是中医整体观在针灸治疗中的具体体现。

①君臣佐使配穴法

君穴：起主要治疗作用的穴位，针对主病或主症。

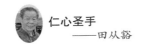

臣穴：辅助主穴起治疗作用或针对兼病或兼症起治疗作用的穴位。

佐穴：配合君、臣穴起治疗作用，或针对疾病发展趋势中可能的病症而起作用。

使穴：引经穴或反佐穴，以求"从阴引阳，从阳引阴"或"微者逆之"。

②腧穴配伍举例（月经失调）

主穴：关元、三阴交。配穴：血热加血海、支沟；血虚加阴陵泉、曲池。

方义：关元调冲任以安血室谓之君，三阴交补脾胃以资生血之源谓之臣。血热者加血海用泻法谓之佐，配支沟用泻法，清中、下焦之热谓之使。血虚者加阴陵泉用补法，健脾养血谓之佐，配曲池用补法，以调血中之气谓之使。

3. 针药并用

老师既精通针灸，亦精通中药。主张二者各有所长，应灵活选用。老师认为，那种重视中药、轻视针灸的做法对病人是不利的。无论哪种病，宜针宜药，何时用针，何时用药，何时针药并用，或先针后药或先药后针，皆应灵活掌握。如中风之闭、脱二证，本为一实一虚，治法截然不同，但该病多为先闭后脱，凡见面红目赤，烦躁不安，脉弦或沉滞，应急按闭证施治。虽有时亦可见两手撒开、二便失禁等部分脱证之象，但也应本着先开窍而后固脱之法，用圆利针补人中，泻风府、合谷、涌泉，以提插强刺之。若体质强壮者，可用三棱针刺十二井穴放血。一般情况下，针后患者多知痛回避，此时应迅速投以清开、化痰、开窍之药。若经上述治疗，患者毫无反应，宜再审脉象，凡脉象沉细或虚大而不规则、面部无神、肌肉松弛者，应按脱证施治，予以回阳固脱。其中，最便捷而有效的方法是用隔姜灸关元、气海各

15～20壮。无论是闭证还是脱证的治疗，皆应先针灸而后用药。尤其针灸见效就在当时，故不可墨守成规，必须审查患者的症状、体征、脉象，灵活施治。

总之，对于暴病急症，或神经、精神系统疾患且身体强壮者，多以针灸为主；若重笃危证或身体过度衰弱者，则以药物治疗为主；对于一般慢性病，则多针药并用，这样常能收到单一方法所不及的效果。关于老师在针药并用方面的经验也非常丰富，限于篇幅，留待以后专题介绍。

4. 结论

针灸临床中的扶正祛邪观，关键在于对脏腑经络及穴位特性的把握及手法的应用。其不同于中药的补益及祛邪之品，而是侧重于脏腑、阴阳、气血的调理，通过穴位的特性及相应手法而达到扶正祛邪之目的。故对于腧穴的掌握及手法的正确运用决定了疗效程度，这也正是名老中医治病疗效好的关键所在。在此基础上，尚可加用中药及综合疗法，如灸法、放血、拔罐、贴敷等，以加强扶正祛邪的作用，提高疗效。

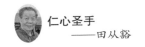
仁心圣手
——田从豁

田从豁教授"背俞四穴"应用探析

王卫红　邵淑娟

【作者介绍】邵淑娟，女，原中国中医科学院广安门医院针灸科副主任医师，是田从豁教授（第二批全国老中医药专家）学术经验继承人之一。

"背俞四穴"即膈俞、肝俞、脾俞、肾俞四组背俞穴。背俞即脏腑经络之气输注于背部的特定穴。《类经》中记载："五脏居于腹中，其脉气俱出于背之足太阳经，是为五脏之俞。"五脏各有一俞，方中仅选用肝、脾、肾三俞，外加血之会膈俞，反映出田老取穴精少的治病风格，更体现了其"重视调理气血，治病求本"的学术思想。气血是人体最基本的物质基础和生理功能，气血调和，五脏六腑才能发挥其正常的生理功能。气的升降沉浮依赖于肝的正常疏泄，因此方中选肝俞疏肝以理气，与血之会穴膈俞共奏调和气血之功。气血调和需建立在气血充盈的基础之上，气血的化生又依赖于脾气的正常运化，所以方中选用脾俞健运脾胃以化生气血。脾气的运化需元气的推动，即肾阳的温煦蒸腾、肾阴的滋养濡润，故另辅以肾俞以助其力，从而既调补了后天之本，又巩固了先天之根。四穴共奏调和气血、温健脾肾之功能。

田老在临床上应用此方时，既单独使用，也配伍他穴应用。其配穴多依病证的不同而灵活选用。如治疗失眠、神经官能症、精神分裂症等神经精神性疾病，常与心俞、大椎伍用；治疗咳嗽、哮喘，常与肺俞、风门、大椎配伍；治疗肠胃系统疾病，则配与中脘、梁门、足三里等调和脾胃诸穴；治疗耳聋、耳鸣，配角孙、听宫、翳风；治疗荨麻疹，配用百会、风池、期门。病有寒热虚实，法有温凉补泻，"背俞四穴"作为一组处方并不能完成其补虚泻实的目的，田老常常是在这些穴位上再施以其他的方法。如实者、热者、瘀者辅以点刺放血法，虚者、寒者辅以温灸法，风者、痰者则施以拔罐法。

病例 1： 患者，女，38 岁。患者 10 年前无明显诱因出现双手发作性疼痛，经多家医院诊为"雷诺综合征"，经中、西医治疗数载均未见效，近 3 个月来病情加重。双手每因裸露于冷空气中或着凉水而诱发，疼痛剧烈，呈针刺刀割样，伴肿胀、瘀斑。患者就诊于三伏盛夏之际，自诉仍需温水洗漱。田老认为，此证属寒凝血脉，气血瘀滞。治疗当温经散寒，调和气血。刺"背俞四穴"以调和气血，灸大椎以温通阳气、祛除寒邪，十宣放血以祛瘀生新。3 诊后，患者诉疼痛减轻，6 诊后疼痛已少有发作。

病例 2： 患者，女，58 岁。主诉耳聋、耳鸣 4 月余。患者 4 个月前因操持家务，自感身心疲惫，某日晨起突感右耳堵闷，不闻声响，并伴头晕耳鸣，经电测听检查，诊为神经性耳聋，经大量西药及高压氧治疗无效。予针刺"背俞四穴"配角孙、听宫，治疗翳风，治疗 10 次后，头晕、耳鸣症状减轻，听力改善，可用患耳接听电话。治疗 20 次后，两耳听力基本一致。

病例 3： 患者，男，62 岁。患者 30 年前因精神刺激出现失眠，经多方治疗无效，服用安定 30 年，药量逐渐增加，就诊前每日服用安定 100mg，加白酒 300～350mL 方可入睡，每夜只睡 2～3 小时。白日需饮浓茶提神，每餐必佐大量辛辣方可下饭。患者就诊时面色红赤，语重气粗，激动易怒，舌红苔黄，脉弦滑。田老认为，久嗜酒药，酒药之毒入血，致使气血瘀滞，郁久化热，热扰心神。治疗当泻其毒热，调其气血。先针"背俞四穴"加大椎，起针后再行诸穴点刺放血，由于毒热较重，每次治疗均

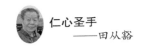
辅以放血。按上法施治 1 周，酒瘾即断，2 周后开始减用安定，治疗 20 次后，药减至每日 20mg，酒茶全部戒断。

"背俞四穴"虽为一组针灸处方，实则体现了治疗内伤杂病的一种方法。《内经·调经论》曰："血气不和，百病乃变化而生。"因此，调和气血是治疗疾病的关键所在。然调和气血之法，因辨证取穴和手法不同而千差万别，田老运用膈俞、脾俞、肝俞、肾俞作为调和气血的配穴组方，是根据《灵枢·卫气》记载"气在腹者，止之背俞"的观点，广泛运用俞募配穴，调治五脏六腑的气机。田老在刺"背俞四穴"时，无论令患者采用坐位还是俯卧位，皆是自上而下、先左后右的针刺顺序，注重寻找针感，探求气至病所，然后按补虚泻实的要求施以提插、捻转等综合手法，并强调刺激量的掌握，需补者应施以轻刺激手法，需泻者应施以重刺激手法，若无明显寒热虚实之证者，则多以平补平泻和中等强度刺激。留针时间一般 30 分钟左右。一些反复发作性疾病，如癫痫、哮喘等，有时要求留针 1 小时。在针刺背俞穴时，皆采用由下向上斜刺或平刺（腰骶部腧穴除外），这里的针刺方向无迎随补泻之意，而是遵从《针灸大成》中"腹部深如井，背部薄如饼"的告诫，也是为了方便针后覆盖衣被，避免伤及内脏。

中国临床医生杂志，2007，35（7）.

针灸治疗脾胃阳虚型胃脘痛的
临床和实验研究

刘保延

【作者介绍】刘保延，男，生于1955年，中国中医科学院首席研究员、主任医师、博士生导师，是田从豁教授指导的研究生之一。1985年9月～1988年7月，就读于中国中医科学院，攻读针灸临床专业研究生（硕士）。现任世界针灸学会联合会主席、中国针灸学会会长、中国中医科学院常务副院长、中国中医药信息研究会信息数字化专业委员会主任委员、中医临床专业委员会副主任委员，《中国针灸》《中国循证医学杂志》《世界科学技术－中医药现代化》等杂志编委。

胃脘痛，是内科消化系统里的一个常见病，中医辨证可以分成几个类型，其中的脾胃阳虚型尤为多见。在针灸临床中尚未见到对此型病例进行过专题研究。我们从1987年以来收治了47例，并进行了系统的住院观察和实验研究。其中，男性23例，年龄平均为45岁。病程多在8～11年之间。全部病例一律经纤维胃镜和X线透视检查确诊，含有慢性浅表性胃炎、萎缩性胃炎和消化性溃疡等。辨证主要根据胃脘隐痛，喜暖喜按，空腹痛重，食后腹胀，舌质淡嫩，边有齿痕，苔薄白，脉沉细或迟等。

治疗分为针灸和对照两组，前者32例，后者15例。针灸治疗：第一阶段，以捻转开阖补法针刺五脏俞，并结合隔姜灸，每

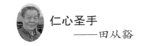

穴 5 壮，每日治疗 1 次，持续 10 天；症状有所改善进入第二阶段，选中脘、天枢、气海、内关和足三里等穴针灸（用艾盒进行温和灸，以中脘和气海穴区为主），每日针 1 次，灸 2 ~ 3 次，持续治疗 20 ~ 30 天；症状基本消失后进入第三阶段，选中脘、气海、内关或足三里，每日选 3 个穴施行针和灸，手法同上，一直到出院为止。对照用黄芪建中汤，每日 1 剂。

结果：近期疗效两组差异不大，针灸组显效率略偏高，症状改善（以积分值表示）针灸组头两周表现较快（$P>0.05$），舌象、脉象和体重的改变，也是针灸组较为明显。针灸组中 22 例进行了半年后的随访，复发者 8 例。针灸组治疗后，12 例进行了胃镜复查，稳定者 10 例，好转者 2 例。针灸组治疗后植物血凝素皮试红晕直径明显扩大（达常值），巨嗜细胞吞噬率和吞噬指数明显上升，免疫球蛋白和 C_3 补体改变不明显。

这一研究表明，针灸对脾胃阳虚型胃脘痛有着较好的临床效果，显效率较通用中药黄芪建中汤偏高。本组病例包括 3 种不同的疾病，采用同一种治疗方法而取得了一样的效果，这说明中医"证"的理论和针灸调节整体的观点是正确的，脾胃阳虚证病人的免疫功能低下，针灸治疗后随着临床证候的好转，免疫功能逐渐有所恢复。

田从豁治疗眼科疾病经验撷菁

林　海　黄雪琪

【作者介绍】林海，男，生于 1973 年，副主任医师，医学博士，1990 年 9 月～1995 年 7 月就读于黑龙江中医药大学，获针灸专业学士学位。1999 年 9 月～2002 年 7 月就读于黑龙江中医药大学，获针灸专业硕士学位。2002 年 9 月～2005 年 7 月就读于北京中医药大学，获中医专业博士学位。毕业后在中国中医科学院广安门医院针灸科工作至今。2007 年 11 月～2010 年 12 月进住中国中医科学院广安门医院博士后流动站，期间跟随导师田从豁教授进行名老中医药专家经验传承的临床研究工作，完成博士后出站课题《名老中医田从豁教授临床经验总结》，目前主要从事针灸临床工作及研究工作。

田从豁教授是我国著名针灸专家，现任中国中医科学院广安门医院研究员、主任医师、博士后导师、国家第二批名老中医经验传承导师。笔者从 2007 年开始跟随田师临证，在近 3 年的学习过程中，根据临床观察、记录的资料整理了部分田师的临床经验，尤其是眼科疾病的治疗方法很有特色，特此总结整理如下。

1. 疾病虽异，治则相似

田师认为，眼科疾病虽然病因各异，但有两点是其共性：其一为局部经络阻滞，经气不畅；其二为肝肾亏虚。所以，在各种眼病的治疗中，均采用疏通局部经络气血、滋补肝肾的办法。

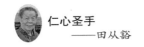

2. 针灸为主，中药为辅

田师认为，针灸最擅长疏通局部经络，所以对于眼疾，在眼局部采用针灸治疗是十分必要的。常取穴位：攒竹、鱼腰、丝竹空、四白、阳白、承泣、头临泣等。手法：攒竹、阳白、头临泣采用毫针向上平刺；鱼腰采用毫针向外平刺，透向丝竹空；丝竹空、四白等穴采用毫针直刺；承泣则要求用左手拇指推动患者眼球向上，之后用右手执针从眼球之下刺入。在应用针灸疏通局部经络后，辅以中药滋补肝肾，常用方剂有杞菊地黄丸、石斛夜光丸等。

3. 擅取球后、光明、脐周四穴

田师临证特别强调一些特定穴的作用，如球后，田师特别强调治疗各种眼病均要求针刺球后。该穴位于眶下缘上方，眼球外1/3和内2/3的交点处。针刺时要求先用左手拇指将眼球推动向上，之后用右手持针从眼球之下、眼眶之上刺入，直刺，不捻转也不提插，可以刺至眼球后缘，甚至可以触及眶后壁。田师认为，球后有疏通局部经络、改善眼部循环的作用，尤其是其针刺部位从眼球前部直至眼球后部和眶后壁，作用范围涵盖眼球、眼眶、视神经等病变，所以是治疗各种眼底病变的必取之穴。但是，针刺球后有一定的风险，需要谨慎和技术技巧的结合。又如光明，该穴位于外踝上5寸，胫骨外侧，平胫骨前缘，对于各种视神经病变有良好的疗效，田师临证也常用该穴。脐周四穴是田师特有的取穴方式，主要包括左右肓俞、水分、阴交四穴，采用直刺法，针刺后在这四穴和神阙穴上放置艾灸盒，以使热力顺针而入。灸神阙和阴交可以补益元气、固本培元，对很多眼病尤其是白内障和糖尿病眼病大有裨益；针灸肓俞可以补益肾气，对肾气虚损所导致的疾患可以起到治本的作用；水分为任脉穴，因其能利水，故曰水分，而其能够利水，则说明对肾气有所裨益。所以，四穴结合神阙，针刺结合灸法（神阙只灸不针），可以起到益肾培元的作用。

4. 积极应用电圆针、电磁针及按摩

田师临证也积极应用电圆针、电磁针及按摩治疗，尤其是一些患儿，针刺时易哭闹、好动，留针时间往往偏短。这时，在针刺后采用电圆针继续刺激穴位，常常可以提高疗效。针刺过程中应用电磁针可以增强对穴位的刺激。按摩也是一个很好的疗法。针刺前按摩可以起到针刺"循法"的作用，针刺后按摩针刺处可以增强对穴位的刺激，提高疗效。另外，对于患儿及肝肾亏虚、身体素质差的患者，田师常予捏脊治疗，取督脉和膀胱经第1、2侧线及华佗夹脊穴，可以改善脏腑功能，增强免疫力，起到治本的效果。

5. 强调核桃皮眼镜灸

田师认为，灸法能够改善局部血液循环，疏通局部经络，具有不可替代的治疗意义。眼睛属诸脏腑精气聚会之处，又比较娇嫩，不能直接施灸。田师则采用核桃皮眼镜灸。其法以铁丝圈成眼镜框状，在每个眼镜的框前也用铁丝圈出一个支架，以放置一段长约2cm的艾条，在每个眼镜框中放置完整的半个核桃皮，瓢面朝向眼睛，其内塞以枸杞子和菊花（核桃皮和枸杞子、菊花需放在一起，提前用开水浸泡24小时）。点燃艾条，使其热力传至核桃皮及其内的枸杞子和菊花，再传至眼睛。待艾条逐渐燃烧完毕，核桃皮与枸杞子和菊花也基本烘干，其药力与热力结合，均作用于眼部。该法主要用于治疗白内障和视网膜色素变性、各种眼底病变及视神经损害等。

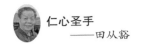
6. 典型病例

患者，男，68岁，2010年5月21日就诊。既往因"青光眼""双眼视力减退"于某医院诊为"右眼青光眼术后""左眼底血管病变"等。现因双眼视物模糊而求治。田师予核桃皮眼镜灸治疗，并在灸后针刺攒竹、丝竹空、太阳、四白、百会、风池等穴。治疗1次后即觉双眼较治疗前明亮。嘱其1周治疗2次。治疗2周后，患者视物模糊明显好转，自诉已能看清物体。

【按】核桃皮眼镜灸是治疗眼科慢性疾病的一个有效方法，但如果是急性炎症性病变则一般不适宜使用。另外，灸疗时间不能太久。待核桃皮内的枸杞子和菊花基本干燥后立即停灸，以防施灸太久而导致双目红赤。

7. 结语

在长期的临床实践中，田师积累了丰富的经验，其当针则针，当药则药，针药结合，随机而变，多种疗法结合，并善于针对疾病过程中的主要矛盾施治，故临证时每每得心应手，效果良好。

中国中医药信息杂志，2010，17（12）.

田从豁教授针法浅析

骆　芳　蒋军清　叶　虹

【作者介绍】骆芳，女，生于 1971 年，副主任医师，医学学士，1994 年毕业于新疆医科大学中医学院针灸专业，毕业后至 2006 年于新疆医科大学中医学院直属医院工作，师从新疆针灸名家徐占英教授，2006 年至今在新疆医科大学附属中医医院针灸科工作。2009～2012 年于新疆首批名老中医师承学习毕业，再次跟随徐占英教授研习针灸，获研究生同等学历。2008 年 2 月～6 月曾跟随田从豁教授学习针灸临床。目前主要从事针灸临床工作。研究方向为针灸治疗眼系疾患及针灸对亚健康状态的调理。

"针之要，气至而有效，效之信，若风之吹云。"针灸治病，全凭一根针、一炷艾，因此针法的精湛和辨证的准确是田从豁教授治病取效的核心。田老是第二批全国名老中医师带徒导师，从医 60 余载，德高望重，年近八旬，仍悬壶济世，服务于大众。笔者师从田老，感触颇深，其载誉医林，绝非偶然，现浅析其针法，以飨同道。

1. 针法

（1）练针先练气
古人云："养吾浩然之气。"气即精神，练气就是练神，田老主张从事针灸者，必须练好身体，练好气功，针灸疗效的好坏不仅取决于辨证施治，还取决于押手和刺手的手法及功力，要借助

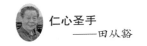

腕臂之力，甚至运动全身之力于指端，才能使针体轻巧而无痛楚地刺入穴位，因此必须聚精会神，意守丹田，练就运气的技巧以及拇、食、中三指的功力。当刺之时，运气于指，气注于针而行于穴，方能事半功倍，而这种指力和运气的技巧，须循序渐进，随着不断的实践和勤奋练习而逐渐增强。田老的指力可以将16寸毫针又平又稳地沿大椎穴透刺入命门穴，这也是田老治病之一绝。

（2）守神与治神

《灵枢·终始》曰："深居静处，占神往来，闭户塞牖，魂魄不散，专意一神，精气之分，毋闻人声，以收其精，必一其神，令志在针。"田老认为，针灸治疗过程不单是一个简单的物理刺激过程，它更是对患者调神的过程，尤其在心身疾病的治疗中，针灸医生的心理素质、行为方式、言谈举止都会对针灸效应和临床疗效产生巨大的作用。因此，施针时医者要守神，神志专一，精神内守，针入人体，神也随之而入，并要密切观察病人的精神状态。其次还要治神，田老在治疗时常会先取百会、大椎穴，用以治神，引导患者神情专注于所针之处，同时可以诱导患者入静，从而改变机体的功能状态，诱发循经感传，提高针灸疗效。

（3）明辨经络，审察血脉

《灵枢·九针十二原》曰："持针之道，坚者为宝，正指直刺，无针左右，神在秋毫，属意病者，审视血脉者，刺之无殆。""夫气之在脉也，邪气在上，浊气在中，清气在下，故针陷脉则邪气出，针中脉则浊气出，针太深则邪气反沉，病益甚。"是故田老在针刺时重视审察血脉，因为"有诸内，必形于外"，通过切循按压，寻找一些病性的反应点，同时注意患者的面部神色变化，四诊合参，明辨经络，依据病位之深浅，病情之轻重，选择合适之针具，采用适当之刺法，以达调气之目的。

（4）切循经络

《难经·七十八难》曰："知为针者信其左，不知为针者信其右，当刺之时，必先以左手压按所针之处。"因此，田老非常重视进针前的揣穴，他会用左手拇指由轻而重地深按欲刺之腧穴及其附近部位，以疏散瘀滞。在针背俞穴时，他必用左手掌面或掌根推摩、循按督脉及膀胱经，或以左手拇指爪甲沿膀胱经循行第1、第2侧线划一直线，同时也运气于指，一则激发膀胱经经气，二则取穴方便，三则患者经推摩后顿感轻松，同时可减少针刺引起的疼痛，亦可使患者守神于所针之处，正如窦汉卿的《针经指南》曰："左手重而多按，欲令气散，右手轻而徐入，不痛之因。"无怪乎有患者称，针还未入，病已去半。

（5）进针与行针

①雀啄进针

《灵枢·九针十二原》曰："右主推之，左持而御之。"田老总结前人之经验，寓繁于简，推陈出新，进针讲究双手的配合，左手切按穴位，心手合一，运气于指，右手轻微地施以雀啄法将针捻入，气随针走，针随手入。采用"天""人""地"三才进针法，一刺通过皮肤的浅部，为天才；再刺到达肌肉，为中部，是人才；三刺进入筋肉之间，为深部，是地才。如此进针，一则减少患者的疼痛，二则可以调引气机之升降。

②得气为度

针入人体，田老主张得气为度，并要善于辨别针下之气，气至不单独是患者的自身感觉，医者要善于细心体会针下手感。如果持针的手感到针尖处是轻、滑、慢，是气还未到，则要检查针刺穴位准确与否，或用弹法、摇法、刮法、震法、叩法来催气、候气。如果针尖处突然由轻、滑、慢变成沉、紧、涩，就是经气已至，尤如鱼在吞钩时一沉一浮的感觉，患者亦有酸、麻、胀、痛、触电感或肢体抽动。若已得气，应辨别所得之气是正气还是邪气，正气是缓和的，邪气是快而紧的。笔者曾体验过田老用芒针沿督脉从大椎穴向下透刺，初针时背部酸胀沉紧，渐渐针感波

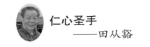
及肩背，15分钟后双肩沉重已不能抬起，急唤起针，因此得气直接关系到疗效和预后。

③气至病所

田老认为，只有针感到达患病部位，才能获得好的疗效，因此掌握并控制感传方向是非常重要的。如何使感传达到或趋向患病部位，关键在左右手的配合，一般是进针后，使针尖倾向病变方向，用左手拇指压住相反的部位，并用适当的力量推向病变方向，得气后，重压针尖并向一个方向小幅度捻转，或用颤法、弹法、刮法、飞法等催气，亦可用左手食、中指在感传前方，沿经脉进行循按、叩击等法，激发隐性感传，促使感传趋向病变部位。

④重视补泻

《备急千金要方》曰："凡用针之法，以补泻为先。"田老认为，针刺得气后，依据病性及患者体质，施以适当的补泻手法，亦是针刺取效的重中之重，因此，田老非常重视补泻手法的应用。他认为，"提插"和"捻转"是针刺手法的基础，寓有先天和后天之义，提插法以阳气之下为补，阴气之上为泻，是针对元气虚实而设。元气禀受于父母先天的精气，就是元阳和元阴之气，所以以阴阳的概念来代表，有调补先天之气的作用。因为阳气生于外，所以补法要使阳气入内；阴气生于内，因此泻法要使阴气外出。捻转法以顺经捻转为补，逆经捻转为泻，是根据营气循环的有余不足而创设的，营气出自中焦，秉后天水谷之气而生，所以有疏调后天之气的功效。如果能掌握这两种手法，则一切的补泻方法尽在其中了。而具体的补泻原则，则要依据病情的正邪力量对比而酌情实施。

⑤合理的留针时间和疗程

田老认为，那种一概不留针的"快针疗法"或一律留针20～30分钟的做法，都不是最理想的方法。一般外感表证、新病轻症，留针时间短；病程长、病情重者，留针时间长。在治疗癫痫时，田老留针时间1小时以上，有的急症1天针灸2~3次，有的慢性病则1~2天针灸1次。一般10~12次为1个疗程，疗程间休息1~2周，以避免耐针性的出现。

（6）出针

起针时必须聚精会神，以免引起血肿、漏针，眼部穴位多按压。补法起针宜缓，按压针孔；泻法起针宜速，轻轻覆盖针孔即可，不必按压。

2. 治法

（1）辨证施治

田老诊病，非常重视望、闻、问、切四诊合参，并据病因、病位、病性，重点突出，"经络病候辨证"，"经络气血辨证"，"经络循行、经别、经筋的辨证"，"经络阴阳、表里虚实、寒热的辨证"，"经络脏腑辨证"，"经络流注辨证"，以及"腧穴特殊反应的辨证"等，并据辨证，把理、法、方、穴、术，工工整整地书写于患者的病历上，一本病历在手，田老的治疗思路便跃然纸上。俗语道："中医不治喘，西医不治癣。"可田老却在准确辨证的基础上，施以适当的针灸方法，攻克了这些疑难病症，在治疗慢性支气管炎、支气管哮喘、湿疹、皮炎及过敏性疾病等方面总结出了宝贵的经验，已收录在其经验集中。

（2）调督益髓

《灵枢·海论》曰："脑为髓之海，其输上在于其盖，下在风府……髓海有余，则轻劲多力，自过其度。髓海不足，则脑转耳鸣，胫酸眩冒，目无所见，懈怠安卧。"因此，田老在治疗时极为重视髓海的调理，他常用百会、风池、大椎穴作为调督益髓的主穴，或用芒针沿督脉或夹脊透刺，芒针长度为5~16寸不等，并依据病情酌情选用。在治疗脑髓病（如中风偏瘫）、神志病、

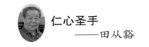

耳聋耳鸣、脊髓病（如截瘫）、脊髓炎、末梢神经炎时，田老均会以调督益髓为法施治。门诊曾遇一8岁男孩，因感冒后患脊髓炎8个月，胸7以下感觉平面丧失，二便失禁，多方求治无效。经田老诊治，以调督益髓为法，治疗3个月，感觉平面已下移至尾骶部，小便已能控制，家长信心倍增，坚持继续治疗。

（3）以一脏调五脏

《类经》中记载："五脏居于腹中，其脉气俱出于背之足太阳经，是为五脏之俞。"背俞穴是脏腑精气输注于背部的穴位，它们和内脏有着直接的联系，生理上五脏之精气由此输注于背部，病理上，五脏的疾病可由此反映到体表，因此田老认为在治疗上，五脏之病变可针灸这些腧穴而达到治疗脏腑疾病的目的，即通过通调足太阳一经之气血，起到通调脏腑气血之功，并求"阴病治阳"（《素问·阴阳应象大论》）。田老常用肝、脾、肾三俞，外加血之会膈俞，组为"背俞四穴"，以调和气血，温健脾肾，既调补了后天之本，又巩固了先天之根。但在具体临证时，田老又会以脏腑辨证为基础，选用背俞穴来调理脏腑之疾。

有一63岁男性膈肌麻痹患者，患病2个月，西药治疗无效，因膈肌麻痹压迫两下肺致双肺不张，双肺呼吸音消失，初诊时患者神疲乏力，面如灰土，直立时微喘，平卧时喘憋明显，不能平卧，舌质暗，脉弦涩，既往有高血压、冠心病、糖尿病史，患病前1周因感冒有高热病史。田老辨证：素体亏虚，热伤肺络，肺失肃降，久病抑郁，中州失健。故治以健脾理气，疏肝泻热。取中脘、膻中、天枢、章门、足三里、尺泽、大敦、肩井，配合大椎芒针刺，三棱针大椎放血后拔罐，背部刮痧。一诊后患者舒适，侧卧位可睡眠，针10次后能平卧入睡，精神转佳。调整治疗方案，调理脏腑，以足太阳之背俞穴为主，选背俞四穴，配以肺俞、心俞、肩井以培补肺气，配以筋之会阳陵泉及三阴交以滋补肝肾。针30次后拍片，膈肌活动度增加，可闻及两肺呼吸音。

治疗继续中。

（4）标本同治

《素问·至真要大论》曰："知标与本，用之不殆……不知是者，不足以言诊，足以乱经。"田老认为，正气为本，邪气为标，先病为本，后病为标，病因为本，症状为标，脏腑为本，经络为标。因此十分重视"治病必求于本"，但在临证时，又复杂多变，故需灵活掌握，一般先治急性症状，后治慢性病症，先治外感，后治内伤杂病。若慢性病多以治本为主，或标本兼治。若病情危重，身体极度衰竭，所谓正气虚极，出现脱象时，无论何病，皆以扶正为主，多取百会、大椎、气海、关元、足三里穴，针刺用补法或灸法。

（5）组穴精炼

田老组方用穴时，讲究少而精，这有赖于田老饱览群书，医理深厚，并使之融会贯通，故能信手拈来，可谓"一穴当关，百疾皆除"。因此，他告诫大家要熟读中医基础、经络腧穴理论，并善于摸索、体会和总结。曾有患者刘某，女，53岁，3年前因坐车后晕车致吐，后觉咽中如有物堵，吐之不出，咽之不下，多方检查未见明显异常。田老诊断：梅核气。辨证：痰浊壅滞。取穴：天突斜刺，合谷、百会、丰隆、鸠尾直刺，一诊后患者自觉舒适，3次而愈。

（6）重用灸法，综合治疗

《医学入门》曰："凡病药之不及，针之不到，必须灸之。"《灵枢·刺节真邪》曰："脉中之血，凝而留止，弗之火调，弗能取之。"传统的针灸在田老学术思想中贯穿始终，重用灸法，也是田老临床取效的关键之一。仅灸法在《内经》中共有34篇经文论及，而灸法已被田老运用得得心应手，古老的核桃皮眼镜灸、苇管灸等传统灸法也被田老传承下来，而这些灸器却是田老费尽心思亲自制作的。除了灸法，放血疗法、刮痧疗法、拔罐、

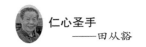

走罐、火针、穴位贴敷疗法及针药并用，皆是田老治病的法宝，正是田老思路开阔，治法多样，疗效方显卓著。

田老从医60余载，在理论和实践中均有非常高的造诣，其针法玄妙，暗藏绝技，绝非本文之浅识，但愿仁者见仁，智者见智，心有灵犀一点通。

辽宁中医杂志，2009，36（1）.

田从豁教授临床配穴学术思想与观点小结

张　华　　刘保延

【作者介绍】张华，生于 1971 年，主治医师，医学博士，2006 年毕业于中国中医科学院，获针灸推拿学硕士学位，2009 年获北京中医药大学中医内科博士学位。2004~2005 年跟随田从豁教授出诊。目前主要从事中医内科及针灸临床工作。

　　当今名老中医经验的继承越来越受到重视，怎样更好地继承名医经验也成为讨论的热点，以往多种总结传承方法各有其优缺点，近年临床科研工作者也进行了很多新方法的尝试。我们尝试运用"人机结合、以人为主"的方法，即运用数据挖掘技术处理临床信息与数据，运用深度访谈的定性研究方法解释数据挖掘结果，两种方法相结合，以客观的病历数据为基础，以名老中医本人的意见为主，对数据挖掘结果进行分析，总结出既符合临床真实情况又反映老中医学术观点的经验。本篇重点介绍以"人机结合、以人为主"方法所总结的田从豁教授临床配穴学术思想与观点。

　　田从豁教授从事针灸临床、科研、教学工作 60 余年，有丰富的理论与临床经验，临床强调辨证施治，主张当针则针，当药则药或针药并用，以及中西医结合治疗。针灸治疗注重理、法、方、穴、术，主张扶正与祛邪并重。

　　本次研究采用田从豁教授 1970~2006 年针灸门诊病历，共 348 例，其中 150 例为实时采集病历，198 例为既往病历，将病

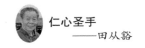

历资料录入名老中医临床信息采集系统，形成结构化的数据库，运用数据挖掘的方法，初步总结出田老临床常用穴组及配穴，运用深度访谈的定性研究方法（本研究采用研究小组与田老座谈、向田老提交纸质文档请田老审阅批改两种方式）多次与田老交流，在初步穴组的基础上进行穴方总结，同时也进行穴方所体现的学术观点的总结，但这样的总结不够系统化，故在最终穴方总结完成后，再进一步与田老交流，仍采用研究小组与田老座谈和纸质文档相结合的方式，从理论上总结这些穴方所反映的学术观点，进一步将这些具体的学术观点加以综合分析提炼，请田老本人讲解，参考已有的田老经验总结文献，结合在跟随田老出诊并进行实时采集病历时的跟师体会，总结体现田老临床配穴经验的学术思想。下面是本次研究总结出的田从豁教授临床配穴主要学术思想与观点。

1. 田老临床配穴具体学术观点

（1）辨证论治，谨守病机

田老认为，针灸治疗无论从哪个角度论治，其目的均在于恢复机体平衡状态，即"以平为期"。而要达到平衡，首先要找到不平衡所在，故临床认证最为重要，辨证是治疗的基础，辨证要与辨病相结合，以辨证为主。如瘾疹一病，总的治则是调和气血，平衡营卫，又依据不同的证候表现分为风寒与风热两证，再有日久兼虚者，分选不同的治法与腧穴治疗。不寐一病，田老认为病位在心，病机在于"阳气不得入于阴"，具体分为虚证与实证。虚证多因心脾两虚、心胆气虚等造成气血不足，心失所养，或心肾不交，水火不济；实证多因气郁化火、痰热内蕴、胃中不和等造成心神被扰，临床要结合具体表现判断。

（2）正治反治，灵活运用

田老认为，新病、病机简单者，多用正治法。久治不愈者，病机一般较为复杂，可用寒因寒用、热因热用等治法。如寒湿痹证日久者，多取脐周四穴配以循经取穴等，田老认为寒湿为阴邪，正治法本当多取阳经穴，调阳气以祛邪外出，而脐周四穴为阴经之穴，取之意在以阴经祛阴邪，类似"寒因寒用"之意。

（3）协调阴阳，以平为期

田老认为，阴阳为"天地之道"，"万物之纲纪，神明之府"，阴阳是人体所有功能与物质的总纲，治病必以"阴平阳秘"为期，故临床取穴也必考虑阴阳平衡。田老认为，平衡阴阳有三个方面的意思：对于阴阳失调者，盛者泻之，虚者补之，一是用于邪实，一是用于正虚，针对具体疾病表现选取相应穴位；对于临床无明显阴阳失调表现者，田老取穴也会考虑阴经与阳经之间的平衡，注意阴经穴位与阳经穴位的配伍使用；运用"阳脉之海"督脉与"阴脉之海"任脉经穴的平衡阴阳作用，往往督脉与任脉经穴同取，以平衡全身之阴阳。

（4）调理脏腑，整体治疗

田老认为，脏腑之间的生克制化关系非常重要，每一脏腑之病都不是独立的，都会与他脏他腑相关，故一脏之病可能会用到几脏之穴去调整，即"治五脏而调一脏"。治脏病常用调腑之法，治腑病常用调脏之法，即"脏腑互调"，而体弱、免疫功能低下者，则常用五脏六腑共调之法。如慢性萎缩性胃炎，患者主诉唯有胃脘部隐痛，返酸，余无不适，看似病机单纯，田老却可能会取脾俞、胃俞、期门、中脘、肾俞、章门、足三里、内关等穴，看似取穴杂乱无章，实则意在和调五脏，因患者久病之后，五脏六腑均会受到影响，田老认为调畅脏腑功能，疾病自会向愈。

（5）调和气血，调和营卫

田老认为，气血为人体各种功能的基本物质基础，气血通利，营卫和调，是功能正常的基本保证，故临床取穴常会考虑到配伍调气血之穴。田老认为，阳明经为多气多血之经，最宜用来

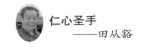

调和气血，具体以肩髃、曲池、足三里、合谷等穴多用，但必不能拘于几穴，凡阳明经穴均有调气血、和营卫之功。血之会穴膈俞也是调和气血之常用穴。

（6）调畅气机，中焦为枢

田老认为，中焦为气机升降之枢，对于胃失和降、肺气不降、腑气不通、肝气不舒等气机不畅之证，或在调畅中焦气机基础上合以针对不同脏腑气逆之穴，取其力挽狂澜之效，或在调畅脏腑气机的同时加用调畅中焦气机之穴，取其四两拨千斤之妙。调畅中焦气机之穴，多选中脘、足三里。

（7）疏通经络，畅达气血

疏通经络是针灸治疗的基本作用，正常情况下，经络"内溉脏腑，外濡腠理"，维持着人体正常的生理功能，各种原因导致的经络阻滞或经络空虚，可以引起疼痛、麻木、不用等病变，可取相应经穴调整，包括循经取穴与局部取穴。

（8）扶正祛邪，随证治之

扶正祛邪是田老临床治病的基本原则，田老扶正注重补益脾胃，尤其是在久病之后，更以补本虚为重。祛邪则根据具体情况采用不同的方法，不仅体现在取穴上，也体现在放血疗法、火针等的运用中。

（9）疑难杂证，从痰论治

某些久治不愈，甚至难以诊断的疾病，田老多从痰论治，"无痰不作祟"，选穴多用丰隆穴。丰隆为足阳明胃经的络穴，沟通脾、胃两经，有健运脾胃而化痰浊的作用。另外，某些久治不愈者，并非选穴有误，而是一般毫针刺法无法达到一定的刺激量，对于这种情况，田老采用加大刺激量的方法，如采用双针刺法、丛刺法、手法强刺激等。

（10）重视腹部与背部腧穴的运用

腹部腧穴分属肝、脾、肾、胃经，田老临床常将腹部几条经脉穴位同时配用，目的是为了和调肝、脾、肾、胃几个脏腑。田老将背部督脉、夹脊、膀胱经二侧线穴位分别用于不同的目的：督脉入络脑，故督脉穴常用于治疗脑髓之病；夹脊按不同阶段分别调整对应部位的脏腑器官，如胸夹脊上段用于调理心肺，另外，夹脊穴还用于加强通调督脉的作用；膀胱经第一侧线（背俞穴）用于调整相应脏腑之形（本脏之病），第二侧线用于调整相应脏腑之神（即"五神脏"所主之神志病），多用于治疗癫狂、抑郁等病。

对以上具体的学术观点加以分析综合，提炼其主要思想精华，如调理脏腑、调畅气机、扶正祛邪等观点均贯穿着以脾胃为中心的思想，结合田老本人的意见，参考已有的田老经验总结文献等，总结田老重视中焦脾胃的学术思想。

2. 田老临床配穴主要学术思想

（1）以辨证为基础

田老临床重视辨证，认为腧穴的调节作用虽可能与局部作用、神经调节有关，但最重要的仍然是要辨证选穴，辨证与辨病相结合，以辨证为主，运用八纲、脏腑、经络等具体辨证方法，诊断疾病与证候，确定治则与治法。《素问·至真要大论》云："必伏其所主，而先其所因。"辨证论治是中医学的精髓，它指导着中医诊治疾病的全过程。针灸治病根据脏腑、经络、气血阴阳等学说，运用四诊方法收集病证的各种现象和体征，加以分析、综合、概括，以明确疾病的病因病机及病位所在，在此基础上制定治疗法则和选穴组方，以调畅气机，通其经络，调其气血，改善气化功能，扶正祛邪，使阴阳归于相对平衡，脏腑经络功能趋于和调。

（2）施治原则以平为期

田老临床多从阴阳、气血、脏腑、经络、邪正关系论治，而

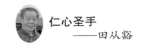

治疗均注意"以平为期",也正体现了中医学动态平衡的辨证思想。如阴阳互根,阴阳互用,主阴之穴与主阳之穴同用,补者从阳引阴,从阴引阳,泻者以阴阳平衡为期;调理脏腑,注重脏腑之间的生克制化及脏腑互调作用,病机复杂者,多脏同治;注重调畅气血,调和营卫,气血为人体功能活动的基本单元,气血平和调畅是人体功能正常的前提,气血失和是多种疾病的病因病机所在,营卫失和也是气血失和的一种表现,治疗中虚者补益,实者清泻,注意调和。

(3)重视中焦脾胃的作用

田老临床非常重视中焦脾胃的作用,很多疾病的治疗从脾胃入手。脾胃为后天之本,久病体虚、虚实夹杂者,注重补益脾胃,脾胃强健,正气充足,则机体各脏腑组织器官的功能正常;脾胃为气机升降之枢,因而气机逆乱,升降失常均从脾胃入手,进而调理全身气机;脾主运化水液,水液代谢异常可能产生多种病变,"脾为生痰之源",疑难杂证多从痰论治,而治痰也从脾胃入手,故取丰隆穴为主;脾主运化水谷,脾胃为气血生化之源,也是脾胃为后天之本的体现,气血虚弱者亦从补益脾胃而益气生血入手。

(4)重视选穴组方

善于组方选穴者,一穴可以多用,一方能治多证;维护正气,祛邪而不伤正;扶正培元,补益而不涩滞;寒热可以平调,虚实可以并治,因果可以同治,标本可以兼治;补阳则于阴中求阳,补阴则于阳中求阴。田老临床选穴以循经取穴、近部取穴、上病下取、下病上取、以痛为腧等取穴法灵活运用,重视背部腧穴、腹部腧穴及合穴、八会穴、交会穴、督脉穴、任脉穴的运用,穴方配伍以本经配穴、表里经配穴、上下配穴、远近配穴、左右配穴为多。

本次研究的研究者跟师7个月,纳入病历资料348例,在跟师时间较短、病历资料较少的情况下，所总结的学术观点与思想，有的与过去以跟师形式总结的田老经验文献相同，有的在文献中未有总结，经与田老交流得到田老肯定，基本能反映田老临床配穴学术思想与观点。在研究过程中体会到，"人机结合、以人为主"的方式进行名老中医配穴经验总结是可行的，同时本研究也有待于进一步深入，因田老所治病种范围较广，针灸门诊特点也决定病种多样，今后应加大病历资料数据量，或针对某一疾病进行分析，可将经验总结工作进一步深入。

针灸临床杂志，2007，23（2）.

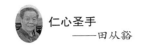
双侧膈肌麻痹证案

贾开雪　王映辉

【作者介绍】王映辉，男，1966 年出生，研究员，中国中医科学院广安门医院副院长。1989 年毕业于安徽中医学院针灸系。同年来广安门医院工作。目前主要从事针灸临床医疗、医院科研管理、新药临床研究与开发、医院信息化建设与研究、针灸临床诊疗技术研究及名老中医经验研究工作。

患者，男，63 岁，于 2008 年 1 月 7 日就诊。

主诉：胸闷、喘憋 2 月余。

现病史：患者于 2007 年 11 月 7 日无明显诱因出现反复发热，体温最高 38.9℃，自服感冒冲剂后体温未再升高，但安静状态下出现前胸、后背阵发性针刺样疼痛，弥漫性分布，持续约 5 分钟后自行缓解，第 2 天出现夜间卧位时明显胸闷、喘憋持续不缓解。既往有高血压、糖尿病、冠心病病史，一直服药，控制良好。做各种检查后诊断为"不明原因双侧膈神经麻痹"。住院治疗 2 个月，喘憋无明显改善，遂来求诊。刻下症见：神疲乏力，面如灰土，平卧时喘憋明显，日夜多取坐位，呈端坐呼吸，侧卧位时稍有缓解，站位时仍有喘憋，活动后加重，因不能平躺而影响睡眠，情绪低落，终日默默不语，纳可，二便调，舌质暗，脉弦涩。

查体：血压 120/80mmHg，双侧胸廓对称，腹部反常呼吸，语音震颤及语音传导无增强、减弱，双肺叩诊音清，双下肺呼吸音消失，未闻及干湿啰音，心前区无隆起，心率110次/分，律齐，未闻及杂音，腹软无压痛，双下肢不肿。胸部CT示：双膈明显抬高，双肺下叶盘状肺不张，肺底抬高至4、5肋间。肺功能检查：通气功能重度损减，以限制型为主，弥散功能减低。

西医诊断：双侧膈肌麻痹。

中医诊断：喘证（中气虚弱，土不生金，肺气不足，久病抑郁，肝气上逆乘肺，肺失肃降）。

治疗原则：健脾理气，疏肝解郁。

针灸取穴（因不能仰卧，取仰靠坐位）：大椎、膻中、气海、尺泽、大敦、肩井、章门、中脘、足三里、三阴交。大椎，向下斜刺，取针后以三棱针点刺放血后拔罐；膻中、章门，向上斜刺；其余穴位直刺。以上穴位用提插捻转平补平泻手法，均留针30分钟。每周治疗3次，如上法治疗1月余。

2008年2月13日复诊：诊治20次后，患者气短、憋闷明显好转，能平卧入睡，但仰卧不能持久，睡眠好转，面色转润，精神转佳，纳佳，二便调，舌淡红，苔薄白，脉沉细。查体：胸部X线检查示双膈抬高，双肺下叶盘状肺不张，肺底平5、6肋间。调整治疗方案，大椎、肩井、足三里守原方，加用心俞、膈俞、肝俞、脾俞、肾俞、关元俞、太溪。大椎，向下斜刺；心俞、脾俞、肝俞，向上斜刺；肾俞、关元俞、足三里、太溪，直刺。采用平补平泻手法，留针30分钟，腰骶部加温灸盒施灸30分钟。

2008年6月6日三诊：针刺40次后，患者喘憋明显好转，可闻及两肺呼吸音，胸部X线检查示膈肌活动度增加，肺底已平7、8肋间。因双下肢浮肿，遂加强温补肾阳之功能，膻中、太溪守原方，加用肓俞、水分、阴交、期门、昆仑、内关，脐部加温灸盒灸，每次留针、灸疗均为30分钟。

2008年6月13日四诊：喘憋已消失，下肢浮肿消失，已能仰卧针灸。

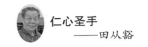
按语： 膈肌麻痹系由于一侧或两侧的膈神经受损，神经冲动传导被阻断而产生，导致膈肌异常上升和运动障碍。双侧膈肌麻痹常继发于特发性的神经和肌肉疾病或膈神经损伤，原发性疾病占大部分，恶性病变和手术并发症也会影响膈神经，但其真正病因未知，临床常常表现为严重的呼吸困难、端坐呼吸、腹部反常呼吸（吸气时腹部凹陷）、呼吸费力和辅助呼吸肌动用等。中医虽没有膈肌麻痹的病名，但历代文献有类似的记载。汉代张仲景的《金匮要略·肺痿肺痈咳嗽上气病脉证治》中所言"上气"即指气喘、肩息、不能平卧的证候。《灵枢·五阅五使》说："肺病者，喘息鼻张。"《证治准绳·喘》说："肺虚则少气而喘。"中医所论之"喘证""肺胀"等证与不同类型之膈肌麻痹极为相似。喘证的发病机制主要在肺和肾，涉及肝、脾。针对此患者，田从豁教授明确指出："患者中气虚弱，土不生金，肺气不足，加之久病抑郁，肝气上逆乘肺，升多降少，肺气上逆而为喘，其他诸症丛生。"田教授强调对于本例膈肌麻痹的治疗，应根据各个时期证候的证型和特征，以健脾理气、疏肝解郁为主线，并根据治疗过程病情恢复及变化情况及时调整治疗方案。首次取穴大椎、膻中、气海、尺泽、大敦、肩井、章门、中脘、足三里、三阴交。大椎乃督脉、手足三阳经的交会穴，为诸阳之会，能振奋阳气，具有调督通阳之效；膻中为气会，气海为纳气之根，尺泽为肺经合穴，针之能理气宽胸，除胸肺之气郁，恢复肺之升发肃降功能；大敦为肝经井穴，肩井疏肝理气宽胸，共解肝之被郁；章门既为局部取穴，又为脾之募穴，加中脘、足三里、三阴交补益脾胃，以健中州。针刺1个月后，患者气短、憋闷明显好转，调整治疗方案，太溪、关元俞以调补肝肾，选取心俞、脾俞、肝俞等背俞穴，阴病治阳，补益心、肝、脾、肾。五脏之病变可针灸这些腧穴而达到治疗脏腑疾病的目的，即通过通调足太阳一经之气血，起到通调脏腑气血之功，并求"阴病治阳"。针刺40次后，治疗上加强温补肾阳之功能，以期门、内关理气宽胸，使局部气机调畅；以肓俞、水分、阴交"脐周四穴"，配合太溪、昆仑，共奏益肾壮阳、振奋祛邪之功，重在治本，使阳旺阴消，疾病自愈。肚脐部加温灸盒灸以振奋阳气，温补脾肾之阳，通经活脉，阳旺则阴消，水肿得退。由于能抓住病本，故能收到满意的疗效。

中国针灸，2011，31（6）．

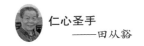
田从豁教授应用冬病夏治消喘膏贴敷治疗经验简介

杨　涛　王　寅

【作者介绍】杨涛，女，生于1974年，副主任医师，医学硕士，1997年毕业于北京中医药大学针灸推拿专业，同年7月来到中国中医科学院广安门医院工作，是田从豁教授（第五批全国老中医药专家）学术经验继承人之一。现任北京针灸学会贴敷专业委员会副主任委员，北京中西医结合学会神经内科专业委员会委员，中国中医药学会脑病专业委员会委员。目前主要从事针灸临床工作。

　　全国著名老中医、第二批师带徒导师田从豁教授迄今已从事针灸临床工作60余年，具有渊博的专业知识和丰富的临床实践，在中医针灸治疗中强调辨证施治，主张针药并用。自20世纪70年代后期，田老运用冬病夏治这一法则，除每年夏季伏天用冬病夏治消喘膏（方中白芥子一两，延胡索一两，甘遂、细辛各半两，共为细末，入麝香半钱，杵匀，姜汁调涂）治疗慢性气管炎、支气管哮喘外，同时还治疗过敏性鼻炎、各种关节疼痛（痹证）等多种疾病。将"预防为主，春夏养阳"的理论普及到中药内服、针灸、按摩、刮痧等多个治疗领域，采用择时治病，取得了较好的临床疗效。笔者有幸跟从田老出诊，亲眼目睹田老临床治疗过程，收益颇多，遂将田老的经验进行整理，与同道分享。

1. 慢性气管炎

慢性气管炎的主要症状为咳嗽，属肺系疾病。咳嗽有外感、内伤之分，外感咳嗽多属邪实，应以祛邪宣肺为主；内伤咳嗽多属邪实正虚，在祛邪的同时，应扶正补虚。慢性气管炎在病机上往往虚实夹杂，即肺、脾、肾脏功能失调——肺失清肃，脾失健运，肾失摄纳，同时有痰浊阻肺、肺气上逆而致。

田老认为，针对一到寒冷季节就出现咳嗽或病情加重的患者，可利用"预防为主，春夏养阳"的原理，在春夏季节进行针灸治疗，通过鼓舞正气，达到祛病防病的目的。针灸临床可根据中医辨证选取不同的针灸方法和穴方。可选用冬病夏治哮喘膏于头、中、末三伏各贴敷治疗一次。每次 6 小时。选穴：肺俞、心俞、膈俞。

病案举例：马某，女，55 岁，2004 年 7 月 14 日初诊。主诉：咳嗽痰多 20 年。现病史：20 多年来，每年 9 月至次年 4 月咳嗽发作频繁，加重 10 年，发作时咳嗽剧烈，咳大量白痰，动则气短，平时易感冒，畏寒肢冷，腰酸腿软，时有心悸，多汗，饮食差，体力衰弱，曾用中、西药物，效果不显。刻下症及四诊情况：神疲倦怠，语声低微，身体瘦弱。舌淡，苔薄白，脉沉细。中医诊断：咳嗽（肺肾阳虚，寒痰伏肺）。西医诊断：慢性气管炎。治法：扶正祛邪，温阳散寒。方法：夏季伏天接受冬病夏治消喘膏穴位敷灸治疗，取穴肺俞、心俞、膈俞（均为双侧），头伏、二伏、三伏各贴 1 次，每次贴敷 4～6 小时。患者当年贴药后很少感冒，仅次年 1 月发作咳嗽 1 次，经治疗 7 天而愈。随访 2 年未再复发。

2. 支气管哮喘

哮喘是一种常见的反复发作性痰鸣气喘疾患，以喉中哮鸣，

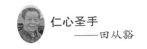

呼吸急促困难，甚则张口抬肩，鼻翼煽动，不能平卧为特征。一年四季均可发病，尤以寒冷季节和气候急剧变化时发病较多。本病之基本病因为痰饮内伏。小儿每因反复感受时邪而引起，成年患者多由久病咳嗽而形成。亦有脾失健运，聚湿生痰，或偏嗜咸味、肥腻或进食虾蟹鱼腥，以及情志、劳倦等，均可引动肺经蕴伏之痰饮。痰饮阻塞气道，肺气升降失常，发为痰鸣哮喘。发作期可气阻痰壅，阻塞气道，表现为邪实证；如反复发作，必致肺气耗损，久则累及脾肾，故在缓解期多见虚象。

田老认为，本病的主要病因是肺脾阳气不足，兼有伏痰内蕴。可利用"预防为主，春夏养阳"的理论思想以预防和治疗，起到扶正固本的作用。治法：扶正祛邪，温阳散寒。贴敷处方：肺俞、心俞、膈俞（均为双侧）。夏季伏天接受冬病夏治消喘膏治疗，每伏天贴敷 6 小时左右。10 天 1 次，共治疗 3 次。一般连续贴 3 年为佳。

另经临床试验证实：冬病夏治哮喘膏可明显提高皮泡液中巨噬细胞吞噬（功能）率和吞噬指数，明显提高皮泡液中 IgA、IgG 含量，明显提高血中 γ 球蛋白含量，提高淋巴细胞转化率，提高血浆皮质醇的含量。可能说明该疗法可提高丘脑 - 垂体 - 肾上腺皮质系统的功能。同时，血中嗜酸性粒细胞显著减少，说明该疗法可使机体过敏状态得到改善。血中血清淀粉酶显著升高，说明患者的消化功能增强，可增强体质。

病案举例： 吴某，男，14 岁，2006 年 7 月 28 日初诊。主诉：哮喘间断发作 5 年多，加重 1 周。现病史：患者 5 年前因受凉后出现哮喘，曾用中、西药治疗，症状反复，多因着凉或遇灰尘及异样气味而诱发。近 1 周来喘憋明显，每到晚上张口抬肩，不能平卧，轻微咳嗽，痰白量少，喉中哮鸣，胸憋甚，唇干舌燥，精神欠佳，睡眠不实，纳差，二便正常。舌淡，苔薄黄、少津，脉数。患儿有家族遗传史，其父患哮喘 20 多年，曾在前年伏天应用冬病夏治哮喘膏治疗，病情好转。中医诊断：哮喘实证（实邪阻肺，肺气上逆）。西医诊断：过敏性哮喘。治法：温阳散寒，降逆平喘。治疗：取肺俞、心俞、膈俞（均为双侧）冬病夏治消喘膏敷灸治疗，每次贴敷 6 小时。10 天 1 次，共贴敷 3 次。1 次贴敷治疗后，哮喘发作明显减轻，晚上已能平卧入睡。贴敷 3 次后，哮喘诸症缓解。随访 3 年，在次年 3 月因受凉后引发哮喘发作，经针灸治疗 1 周缓解。连贴 3 年，患儿哮喘逐渐治愈。

3. 过敏性鼻炎

过敏性鼻炎，是机体对某些变应原（亦称过敏原）敏感性增高而呈现以鼻腔黏膜病变为主的 I 型超敏反应，并常伴发过敏性鼻窦炎。有长年性发作和季节性发作两型。临床表现以突然和反复发作鼻内奇痒，连续喷嚏，多量水样鼻涕为特征。相当于中医学之"鼻鼽"。

田老认为，本病的发生多为肺、脾、肾阳虚，加之外感风寒或异气之邪侵袭鼻窍而致。应用"预防为主，春夏养阳"的理论思想，通过扶正固本，以祛寒通窍。治疗仍在夏季三伏天用冬病夏治消喘膏贴大椎、风门、肺俞，每伏贴 1 次，每次 4～6 小时。很多患者经贴敷治疗后症状立即得到缓解，复发次数明显减少。

病案举例： 郭某，女，30 岁。2005 年 8 月 12 日初诊。主诉：过敏性鼻炎反复发作 4 年。现病史：患者 4 年前出现过敏性鼻炎，遇冷空气打喷嚏，流涕，伴有双侧眼痒涩，症状每于 9 月份发作频繁，因遇凉出现，饮食正常，睡眠正常。时有头蒙感，舌边尖红，苔薄白，脉沉弦。中医诊断：鼻鼽（风寒束肺）。西医诊断：过敏性鼻炎（变应性鼻炎）。治法：散寒清肺，宣通鼻窍。治疗：当时正值患者发作期，在患者大椎、双侧风门、双侧肺俞处贴冬病夏治消喘膏治疗，贴药到 4 小时后，打喷嚏、流鼻涕、头晕及眼痒症状完全缓解，经二伏、三伏连续贴敷治疗，1

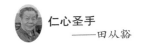

年后随访，仅有 1 次复发，1 周后自愈。

4. 痹证

痹证是因感受风寒湿热之邪引起的以肢体关节疼痛、麻木、活动障碍为主要特点的病证。临床上具有渐进性或反复发作的特点。其主要病机为气血痹阻不通，筋脉关节失于濡养。

田老认为，本病的发生多为脾、肾阳虚，加之外感风寒湿之邪侵袭关节、筋肉而致。应用"预防为主，春夏养阳"的理论思想，通过扶正固本，以祛风散寒，疏经止痛。治疗上也常用冬病夏治消喘膏在夏季三伏天予关节局部贴敷，每伏贴敷 1 次，每次贴 6～8 小时。一般连续贴敷 3 年，很多顽固性骨关节病变都有明显的改善。

病案举例：王某，女，36 岁，2007 年 7 月 16 日初诊。主诉：双膝关节疼痛 7 年。现病史：患者 7 年前因产后足部着凉而出现双膝关节疼痛，关节局部增粗变形，活动受阻，行动困难，阴雨天诸症加重，饮食正常，睡眠正常，大便正常，小便正常。全舌淡红，苔薄黄，双脉沉细。中医诊断：痹证（寒湿凝滞）。治法：温阳祛风，散寒止痛。治疗：在膝关节周围贴敷冬病夏治消喘膏方，药厚 0.5cm，用塑料薄膜包好固定，贴敷 8 小时，患者局部有温热感。夏季三伏天，共贴 3 次，连贴 3 年。第 1 年关节疼痛减轻，能下地行走，第 2 年关节疼痛消失，第 3 年关节活动受限明显好转，走路基本正常。

体会："冬病夏治"是将冬天或者是感受风寒好发的疾病，选择在夏天（即自然界阳气最旺盛之时）治疗。这些疾病发生的根本是机体的阳气受损，尤其是肺、脾、肾的阳气不足。"夏治"，指夏至后三伏天期间，通过中医传统方法生发阳气，培本固元，借自然界之旺盛阳气，使机体内的阳气强壮，增加其固表祛寒之功能，驱散未退之寒邪，恢复阴阳平衡，减少其在秋、冬季的发作次数或减轻发作程度，乃至不再发病，这就是"冬病夏治"。

　　该治疗理论思想早在《内经》就有所论述，如《素问·四气调神大论》中记载："夫四时阴阳者，万物之根本也，所以圣人春夏养阳，秋冬养阴，以从其根。"根据中医"春夏养阳"这一理论思想，加上"择时治病"及"不治已病治未病"等理论，选在"伏天"即阳气最旺盛的时间，通过针灸、敷药等中医治疗手段，调节人体的脏腑功能，强壮人体脏腑阳气，可明显增强体质，增加机体抵御疾病的能力，起到事半功倍的效果。

　　三伏天是以每年夏至以后第 3 个庚日（指干支纪日中带有"庚"字的日子）为初伏，第 4 个庚日为中伏，立秋后第 1 个庚日为末伏，合起来称为"三伏"。此为自然界阳气最旺盛之时，也是人体阳气最为旺盛之时，在此时应用冬病夏治消喘膏贴敷背部腧穴，可使原机体不足之脏腑阳气迅速旺盛起来，达到强身健体、祛除病邪之效果。这是中医"春夏养阳"理论及"治未病"理论的临床具体应用。

　　田老在临床中将冬病夏治消喘膏的应用范围逐渐扩大，从最初的呼吸系统疾病，逐渐向其他慢性反复发作性疾病扩展。对于这类受凉即容易发作的疾病，其病机上均有脾、肺、肾阳气不足，从而有有形实邪（痰饮）在体内停留，当外界诱因诱发体内伏邪时，即出现疾病发作。在这一类疾病的治疗上，治本——强壮机体阳气，是治疗的关键所在，体现了中医辨证论治中"治病求本"及"异病同治"的诊疗思想。

　　田老临床采用冬病夏治消喘膏药物贴敷等治疗方法，应用"预防为主，春夏养阳""治未病""治病求本""异病同治"的理论，治疗多种疾病，操作方法简便、安全，患者痛苦小，临床疗效显著，其社会及经济效益前景广泛，值得进一步研究及推广。

上海针灸杂志，2011，（1）.

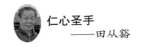

冬病夏治学术渊源与文献考证

彭冬青

【作者介绍】 彭冬青，男，生于1971年，主任医师，医学硕士，1995年毕业于首都医科大学中医药学院中医专业，毕业后于北京市昌平区中医医院针灸科工作。2007年获北京中医药大学针灸推拿专业硕士学位。2008～2012年曾跟随田从豁教授学习针灸临床。现任北京针灸学会理事，贴敷专业委员会委员，北京市中医药Ⅱ类人才，昌平区针灸科学科带头人，医疗事故鉴定委员会委员。目前主要从事针灸临床工作。

"冬病夏治"是将冬天好发的疾病，选择在夏天治疗。"冬病"，是指冬天容易发作或者容易加重的一类疾病，这些疾病发生的根本，在于寒邪强盛和阳气受损。"夏治"，指夏至后三伏天期间，通过中医传统方法生发阳气，培本固元，以祛除至夏未退之寒邪，恢复阴阳平衡，达到阴平阳秘的状态，减少其在秋、冬季的发作次数或减轻发作程度，乃至不再发病，这就是"冬病夏治"。这是根据中医"春夏养阳""天人合一""择时治病""不治已病治未病"等理论，乘"伏天"阳气最旺盛、人体经络疏松之时，通过药物敷贴等中医治疗手段，调节人体的脏腑功能，增强抵御疾病的能力。

1. 冬病夏治的理论渊源

（1）春夏养阳思想

冬病夏治法源于《素问·四气调神大论》中提出的"春夏养阳"养生法则。《素问·四气调神大论》曰："夫四时阴阳者，万物之根本也，所以圣人春夏养阳，秋冬养阴，以从其根。"其意思是，春夏顺应阳气升发、万物始生之特点；秋冬顺应万物收敛闭藏、阴气渐生之特点。即春夏养生、养长，以养阳；秋冬养收、养藏，以养阴。正如清代张志聪所注："春夏阳盛于外而虚于内，故当养其内虚之阳，宜用辛热温阳饮食以补阳气；秋冬阴盛于外而虚于内，故当养其内虚之阴，宜用寒凉养阴饮食以补阴气。"张介宾也指出："夫阴根于阳，阳根于阴，阴以阳生，阳以阴长。所以圣人春夏则养阳，以为秋冬之计。"

（2）治未病思想

在《素问·四气调神大论》中，有一句中医的名言："是故圣人不治已病治未病，不治已乱治未乱。"药王孙思邈说："上医治未病之病，中医治将病之病，下医治已病之病。"所谓"将病之病"，就是这种现在虽然未发，但却会在将来某个时候必发的疾病。那就要在未发之时，赶快去除其必发的条件——或主因，或诱因。

综上所述，上所蕴含"春夏养阳""治未病"的思想，便是后来"冬病夏治"的理论源流。

2. 冬病夏治的古代文献记载

冬病夏治以三伏天治疗虚寒、伏饮疾病为根本。三伏天是以每年夏至以后第三个庚日（指干支纪日中带有"庚"字的日子）为初伏，第四个庚日为中伏，立秋后第一个庚日为末伏，合起来称为"三伏"。《汉书·郊祀志注》中说："伏者，谓阴气将

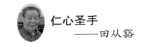

起，迫于残阳而未得升。故为藏伏，因名伏日。""伏"，乃是藏阴气于炽热之中的意思。《艺文类聚》记载："伏者，金气所藏之日也。""庚"，在与五行搭配中属金，与肺相配，为温煦肺经阳气及驱散内伏寒邪的最好节气日期。

贴敷疗法（即天灸）的起源，最早见于马王堆汉墓出土的《五十二病方》所载"蚖……以芥印其中巅"，即白芥子捣烂外敷头顶正中（百会穴），使局部皮肤发泡，治疗毒蛇咬伤，此为最早的贴敷法。

以三伏日治病防病的记载则始于唐代，唐代孙思邈的《备急千金要方》记载："增损肾沥汤，治大虚不足，小便数，嘘吸焦熇引饮，膀胱满急。每年三伏中常服此三剂，于方中商量用之。羊肾一具，麦门冬、地骨皮、人参、石斛、泽泻、瓜蒌根、干地黄各四两，远志、生姜、甘草、当归、桂心、桑白皮（一作桑寄生）、茯苓、五味子各二两，大枣三十枚。右十七味㕮咀，以水一斗五升，先煮肾取一斗二升，去肾内药，煮取三升，去滓，分三服。"最先提出三伏时服药治疗疾病。

宋代王怀隐等所著的《太平圣惠方》记载："黄帝疗小儿痔痢脱肛，体瘦渴饮，形容憔悴，诸医不效者，灸足阙上三寸（尾翠骨上三寸）陷中三壮。"岐伯云："兼三伏时内，用桃柳水浴孩，子午丑时当日灸之，后用青帛拭，兼有似见痔虫子随汗出也。此法神效。"最先提出三伏时外洗治疗疾病。

元代危亦林所著的《世医得效方》记载："水马散，治一切痔。夏月三伏内，于止水中采婆子，一名水马儿，高脚水面跳走者是也。采取三十个，用三张纸包，每包十个于背阴处悬挂阴干。右每包作一服，研烂，空心温酒调下，良久，乃吃饭。三日连三服，十日内见效。久患痔脓血者，服，绝根。"提出三伏日采药并治疗痔疮脓血。

明代胡滢所著的《卫生简易方》记载："治鼻衄，用青蒿绞汁，服之极验。并治疗瘑痒、恶疮。杀虫除热明目。三伏内每遇庚日日未出时采一握，挂于宅庭，可以辟邪气。"明代李时珍所著的《本草纲目》亦曰："青蒿得春木少阳之气最早，故所主之证，皆少阳、厥阴血分之病也。按《月令通纂》，言伏内庚日，采青蒿悬于门庭内，可辟邪气。"并在《本草纲目》四时用药例中提出："春月宜加辛温之药，如薄荷、荆芥之类，以顺春升之气；夏月宜加辛热之药，香薷、生姜之类，以顺夏浮之气；长夏宜加辛温之药，人参、白术、苍术、生姜之类，以顺化成之气；秋月宜加酸温之药，芍药、乌梅之类，以顺秋降之气；冬月宜加苦寒之药，黄芩、知母之类，以顺冬沉之气。所谓顺四时而养也。"提出以青蒿防治邪气，指出长夏宜加辛温之药的用药原则。

明代卢之颐所著的《本草乘雅半偈》指出："金曰从革，从革作辛。姜以辛胜，禀庚辛之味独专。新秋前后，三庚曰三伏，正所以缓火刑也。"指出姜秉承庚辛之味独专，为下面三伏时以姜擦除疟及姜汁调涂肺俞、膏肓、百劳等穴治疗哮喘提出了药物应用的理论基础。

至清代，随着中医外治法的开展，以三伏日熏涂、贴敷治疗疾病得到应用。明末清初名医张璐在《张氏医通》中全面论述了贴敷的适应证、药物组成、选穴、贴敷时间等，他说："冷哮灸肺俞、膏肓、天突，有应有不应，夏日三伏中用白芥子涂法，往往获效。方用白芥子净末一两，延胡索一两，甘遂、细辛各半两，共为细末，入麝香半钱，杵匀，姜汁调涂肺俞、膏肓、百劳等穴，涂后麻螫疼痛，切勿便去，候三炷香，方可去之。十日后涂一次，如此三次。"最早将古代天灸疗法与三伏治疗结合在一起，成为现代冬病夏治贴敷治疗的文献渊源。

清代丁尧臣所著的《奇效简便良方》记载："除疟，凡人向有此症者，每年初、中、末三伏日，用生姜一斤，打碎煎汤滚透，先熏后浴，以姜擦膝、头、两腕、小腿肚、脚心，至水冷为度，

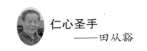
永除根矣。""手足冻裂，白及末、萝卜煎开，以蜡烛油调涂。又三伏时葱煮浓汁，多熏洗除根。"记载了冬病夏治贴敷治疗疟疾、冻疮。

由上可知，从唐代至清代，虽然以三伏日治疗疾病颇有记述，然而并未形成学说体系。

3. 现代冬病夏治的完善与发展

现代冬病夏治是在中医"上工治未病"和"春夏养阳"思想的指导下，继承古代三伏日治病防病基础上的一种综合治疗和保健方法，以中国中医科学院广安门医院田从豁教授为主研制的冬病夏治消喘膏为其代表，并最先提出冬病夏治的学说体系。

1955 年，中国中医研究院（现名中国中医科学院）成立之前，原卫生部针灸厅法实验所就开展了针灸治疗哮喘的临床研究。研究人员查找古代文献，发现清代张璐所著的《张氏医通》中有一段记载："冷哮灸肺俞、膏肓、天突，有应有不应。夏季三伏中，用白芥子涂法，往往获效。方中白芥子一两，延胡索一两，甘遂、细辛各半两，共为细末，入麝香半钱，杵匀，姜汁调涂肺俞、膏肓、百劳等穴，涂后麻蜇疼痛，均勿便去，候三炷香足，方可去之。"参考上述记载，在临床上开始应用。1958 年，研究人员在改进了药物用量、穴位组方取得较好效果的基础上，设 100 多例的对照组进行对比观察。经多年的反复验证，终于减少了药物用量，去掉了麝香，改用炙白芥子，避免局部发泡，改进穴位组方，保持了较稳定的治疗效果，并有防治感冒、预防冬季复发的远期疗效。

1978 年，田从豁撰写的《冬病夏治消喘膏治疗喘息型气管炎和支气管哮喘的临床研究》一文发表。他通过观察 1074 例以及贴药后经过 1 ~ 6 年的随访调查显示，治疗喘息型气管炎 785 例，有效率 79.9%，显效率 46.6%；治疗支气管哮喘 289 例，有效率

83.7%，显效率47.8%。该项研究获1979年卫生部科技成果奖，同年12月在北京召开的全国针灸针麻国际研讨会上，田从豁首次提出了"冬病夏治"的概念，并根据中医经典论述"春夏养阳"观点，结合临床观察和实验研究介绍了中医"治未病"的观点，缓解期治疗伏邪、春夏养阳可提高机体免疫功能等事实，引起了国内外学者的广泛重视，并使冬病夏治消喘膏为主的三伏贴在全国得到广泛的发展。现代各家医院应用的"冬病夏治"治疗哮喘的贴敷方法和药物，基本上参照《张氏医通》的方法，根据患者的体质、疾病的不同，采用不同的药物及剂量贴治穴位，并制定详细的应用细节、操作方法和组成。

近50年来，随着对"冬病夏治"治疗哮喘的机理、文献和临床研究的开展，冬病夏治的方法以其副作用少、费用低廉、操作简便、安全有效、老少皆宜等优点，应用范围越来越广泛。已在临床上用于治疗哮喘、慢性支气管炎、慢性阻塞性肺疾病、肺心病等呼吸系统疾病，过敏性鼻炎的治疗效果也很好。并且还可治疗冻疮、风湿性及类风湿性关节炎、肩周炎、慢性胃炎、各种皮肤病等其他系统疾病。该疗法集内治外治于一身，既有物理刺激（温热、寒凉），也有药物吸收的化学刺激，具有双重作用，完全符合世界医学的重点课题——经皮给药、作用疾病靶点的研究方向，并且有全面发展的趋势。

2009年，中国针灸学会和中国中医科学院组织全国长期应用这种疗法的国家"十一五"科技支撑计划《冬病夏治穴位贴敷操作规范研究》课题组制定了《冬病夏治穴位贴敷疗法临床应用指导意见（草案）》，进一步规范了本法的临床操作。相信，随着冬病夏治研究的不断开展与深入，以及该疗法运用的日趋规范，必将促进其理论基础的不断完善，更好地服务于广大患者。

北京中医药，2011，（2）.

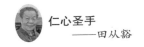

田从豁教授治疗运动神经元病验案 1 例

赵 宏

【作者介绍】赵宏，女，生于 1972 年，副主任医师，医学博士。1991～1996 年就读于北京中医药大学中医系，获得中医学学士学位，1999 年毕业于广州中医药大学，获得针灸学硕士学位，毕业后在中国中医科学院广安门医院针灸科工作至今，是田从豁名老中医师承博士后。现任中国针灸学会标准化委员会委员，全国针灸标准化委员会委员，北京针灸学会理事。目前主要从事针灸临床及针灸疗效评价工作。

田从豁教授是全国第二批名老中医师带徒导师，从医 60 余载，中医理论基础坚实，临床经验丰富。其辨证精确，针法精湛，治法多样，擅长针、灸、药、气功等治法并用，治疗各种疑难杂症，疗效显著。现将田老治疗运动神元病验案 1 例整理总结如下：

1. 病例摘要

患者李某，65 岁，主因"呼吸困难伴双手无力 1 年余"于 2011 年 6 月 3 日就诊。患者 1 年前无明显诱因出现呼吸困难伴双手无力，周身乏力，动则气喘。查肌电图示：神经源性损伤。后于北京协和医院诊断为"肌萎缩性侧索硬化"，口服力鲁唑治疗。刻下症见：胸闷喘憋，动则加重。夜间不能平卧，需呼吸机辅助呼吸。肢体痿弱，不能独立行走，上肢不能抬起，周身乏力。面色少华，纳差，眠可，二便可。舌质暗，苔白，脉弦滑。诊断：运动神经元病（膈肌麻痹）。田老辨证为肝肾亏虚、邪伤肺金。治法：针刺与汤药并用，以滋补肝肾、祛邪清肺。

针刺治疗：患者取坐位，风池向对侧鼻尖刺，颈夹脊斜刺，膈俞、肝俞、魂门均向下斜刺，膻中、上下期门、中脘均向上斜刺，肩髃向下斜刺，尺泽直刺，列缺平刺。采用平补平泻手法，留针 30 分钟。起针后患者呼吸困难及喘憋明显减轻。

汤药：补骨脂 15g，肉苁蓉 12g，黄芩 10g，地龙 15g，炒苍术 10g，穿山甲 10g，芡实米 15g，赤芍 10g，白芍 10g，水蛭 6g，甘草 6g。7 剂，水煎服，每日 1 剂。

2011 年 6 月 10 日 2 诊：呼吸困难、喘憋好转，周身乏力有所好转，可独立站立，行走困难，上肢可略抬起，饮食亦有所增加。舌质暗，苔薄白，脉弦滑。田老仍以上述针刺治疗后采用背部拔罐：患者取俯卧位，沿患者背部膀胱经两侧闪罐、走罐至皮肤潮红为度。而后于大椎、肺俞、心俞、肝俞、脾俞等穴位留罐 5 分钟，起罐后局部推拿按摩。并嘱患者前方继服 7 剂。

2011 年 6 月 17 日 3 诊：患者诉上次治疗后呼吸困难有所好转，喘憋大幅好转，可独自行走约一站地。舌质淡，苔薄白，脉弦滑。仍采取前法行针刺治疗，起针后采用温热砭石板为患者背部两侧膀胱经刮痧，刮至皮肤潮红为度。并嘱前方加白术 10g，熟地黄 20g，共碎为粉，炼蜜为丸，每丸重 1～2g。每日服 2 次，每次 1 丸，常服。

而后，半年期间患者间断于田老处行针刺治疗，呼吸困难、喘憋等症已消失，可独立缓慢行走。2012 年 2 月电话追访，患者已无不适。

2. 讨论

运动神经元病是一组病因未明确的选择性侵犯脊髓前角细

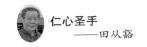

胞、脑干运动神经核、皮质锥体束的慢性进行性变性疾病。临床上，上、下运动神经元受损的症状和体征并存，表现为肌无力、肌萎缩、肌跳与锥体束征不同的组合。主要包括：肌萎缩性侧索硬化（ALS）、进行性脊肌萎缩症（SMA）、原发性侧索硬化（PLS）、进行性球麻痹（PBP）。该病呈全球性分布，发病率为2/10万，临床患病率（4～6）/10万，90%以上为散发病例，成人通常在30～60岁发病，男性多见。由于本病病因复杂，表现多样，西医目前对该病缺乏特效的治疗手段，治疗方法虽多，但疗效并不理想。

多年来，各国学者对本病的病因病机进行种种推测研究，但至今尚不明确，也无特效药。田老采用中医辨证施治，取得良好的效果。根据ALS的临床证候特点，大多将其归为"痿证"的范畴。痿证，是指各种原因导致的肢体筋脉弛缓，手足痿软无力，肌肉萎缩，不能随意运动的一种病证，是临床常见的一类疑难病证。本例病例除有痿证的常见症状之外，尚有呼吸困难等症，说明呼吸肌受累，属于晚期。

田老考虑到患者膈肌麻痹所致的呼吸困难症状明显，应首先解决呼吸困难症状。先采用尺泽、列缺通畅手太阴肺经之气，而后结合病史，四诊合参，谨守病机，认为"治痿独取阳明"之外，"肝主宗筋"的效果亦不应忽视，是故在取穴方面除以中脘振奋阳明之气之外，应用足少阳经、阳维之会风池并俞募配穴，取期门与肝俞、膈俞、魂门，使厥气得疏，筋脉条达。再配以颈夹脊、肩髃局部通经活络之效以奏全功。同时予汤药。《本草纲目》称穿山甲有"除痰疾寒热，风痹强直疼痛，通经脉"的功效，患者"筋痿"日久，重用穿山甲、地龙以通络，佐以水蛭逐瘀活血；取补骨脂、肉苁蓉补肾助阳，进而纳气平喘；炒苍术、黄芩燥湿以健脾；赤白芍养血凉血，牵制地龙、水蛭活血太过之弊。最后辅以甘草调和诸药。

在本病例治疗过程中，田老在探穴上以点带线，注重经络的整体调节作用，不单纯计较过于精确的穴位位置。有时不完全按既定穴位针刺，而是在相应穴位周围探寻之后而进针，亦能取得较好的效果。

田老认为，针刺治疗若想达到理想的效果，穴位的选取固然重要，手法的作用亦不可忽视，如手法的角度、力度等因素。正如《素问·宝命全形论》所说："手动若务，针耀而匀，静意视义……伏如横弩，起如发机。"发机的一刹那就已经确定了进针即可起到相应的作用，一般不需多做提插捻转。

另外，在本病的治疗过程中，田老充分发挥了《素问·异法方宜论》中"故圣人杂合而治，各得其所宜，故治所以异而病皆愈者，得病之情，知治之大体也"的思想，不仅应用了针刺治疗，还采取了拔罐、按摩、刮痧等多种治疗手段。

患者就诊之初，因长期患病而使身体阳气较弱，故仅采用针刺治疗调整患者整体的经络状态，改变了患者日益虚弱的气血运行状况，并予汤药内外兼施，经络与脏腑并调。正如《素问·痿论》中所说："调其虚实，和其逆顺，筋脉骨肉，各以其时受月，则病已矣。"至二诊时，患者的身体状态有所好转，此时针刺治疗后再采取拔罐治疗正当其时，并且注意在闪罐时将明火快速闷入罐内，这样才能达到振奋阳气的效果。田老认为，拔罐也是中医学的一大疗法，勤奋练习，熟练控制火罐，因时、因地、因人施治，必然能起到很好的强壮祛病作用。

在患者三诊时，身体已经有较大的起色，针刺治疗后采用砭石刮痧板刮痧，加大了刺激量，使患者久病瘀积在体内的邪气散发出来，从而达到了标本兼治的效果。

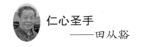
田从豁教授临床常用特种针具介绍

杨　涛　王　蕊　赵　宏

【作者介绍】王蕊，女，生于1978年，主治医师，医学学士，2004年毕业于上海中医药大学针灸推拿专业，同年7月来到中国中医科学院广安门医院工作，是田从豁教授（第五批全国老中医药专家）学术经验继承人之一。目前主要从事针灸临床工作。

全国著名老中医，第二批、第五批师带徒导师田从豁教授，具有渊博的理论知识和丰富的临床经验，迄今已从事针灸临床工作60余年。他临床治疗思路灵活，方法多样，不仅保留了一些独特的针具和灸具，还经常自制及改造针灸器具。其针法独特，技法玄奥，取得了较好的临床疗效。笔者有幸跟从田从豁教授出诊，亲眼目睹他的多种针灸方法，收益颇多，现将田从豁教授经验加以整理，与同道分享。

1. 芒针刺

芒针是一种特制的长针，一般用较细而富有弹性的不锈钢丝制成，因形状细长如麦芒，故称为芒针。它是由古代九针之一的"长针"发展而来。其长度分

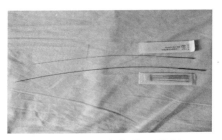
田从豁教授临床常用芒针

5寸、7寸、10寸、15寸等数种。田从豁教授常用芒针一般为10~16寸。短者针体稍细，长者针体较粗。

（1）常用部位：督脉或华佗夹脊穴。

（2）适应证：中风致半身不遂，精神疾病（如狂躁等），严重抑郁症。

（3）操作手法：①针督脉一般从大椎穴进针，患者坐位，低头，或俯卧位。②助手持针柄配合。③术者右手持针尖上1寸许处，左手辅助压住局部皮肤，针尖向下平刺，迅速刺过表皮到皮下，利用指力和腕力，压捻结合，徐徐向下，捻转宜轻巧，左右交替，幅度不宜过大。术者用右手不断调整针刺的方向，使针体一直走行在皮下。④一般留针20分钟左右，或不留针。⑤出针时右手握住针柄，左手用干棉球按压刺入处，缓缓边上提边捻转，逐渐轻轻退出。⑥出针后，干棉球按压片刻，防止针孔出血。

（4）注意事项：①操作手法较为复杂，应用前必须练习基本功，保证针体进入体内的方向和深度。②施术时务必十分专心，审慎从事，持针必须运用好指力。③针刺过程中密切观察患者的反应，防止出现晕针和其他事故。

附：长针刺

长针即3~5寸毫针。田从豁教授临床常用的长针刺法有：大椎及夹脊针刺、舌下针刺、天突针刺。

（1）大椎及夹脊针刺

刺法同上述芒针。刺激较芒针为轻，易于术者操作，也易于患者接受，应用范围广，除上述疾病外，还可应用于哮喘、鼻炎、失眠、癫痫等。注意事项同芒针刺。

（2）舌下针刺

部位：舌系带下及舌下静脉旁。

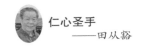

刺舌系带下：选用3寸毫针，患者张口，长针刺入，沿舌底深入刺至舌根部。提插3～5次后迅速出针。治疗舌肌运动障碍。

刺舌下静脉旁：选用3寸毫针，患者张口，先刺一旁，长针刺入，沿舌底刺至舌根部，再刺另一穴。两针同时提插3～5次后迅速出针。治疗吞咽及言语不利。

注意事项同芒针刺。

（3）天突针刺

取天突穴，选用3寸毫针，患者坐位，抬头，术者刺手持针尖上1寸许处，押手辅助压住局部皮肤，针尖向下平刺，迅速刺过表皮到皮下，沿胸骨柄内侧缓慢向下刺入1.5～2寸。治疗神经性呕吐、顽固性呃逆。另外，针刺入皮下后，可沿气管外壁向下刺入1.5～2寸，主治哮喘。注意事项同芒针刺，另该处有大动脉，针刺时要小心。

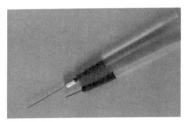

田从豁教授常用火针

2.火针

火针是用火烧红针尖并迅速刺入体内以治疗疾病的一种方法。起源于古代九针中的大针。现代多用不锈钢或钨合金制成，长3～4寸，体粗圆，尖锐利。田从豁教授所用火针，针体较粗，针长2寸左右，尖

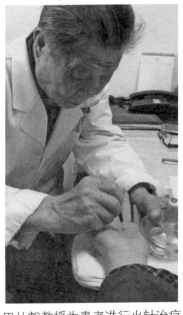

田从豁教授为患者进行火针治疗

端较钝。还有一种用木制针柄的多头火针，有 3 个尖。

（1）适应证：顽固性局限性皮肤病，如湿疹、神经性皮炎、牛皮癣，以及固定部位的顽固性肌肉痛或神经痛。

（2）操作方法：使用时将针烧红，于选定部位速刺速出。

3. 梅花针

梅花针是集合多支短针浅刺人体一定部位和穴位的一种针刺方法，为丛针浅刺法，是我国古代"半刺""浮刺""毛刺"等针法的发展。

田从豁教授所用梅花针为七个小针，并呈一束，针尖较钝。针柄为塑料或竹木制成。还有一种皮肤滚针，为一圆柱状的塑料轴，其表面密布细头发丝粗细的小针，应用于面部皮肤及小儿。

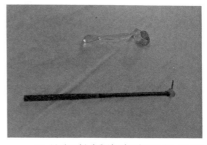

田从豁教授临床常用的梅花针及皮肤滚针

（1）适应证：哮喘、皮肤病、脾胃病、眼科疾病等。

（2）操作方法：找出病区及邻近部位和脊柱及其两侧的阳性反应处，使针尖叩击到皮肤后，由于反作用力迅速弹起，仅在表皮上一击而起，急刺速离，要有弹性，弹跳着连续而有节律地叩刺，要做到平稳、准确和灵活。每个部位操作 2 ~ 5 分钟，皮肤病患者配合针后拔罐。

4. 钩针

钩针为一种特殊针具，针柄类似刺绣用钩针，尖端直径似粗火针一般，微弯，呈小月牙形，有刃。田从豁教授应用的钩针长约 10cm。

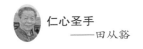

（1）适应证：急慢性咽炎、面瘫。

（2）操作方法：咽炎患者张口，找到咽后壁的迂曲血管及较大的滤泡组织，将其挑破。面瘫患者张口，找到瘫痪侧面颊内的白色线状物，将其挑破。

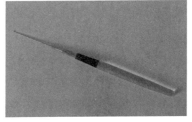
田从豁教授临床常用的钩针

5. 核桃皮眼镜灸

核桃皮眼镜灸法是在《疡科大全》用核桃皮灸治外科疮疡的基础上，通过实践改制而成。

（1）灸具制备：用铁丝做成眼镜架，在两个眼镜腿的前方各伸出一个铁丝弯钩，用来装插艾炷。

（2）应用范围：老年性白内障、视神经萎缩、视网膜色素沉着、黄斑变性等。

（3）操作方法：将半边核桃皮放入菊花枸杞水中浸泡30～50分钟，在核桃皮壳中塞入泡过的菊花和枸杞子，套在铁丝眼镜的框架上，再将1.5cm长的艾条段插在眼镜框的外面

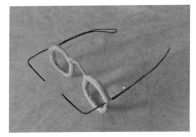
田从豁教授临床使用的核桃皮眼镜灸的眼镜架

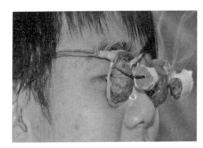
田从豁教授应用核桃皮眼镜灸治疗视神经萎缩

铁丝弯钩上，点燃艾条内侧端后戴在眼上施灸。灸患眼，每次灸1～3壮。每周3～5次，4周为1个疗程。视神经萎缩者可治疗3～6个疗程。

（4）注意事项：施灸过程中，核桃皮保持湿润，否则易干裂。干裂的核桃皮要更换。

6. 苇管灸

（1）灸具制备：选用口直径 0.4～0.6cm、长 5～6cm 的苇管，苇管的一端插入用薄铝片（一般用易拉罐制作）做成的汤匙形灸器，另一端要求光滑，以备插入耳道内施灸。

（2）适应证：面瘫、耳鸣、耳聋等。

（3）操作方法：将半细的艾绒团放在苇管灸器中的汤匙形处，用线香点燃后，将苇管器的另一端插入耳道内，施灸时耳部有温热感，一般皮肤温度升高 2℃～3℃为宜。灸完 1 壮，再换 1 壮，每次灸 2～3 壮。疗程：每日灸 1 次，10 天为 1 个疗程。

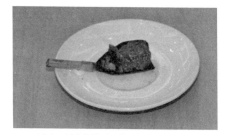

田从豁教授临床常用的苇管灸器

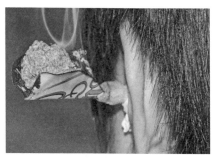

田从豁教授应用苇管灸治疗面瘫

（4）注意事项：施灸局部注意防止烫伤皮肤。

7. 太乙针灸

太乙针灸，又称太乙神针，是在雷火针的基础上改变处方而产生的一种药艾条实按灸疗法。

（1）灸具制备：目前多采取韩贻丰《太乙神针心法》制法：艾绒 100g，硫黄 6g，麝香、乳香、没药、松香、桂枝、杜仲、

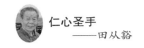
枳壳、皂角、细辛、川芎、独活、穿山甲、雄黄、白芷、全蝎各3g。除艾绒外，将上述其他药物研成细末，和匀。以桑皮纸1张，宽约30cm见方，摊平。先取艾绒24g，均匀铺在纸上，次取药末6g，均匀掺在艾绒里，然后将艾绒与药末卷紧如爆竹状，外用鸡蛋清涂抹，再糊上桑皮纸1层。

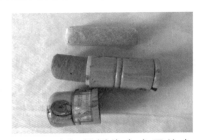

田从豁教授临床应用的太乙针灸及雷火针

（2）适应证：感冒、咳嗽、头痛、风寒湿痹证、痿证、腹痛、腹泻、肠梗阻初起、手术后尿潴留、月经不调等症。

（3）操作方法：将一支太乙针点燃，用8～10层纸包裹，紧按选定的施灸穴位，并迅速抬起，即点按施灸法。待火熄灭无热感时，可再次将火头处点燃，如上法点按施灸，一般点按5～10次。

8. 电热砭石刮痧

砭石刮痧是以石治病的一种古老的中医疗法。电热砭石刮痧是将打磨好的砭石放入一电热的木质格子中，可以将砭石加热至微烫的温度，再进行刮痧治疗，使之具有更好的活血行气、散寒止痛、通经活络的功效。

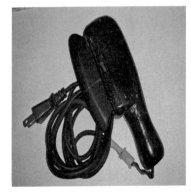

田从豁教授临床应用的刮痧板

（1）适应证：应用于发热、咳喘、疼痛等疾病。尤其适宜小儿及惧怕针灸的患者。

（2）操作方法：握住木质手柄的上端，将砭石放于刮痧部位，反复刮拭，力度以患者能耐受为度。每周1～2次。

（3）注意事项：治疗前试一下砭石的温度，避免过热。皮肤破损处避免刮痧。

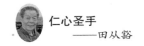

附录 1

田从豁先生大事记

1930 年 8 月 23 日，出生于河北省滦南县大富各庄。

1937～1943 年，河北省滦南县大富各庄、戚家庄小学学习。

1942 年 9 月～1946 年 8 月，河北省滦南中学学习。

1947 年 10 月～1951 年 1 月，中国医科大学医学系医学专业学习。

1951 年 9 月～1952 年 9 月，中国人民志愿军一分部直属医院工作，为内科军医。荣获抗美援朝二等功。

1952 年 11 月～1953 年 5 月，卫生部针灸疗法实验所学习和工作，拜朱琏为师学习针灸。

1953 年 5 月～1954 年 2 月，武汉"中南针灸师资训练班"，任针灸教员。期间收集整理了散在中南地区的中医经验。

1954 年 3 月～1956 年 4 月，热河医专开展针灸教学工作，在热河省省立医院创建了针灸科，任医师、教员。

1956～1962 年，中医研究院针灸研究所工作，任医师，拜副所长高凤桐为师。

1955～1956 年，开展运用民间经验——深刺风府穴运用过樑针治疗精神分裂症的研究。

1957 年，山西长治地区开展针灸培训和医疗工作。

1958 年 4 月 ～ 1959 年 12 月，卫生部中医研究院西学中班学习中医。

1958 ～ 1960 年，中医研究院针灸研究所工作，主治医师。

1960 ～ 1965 年，中医研究院针灸研究所第二研究室工作，副主任医师。

1965 年 7 月 ～ 1968 年 12 月，阿尔及利亚中国医疗队副主任、队委。

1968 ～ 1973 年，中医研究院图书情报室负责人。期间随工作组到南方六省调查中西医结合工作情况，并参加第一届全国中西医结合学术交流大会。作为卫生部气管炎防治研究组中医负责人参加黑龙江"满山红""爆马子"、陕西"痰饮丸"、天津"咳喘膏"的临床研究。几年中多次受到周恩来总理的接见。

1973 年，随卫生部部长钱信忠访问罗马尼亚和法国，作有关针灸的学术报告。

1973 ～ 1979 年，中医研究院广安门医院大内科副主任，期间负责冬病夏治哮喘膏的临床和实验研究。

1979 ～ 1986 年，因中医研究院广安门医院针灸科主任李志明重病，调回针灸科任科主任，硕士生导师。期间参加筹备中国针灸学会，任办公室主任及大会秘书长。参加筹备世界针灸学会联合会并负责办公室工作。

1980 年，到瑞士日内瓦总医院抢救何赛·万徒勒里先生。

1979 年 4 月 ～ 1984 年 10 月，兼任 WHO 北京国际针灸培训中心副主任、教授。

1985 年，出版《针灸医学验集》。

1987 ～ 1988 年，在日本开展针灸治疗及讲学。

1987 年，出版《中国灸法集粹》。

1988 ～ 1991 年，任中医研究院广安门医院针灸科主任，硕士生导师。

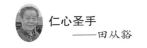

仁心圣手
——田从豁

1988 年，出版《传统针灸》（西文版）。

1992～1997 年，任意大利罗马针灸治疗中心针灸专家。

1992 年，出版《百病针灸治疗经验》（西文版）、《古代针灸医案释按》。

1998 年至今，曾多次赴西班牙、美国、波兰、泰国、韩国等国家开展针灸治疗及讲学。

2013 年，荣获北京市卫生局、北京市中医管理局授予的"第二届首都国医名师"荣誉称号。

附录 2

田从豁著作

1985 年出版《针灸医学验集》。

1987 年出版《中国灸法集粹》。

1988 年出版《传统针灸》（西文版）。

1992 年出版《百病针灸治疗经验》（西文版）、《古代针灸医案释按》。

2000 年出版《田从豁临床经验》。

2009 年出版《田从豁》（中国现代百名中医临床家丛书）。

2010 年出版《中国贴敷治疗学》。

2011 年再版《古代针灸医案释按》。

2013 年再版《中国灸法全书》。

2014 年作为主审出版《田从豁针灸治疗皮肤病效验集》及《仁心圣手——田从豁》。

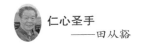

参考文献

1. 田从豁. 针灸医学验集. 北京：科学技术文献出版社，1985.

2. 田从豁. 中国灸法集粹. 沈阳：辽宁科学技术出版社，1987.

3. 田从豁. 古代针灸医案释按. 上海：上海中医药大学出版社，1997.

4. 田从豁. 田从豁临床经验. 北京：华文出版社，2000.

5. 刘志顺，赵杰. 中国现代百名中医临床家丛书·田从豁. 北京：中国中医药出版社，2009.

6. 田从豁. 中国贴敷治疗学. 北京：中国中医药出版社，2010.